Ureteroscopy A Comprehensive Contemporary Guide

输尿管镜
现代临床实践

主　　编　[美] Bradley F. Schwartz
　　　　　[加] John D. Denstedt

主　　审　周利群

主　　译　李学松　冯宁翰　王　刚

副 主 译　崔　亮　朱宏建　熊耕砚
　　　　　杨昆霖

学术秘书　谭晓辉

世界图书出版公司

西安　北京　广州　上海

图书在版编目 (CIP) 数据

输尿管镜：现代临床实践 /（美）布拉德利·F. 施瓦茨 (Bradley F. Schwartz),（加）约翰·D. 登斯泰特（John D. Denstedt）主编；李学松，冯宁翰，王刚主译. —西安：世界图书出版西安有限公司，2022.7

书名原文：Ureteroscopy: A Comprehensive Contemporary Guide

ISBN 978-7-5192-6682-0

Ⅰ. ①输… Ⅱ. ①布… ②约… ③李… ④冯… ⑤王… Ⅲ. ①内窥镜—应用—输尿管疾病—泌尿系统外科手术 Ⅳ. ① R699.4

中国版本图书馆 CIP 数据核字 (2022) 第 106512 号

First published in English under the title
Ureteroscopy: A Comprehensive Contemporary Guide
edited by Bradley Schwartz and John D Denstedt, edition:1
Copyright © Springer Nature Switzerland AG, 2020*
This edition has been translated and published under licence from
Springer Nature Switzerland AG.
Springer Nature Switzerland AG takes no responsibility and shall not be made liable
for the accuracy of the translation.

书　　名	输尿管镜 现代临床实践	
	SHUNIAOGUANJING XIANDAI LINCHUANG SHIJIAN	
主　　编	[美] Bradley F. Schwartz　　[加] John D. Denstedt	
主　　译	李学松　冯宁翰　王　刚	
责任编辑	杨　莉	
助理编辑	刘　倩	
封面设计	蒲　一	
装帧设计	绝色设计	
出版发行	**世界图书出版西安有限公司**	
地　　址	西安市高新区锦业路 1 号都市之门 C 座	
邮　　编	710065	
电　　话	029-87214941　029-87233647（市场营销部）	
	029-87234767（总编室）	
网　　址	http://www.wpcxa.com	
邮　　箱	xast@wpcxa.com	
经　　销	新华书店	
印　　刷	陕西金和印务有限公司	
开　　本	787mm×1092mm　1/16	
印　　张	17.25	
字　　数	290 千字	
版次印次	2022 年 7 月第 1 版　2022 年 7 月第 1 次印刷	
版权登记	25-2022-076	
国际书号	ISBN 978-7-5192-6682-0	
定　　价	208.00 元	

医学投稿　xastyx@163.com ‖ 029-87279745　029-87284035
（如有印装错误，请寄回本公司更换）

我要把这本书献给一直支持和理解我的妻子 Brandi，以及我们的 4 个上进且优秀的孩子 Steven、Olivia、Daniel 和 Evan，是你们无条件的支持，以及既往的成功经验和胜利的曙光坚定了我编写此书的信念并给了我动力。谢谢你们，我爱你们！

Bradley F. Schwartz, DO, FACS

在此我由衷感谢我的妻子 Carolyn 和两个女儿 Emily 和 Ellen Denstedt，没有你们自始至终的支持，我绝无可能在泌尿外科学界取得今日的成就；同时我要向将腔镜技术应用于泌尿外科的先驱者们致敬，是他们在世界泌尿外科领域引领了一场手术方式的变革，用微创技术为患者带来了福音。

John D. Denstedt, MD, FRCSC
FACS, FCAHS

原著作者

 Contributors

Mohammed Alfozan, MBBS, Saudi Board of Urology Department of Urology, University Hospital of Patras, Patras, Greece

College of Medicine, Prince Sattam Bin Abdulaziz University, Al Kharj, Saudi Arabia

Osama Al-Omar, MD, MBA Department of Urology, West Virginia University Medicine, Morgantown, WV, USA

Blake Anderson, MD Department of Urology, Indiana University School of Medicine, IU Health Urology Methodist Hospital, Indianapolis, IN, USA

Wesley Baas, MD Department of Urology, Southern Illinois University School of Medicine, Springfield, IL, USA

Demetrius H. Bagley, MD, FACS Department of Urology, Sidney Kimmel Medical College at Thomas Jefferson University, Philadelphia, PA, USA

John Barnard, MD Department of Urology, West Virginia University Medicine, Morgantown, WV, USA

Jennifer Bjazevic, MD, FRCSC Department of Surgery, Division of Urology, Schulich School of Medicine & Dentistry, Western University, London, ON, Canada

Brian Calio, MD Department of Urology, Sidney Kimmel Medical College at Thomas Jefferson University, Philadelphia, PA, USA

Robert C. Calvert, MA MD FRCS(Urol) Gow Gibbon Department of Urology, Royal Liverpool and Broadgreen University Hospitals NHS Trust, Kent, Lodge, Broadgreen Hospital, Thomas Drive, UK

Nikos Charalampogiannis, MD Department of Urology, SLK Kliniken Heilbronn, University of Heidelberg, Heilbronn, Baden-Württemberg, Germany

Tony Chen, MD Department of Urology, University of Washington, Seattle, WA,USA

Ben H. Chew, MD, MSc, FRCSC Department of Urologic Sciences, Vancouver General Hospital, Vancouver, BC, Canada

Vincent De Coninck, MD, FEBU Sorbonne Université, Service d'Urologie, AP-HP, Hôpital Tenon, Paris, France

Sorbonne Université, GRC n°20, Groupe de Recherche Clinique sur la Lithiase Urinaire, Hôital Tenon, Paris, France

Chad Crigger, MD, MPH Department of Urology, West Virginia University Medicine, Morgantown, WV, USA

John D. Denstedt, MD, FRCSC, FACS, FCAHS Department of Surgery, Division of Urology, Schulich School of Medicine & Dentistry, Western University, London,ON, Canada

Mordechai Duvdevani, MD Department of Urology, Hadassah Hebrew University Medical Center, Jerusalem, Israel

Marcel Fiedler, MD Department of Urology, SLK Kliniken Heilbronn, University of Heidelberg, Heilbronn, Baden-Württemberg, Germany

Ali Hajiran, MD Department of Urology, West Virginia University Medicine, Morgantown, WV, USA

Joshua M. Heiman, MS Department of Urology, Indiana University School of Medicine, IU Health Urology Methodist Hospital, Indianapolis, IN, USA

Takaaki Inoue, MD, PhD Department of Urology and Andrology, Kansai Medical University, Osaka, Japan

Ahmet Sinan Kabakci, PhD Department of Urology, SLK Kliniken Heilbronn, University of Heidelberg, Heilbronn, Baden-Württemberg, Germany

Department of Bioengineering, Hacettepe University, Ankara, Turkey

Panagiotis Kallidonis, MD, MSc, PhD, FEBU Department of Urology, University Hospital of Patras, Patras, Greece

Ioannis Katafygiotis, MD, PhD, FEBU Department of Urology, Hadassah Hebrew University Medical Center, Jerusalem, Israel

Etienne Xavier Keller, MD, FEBU Sorbonne Université, Service d'Urologie, AP-HP, Hôpital Tenon, Paris, France

Sorbonne Université, GRC n°20, Groupe de Recherche Clinique sur la Lithiase Urinaire, Hôpital Tenon, Paris, France

Andrew Klein, BS Department of Urology, Southern Illinois University School of Medicine, Springfield, IL, USA

Jan-Thorsten Klein, MD Department of Urology, Medical School Ulm, University of Ulm, Ulm, Germany

Bodo E. Knudsen, MD, FRCSC Department of Urology, The Ohio State University Wexner Medical Center, Columbus, OH, USA

Amy Krambeck, MD Department of Urology, Indiana University School of Medicine, IU Health Urology Methodist Hospital, Indianapolis, IN, USA

Evangelos Liatsikos, MD, PhD Department of Urology, University Hospital of Patras, Patras, Greece

Jonathan R. Z. Lim Department of Urologic Sciences, Vancouver General Hospital, Vancouver, BC, Canada

Michael Lipkin, MD Department of Urology, Duke University Medical Center, Durham, NC, USA

Tadashi Matsuda, MD, PhD Department of Urology and Andrology, Kansai Medical University, Osaka, Japan

Manoj Monga, MD, FACS, FRCS (Glasgow) Glickman Urologic and Kidney Institute, The Cleveland Clinic, Cleveland, OH, USA

Michael Ost, MD, MBA Department of Urology, West Virginia University Medicine, Morgantown, WV, USA

Margaret S. Pearle, MD, PhD Department of Urology, UT Southwestern Medical Center, Dallas, TX, USA

Charles and Jane Pak Center for Mineral Metabolism and Bone Research, UT Southwestern Medical Center, Dallas, TX, USA

Dima Raskolnikov, MD Department of Urology, University of Washington, Seattle, WA, USA

Jens J. Rassweiler, MD, PhD Department of Urology, SLK Kliniken Heilbronn, University of Heidelberg, Heilbronn, Baden-Württemberg, Germany

Itay M. Sabler, MD Department of Urology, Hadassah Hebrew University Medical Center, Jerusalem, Israel

Remzi Sağlam, MD Department of Urology, Medicana International Hospital, Ankara, Turkey

Bradley F. Schwartz, DO Department of Urology, Southern Illinois University School of Medicine, Springfield, IL, USA

Kymora B. Scotland, MD, PhD Department of Urologic Sciences, University of British Columbia, Vancouver, BC, Canada

Igor Sorokin, MD Department of Urology, University of Massachusetts, Worcester, MA, USA

Michael W. Sourial, MD, FRCSC Department of Urology, The Ohio State University Wexner Medical Center, Columbus, OH, USA

Karen L. Stern, MD Department of Urology, Cleveland Clinic Foundation, Cleveland, OH, USA

Robert M. Sweet, MD Department of Urology, University of Washington, Seattle, WA, USA

Department of Surgery, WWAMI Institute for Simulation in Healthcare (WISH), University of Washington, Seattle, WA, USA

Olivier Traxer, MD Sorbonne Université, Service d'Urologie, AP-HP, Hôpital Tenon, Paris, France

Sorbonne Université, GRC n°20, Groupe de Recherche Clinique sur la Lithiase Urinaire, Hôpital Tenon, Paris, France

Brenton Winship, MD Department of Urology, Duke University Medical Center, Durham, NC, USA

主译简介

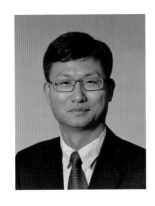

李学松 博士，教授，主任医师，北京大学医学部博士研究生导师，博士后导师。北京大学第一医院泌尿外科副主任，北京大学泌尿外科医师培训学院副院长，北京大学第一医院泌尿外科上尿路修复专业组组长，北京泌尿内腔镜博物馆馆长。

主要社会任职 中华医学会泌尿外科学分会（CUA）机器人学组委员兼副秘书长。中国医师协会泌尿外科医师分会（CUDA）委员兼副总干事，CUDA修复重建学组副组长，CUDA上尿路修复协作组组长，中国医师协会毕业后医学教育外科（泌尿外科方向）专业委员会副主任委员，中国医师协会医学机器人医师分会委员，中国医师协会循证医学专业委员会第五届委员会外科学组委员，中国抗癌协会泌尿男生殖系肿瘤专业委员会微创学组委员。北京医学会泌尿外科学分会青年委员会副主任委员，北京医学会泌尿外科学分会尿路修复与重建学组副组长，北京癌症防治学会泌尿肿瘤专业委员会主任委员。

研究方向 泌尿系肿瘤和输尿管疾病的开放及微创治疗，尤其擅长复杂疑难的肾脏、输尿管及膀胱修复重建及泌尿系肿瘤的开放、腹腔镜和达芬奇机器人手术，创新改良了多项手术技术，是中国上尿路修复领域青年一代的开拓者和领军人物。

学术成果 在中英文杂志上发表了240余篇论文，以第一作者或通讯作者发表SCI论文120余篇；获得国家实用新型专利7项；参编或编译泌尿外科专业书籍16部，其中担任主译和主编各3部。

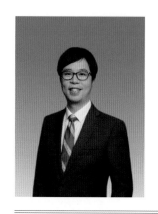

冯宁翰 博士，瑞典卡罗林斯卡学院博士后，教授，主任医师，博士生导师，博士后合作导师。南京医科大学附属无锡第二医院（无锡市第二人民医院）副院长，无锡市临床医学中心泌尿外科中心主任，无锡市微创泌尿外科中心主任。

主要社会任职 国际泌尿外科学会 (SIU) 会员，欧洲泌尿外科学会（EAU）会员。中华医学会泌尿外科分会国际交流委员。中国医师协会肿瘤专业委员会委员。江苏省医学会激光医学分会副主任委员，江苏省研究型医院学会泌尿外科分会副主任委员，江苏省医学会泌尿外科分会常委，江苏省泌尿外科质控委员会委员。江苏省医学领军人才，江苏省 A 类创新团队负责人，江苏省"333"工程培养对象，江苏省"六大高峰人才"。

研究方向 泌尿外科和男科疾病的基础与临床研究，尤其是泌尿外科肿瘤的早期诊断与微创治疗。

学术成果 以第一作者或通讯作者发表SCI论文30余篇，获得发明专利1项，参编教材2部。

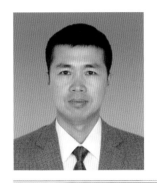

王刚 主任医师，硕士研究生导师。北京大学第一医院泌尿外科副主任，北京大学第一医院泌尿外科尿路结石专业组组长。

主要社会任职 中国医师协会泌尿外科医师分会尿路结石学组副组长，中华医学会泌尿外科学分会尿路结石学组委员，中国中西医结合学会泌尿外科专业委员会常务委员。北京中西医结合学会泌尿外科专业委员会副主任委员，北京医学会泌尿外科学分会结石学组副组长，中国人体健康科技促进会泌尿系结石防治专业委员会委员。中华医学会泌尿外科学分会《泌尿系统结石诊断治疗指南》编写成员，《中华泌尿外科杂志》通讯编委，《现代泌尿生殖肿瘤杂志》特约编委，国际尿石联盟（IAU）会员。曾任中国医师协会中西医结合医师分会第1、2届泌尿外科专业委员会副主任委员、中华医学会泌尿外科学分会"BPH诊疗指南"专家组成员。

研究方向 泌尿系统结石和梗阻性疾病，擅长采用各种腔内微创手术治疗复杂肾结石、上尿路上皮肿瘤、尿流改道后梗阻及结石、肾盂旁囊肿等疑难复杂病例，以及泌尿系统疾病的影像学诊断。

学术成果 在中英文杂志发表论文30余篇，参编或编译泌尿外科专业图书13部，其中担任主编和副主编各1部。

译者名单

主　审

周利群　北京大学第一医院

主　译

李学松　北京大学第一医院

冯宁翰　无锡市第二人民医院

王　刚　北京大学第一医院

副主译

崔　亮　民航总医院

朱宏建　北京市健宫医院

熊耕砚　北京大学第一医院

杨昆霖　北京大学第一医院

译　者

（按姓氏笔画排序）

丁光璞　首都医科大学附属北京友谊医院

于得水　无锡市第二人民医院

王　祥　北京大学第一医院

方　冬　北京大学第一医院

叶雄俊　中国医学科学院肿瘤医院

朱伟杰　北京大学第一医院

刘　沛　首都医科大学附属北京儿童医院

刘春林　首都医科大学附属复兴医院

杜毅聪　北京大学第一医院

李志华　北京大学第一医院

李新飞　北京大学第一医院

吴　岩　无锡市第二人民医院

何宇辉　北京大学第一医院

余霄腾　北京大学第一医院

应沂岑　北京大学第一医院

汪　洋　无锡市第二人民医院

宋宏程　首都医科大学附属北京儿童医院

张　建　北京老年医院

张登翔　北京市健宫医院

张　雷　北京大学第一医院

张　鹏　应急总医院

陈思鹭　北京大学第一医院

陈昶甫　中国医科大学

孟　畅　北京大学第一医院

贯　华　北京大学第一医院

胡　浩　北京大学人民医院

夏漫城　北京大学第一医院

徐新宇　无锡市第二人民医院

唐　琦　北京大学第一医院

黄　晨　北京市健宫医院

韩冠鹏　北京大学第一医院

赖彩永　暨南大学附属第一医院

谭晓辉　北京大学第一医院

熊盛炜　北京大学第一医院

穆　莉　北京大学第一医院

序 一

　　微创化是未来外科学发展的趋势。科技飞速发展的今天，新的手术方式和辅助器械不断涌现，人工智能和增强现实技术也不断成熟，这都将推动微创泌尿外科手术进一步革新。在此背景下，腔道泌尿外科的进展尤为突出，从而导致许多知识不断更新。扎实掌握输尿管镜的前沿知识并熟练操作是成为一名优秀的泌尿外科医生所必需的素养和能力。当得知李学松教授组织团队精心翻译 *Ureteroscopy: A Comprehensive Contemporary Guide*，我感到十分高兴，应邀作序。

　　本书原著实用性强，内容易于理解和把握，兼顾了理论和实际操作，是作者数十年来对输尿管镜技术不懈探索和创新的结果。作者结合现代最新理论和大量临床实践经验，以全新的视角对输尿管镜技术进行了全面的阐释。译著翻译工作由北京大学第一医院暨北京大学泌尿外科研究所李学松教授领衔，同时汇聚了国内众多输尿管镜领域颇有造诣的知名教授和中青年专家的指导意见，译稿语言精准，贴近原著，逻辑清晰，对读者全面、深刻地理解并掌握输尿管镜技术大有裨益。

　　我期待本书能为众多中国泌尿外科医生提供腔道泌尿外科的技术知识，也相信本书会成为众多泌尿外科医生在学习、掌握输尿管镜技术道路上的"好帮手"，并为中国泌尿外科学整体水平的进步贡献一份力量。

　　最后，对本书的顺利出版表示热烈祝贺！

张　旭

中国科学院院士

中国人民解放军总医院泌尿外科医学部主任

序 二

医疗技术和外科设备日新月异，泌尿外科领域尤甚。今天的泌尿外科医生面临着与前辈截然不同的手术器械和操作流程。古人云："工欲善其事，必先利其器"。输尿管镜正是当代泌尿外科一项重要的"器"，它既是医生对抗泌尿系统疾病的"利器"，也是为患者减轻痛苦的"神器"。熟悉输尿管镜的知识和掌握其操作技术是对当代泌尿外科医生的基本要求。当得知李学松教授组织团队翻译 *Ureteroscopy: A Comprehensive Contemporary Guide*，邀请做序，我欣然提笔。

《输尿管镜：现代临床实践》对当前输尿管镜的适应证、技术发展、操作流程和临床应用进行了全面和新颖的讨论和分析。不仅提供了有关输尿管镜的最新文献和数据，还提供了操作输尿管镜的提示和技巧。本书从历史视角将现在与过去联系起来，阐述了作者对发展微创技术的见解。该领域的国际知名专家还描述了输尿管镜附带的众多辅助设备以及如何在临床实践中最好地利用它们。这本书对输尿管镜相关知识提供了全面的更新，我相信大多数泌尿外科医生及培训学员都会对此书爱不释手。

本次翻译过程集中了北京大学第一医院泌尿外科暨北京大学第一医院、首都医科大学附属北京友谊医院、首都医科大学附属北京儿童医院、首都医科大学附属复兴医院、北京市健宫医院、民航总医院、应急总医院、北京老年医院、中国医学科学院肿瘤医院、无锡市第二人民医院、暨南大学附属第一医院和中国医科大学的集体智慧，并汇聚了国内众多输尿管镜领域颇有建树的知名教授和中青年专家的指导意见。翻译团队从 2021 年 5 月开始，历时近半年完成终稿。译稿文笔流畅，贴近临床，易于理解，可帮助读者解决实际操作中的疑惑和困难。

"他山之石，可以攻玉。"我们希望本书能为我国泌尿外科的学科发展提供优质的教材，在提升我国泌尿外科临床医生操作能力方面起到积极的推动作用，帮助中国泌尿外科实现"亚洲领先、世界一流"这个奋斗目标。

最后，感谢世界图书出版西安有限公司给予的全力支持，感谢为本书编译付出辛勤努力的各位同道，是大家的齐心协力才使此书顺利出版。

郭应禄

中国工程院院士

北京大学泌尿外科研究所名誉所长

序 三

现代泌尿外科学的发展至今虽然只有百余年，但是很多泌尿外科医生具有创新的头脑，能够推动开发应对传统挑战的新方法，输尿管镜就是在这种环境中发展起来的。自 20 世纪 70 年代诞生以来，输尿管镜已成为上尿路微创治疗的重要器械，改善了上尿路疾病患者的临床结局。外科手术成功的关键是选择正确的患者，通过适当的患者咨询和知情同意设定合理的治疗期望，确保必要器械的可用性，以及使用精确而周到的外科技术，而这些在输尿管镜的精细操作中显得尤为重要。

《输尿管镜：现代临床实践》是国际知名泌尿外科专家 Bradley F. Schwartz 和 John D. Denstedt 于 2020 年主编的参考教材，内容详实，配图丰富，辅以大量文献总结荟萃。本书共分为 17 章，涵盖了输尿管镜的发展历史，器械的使用和保养，围手术期护理，辅助设备的介绍，输尿管镜模拟训练等多方面内容。读者可以对目前输尿管镜的发展有全面深刻的认知。尤其是刚刚进入临床的医学研究生和住院医师，本书能让他们获得很多输尿管镜的手术技巧，帮助他们在实际操作中更出色地完成任务。我们殷切希望这本译著能为我国泌尿外科工作者、医学生提供有用的帮助，为我国培养更多的优秀泌尿外科专家做出一份贡献。

感谢各位泌尿外科同道对本书各章节的审校，感谢中国人民解放军总医院泌尿外科的张旭院士和北京大学泌尿外科研究所的郭应禄院士等老一辈专家对本书翻译工作的关注和支持，感谢翻译团队全体成员的辛勤工作，很多年轻的团队成员为了更加准确地翻译翻阅了大量参考文献，付出了艰辛的劳动，兢兢业业。

由于译者水平有限，本书难免存在疏漏，恳请读者不吝赐教，批评指正。

李学松

2022 年 3 月

原 序

Foreword

　　自 Hugh Hampton Young 将硬性内镜成功插入一例小儿巨输尿管，距今已经100余年了；自 Victor Marshall 在开放输尿管切开取石术中将一根不能转向的9Fr光学纤维内镜插入输尿管，距今也已有50余年了。此后的几十年中，我们见证了难以想象的创新：Enrique Pérez-Castro Ellendt 详细报道了将41cm长的半硬性内镜从尿道外口成功插入到肾盂；Demetrius Bagley 和 Yoshio Aso 在纤维输尿管镜方面做了开创性工作，此后该技术也不断得到改进。同一时期，虽然取石器械没有明显进步，但激光技术的出现使泌尿外科医生可以利用200μm的光纤击碎任何位置最硬的结石。除了上述重大进展，Ed Lyon、Jeff Huffman 和 Demetrius Bagley 出版的最早的有关输尿管镜技术的专著距今已有30余年，Manoj Monga 和其同事的新版本距今也已有近10年了。本书内容包含激光技术、一次性输尿管软镜、CMOS（互补型金属氧化物半导体）和CCD（电荷耦合元件）图像传感器以及机器人技术的最新进展，是关于输尿管镜操作的最新专著，相信每一位泌尿外科医生都会喜欢。

　　Schwartz 博士和 Denstedt 博士组织了全球的输尿管镜专家非常出色地完成了这本专著，为读者提供了丰富的信息和指南。本书内容可以帮助读者更好地理解输尿管镜技术、相关器械及其在从结石到肿瘤各个方面的应用；涵盖了输尿管镜手术的潜在并发症及其处理措施，以及规范的术后患者管理和生活质量等问题；还包含妊娠期女性和儿童等特殊人群的输尿管镜手术。

　　本书最后几章讨论了输尿管镜的未来发展方向，重点关注模拟训练和机器人技术。在不久的将来，泌尿外科住院医师都将接受输尿管镜模拟器培训，只有达到一定的能力和水平，才能获得实际手术操作的机会，毫无疑问，这样将减少很多输尿管镜相关严重并发症的发生。

此外，随着机器人输尿管镜技术的发展，以后医生和助手可能无须在手术台边拧着身体、肩酸臂痛地进行手术操作，手术医生坐在控制台旁就能轻松地操作内镜和辅助器械。相信终有一天许多输尿管镜手术会超越如今机器人辅助手术的主从式模式，实现真正的机器人化：手术医生坐在控制台边，只需按下按钮，机器人就会将选好的输尿管镜在预先CT结果的引导下轻柔地插入患者的结石部位，激光将"读取"结石的成分，然后自动精确地调整功率，将结石击碎成粉末，最后再轻松地将粉末从集合系统中吸出。

输尿管镜手术是泌尿外科经自然腔道手术的代表。如今，泌尿外科医生孜孜以求，寻找治疗结石、上尿路狭窄和尿路上皮肿瘤的更好、创伤更小的技术，对他们来说，这本书必不可少。认真阅读，好好实践吧！

Ralph V. Clayman, MD
Distinguished Professor/Endowed Chair in Endourology, Dean Emeritus
University of California, Irvine, Department of Urology
Orange, CA, USA

前　言

　　1929 年，Young 博士报道了他在 1912 年应用输尿管镜的经验；1964 年，Marshall 博士报道了他第一次在人体中进行的输尿管软镜检查，可以说，在过去的 100 年中，内镜技术取得了无与伦比的进步。不仅如此，在过去的 20 年中，已成为常规治疗手段的输尿管镜技术又得到了前所未有井喷式的发展。根据美国泌尿外科协会（American Urological Association，AUA）公布的数据，输尿管镜手术是全球执业泌尿外科医生最常开展的非门诊手术。对于住院医师来说，到第 3 年轮转时完成 200~300 个病例并不少见，在毕业前能完成 400~500 个病例。

　　目前，我们可利用输尿管镜技术诊断和治疗结石、肿瘤等各种疾病。现在有模拟技术也有数字化技术，有软镜也有硬镜，有可重复使用的镜子也有一次性镜子，还有数以百计的辅助手术器材。在过去的 5 年中，我们又赶上了机器人技术的浪潮，目前已经有了一个市售的输尿管镜机器人平台。随着相关培训越来越多，机器人模拟器、技能实验室和输尿管镜训练器等正在普及，可以对泌尿外科医生在输尿管镜技术各方面进行虚拟训练。

　　在长达 60 年的临床实践中，我们非常高兴，也充满热忱地参与了这场技术大发展，更好地服务于我们的患者。技术进步已使泌尿外科得到了蓬勃发展，我们真诚地希望，本领域中最优秀、最聪慧的人才能够继续为此努力。参与本书编写的全球专家团队深孚众望，书中介绍了很多他们在此领域做出的贡献。我们认为，迄今为止在全世界出版的关于输尿管镜技术的书籍资料中，这本书可以说是最全面、详实的。希望您喜欢这本书。

Bradley F. Schwartz
Springfield, IL, USA

John D. Denstedt
London, ON, Canada

郑重声明

　　本书提供了相关主题准确及权威的信息。由于医学是不断更新并拓展的领域，因此相关实践操作、治疗方法及药物都有可能会改变，建议读者审查相关主题的最新信息，包括产品的制造商、建议剂量、配方、方法和疗程、不良反应及相关措施。作者、编辑、出版者或经销商不对书中的错误或疏漏以及应用其中信息产生的任何后果负责，关于出版物的内容不作任何明确或暗示的保证。作者、编辑、出版者和经销商不承担由本出版物所造成的任何人身或财产损害责任。

目 录

Contents

输尿管镜的发展历史

第 1 章

Demetrius H. Bagley, Brian Calio

1.1 引 言

人体内镜技术的发展源于人类对体腔不断探索的渴望。由于内镜设备的出现和不断改进，腔内手术才得以顺利完成。因膀胱病种丰富，诊断上也充满挑战，因此内镜在泌尿外科领域首先应用于膀胱疾病。女性的膀胱距体表不远，男性的膀胱有较长的尿道与外界相连。然而，如果要经过尿道和膀胱进入输尿管甚至近端的肾集合系统，就必须依赖更能接近近端尿路的先进设备。

应用于泌尿系统 (从尿道口到肾乳头) 的所有内镜设备具有共同的功能和设计。首先，每一款内镜都必须具备成像装置，并能将图像传至镜身终端；第二，能够通过不同的光源提供照明；最后，还要有灌注装置，在进镜和检查时能够扩张管腔。随着内镜使用经验的增加，对输送操作器械通道的需求逐渐显现，而且随着软镜的出现，对弯曲功能的需求更加明显，因此现代内镜普遍具备这些基本特点。随着输尿管镜功能的增加，并附加适当的操作器械，其用途已经从单纯的直视检查发展到取石、碎石、肿瘤活检和消融[1,2]。

D. H. Bagley (✉) • B. Calio

Department of Urology, Sidney Kimmel Medical College at Thomas Jefferson University, Philadelphia, PA, USA
e-mail: Demetrius.bagley@jefferson.edu

© Springer Nature Switzerland AG 2020
B. F. Schwartz, J. D. Denstedt (eds.), *Ureteroscopy*,
https://doi.org/10.1007/978-3-030-26649-3_1

1.2 输尿管镜的发展历史

1.2.1 输尿管镜的出现

1806 年 Bozzini 发明的光导器（lichtleiter）是最早能够呈现体内影像的装置，由一个装有镜面的管道和一支用于照明的蜡烛组成，其最初用途是检查咽部，也可以用于盆腔器官。第二次世界大战后，该装置原件最初被保存在芝加哥的美国外科医师学院，之后归还维也纳的约瑟夫博物馆，芝加哥留存复制品[3]。

19 世纪涌现出了许多新的体内检查设备，其中巴黎的 Desormeaux (1815—1882 年) 设计的设备预示了未来男性尿道器械的形态。它由一个长的金属管和一面能够反射燃油灯光的镜子组成，还有一个与后来的其他设计相同的成角度的鸟嘴样尖端，这也是 1 个多世纪后最富争议的输尿管镜尖端设计，由于该仪器在使用过程中会变得非常热，因此并不实用。

与此同时，世界各地也出现了一些其他设备，例如，美国的 Wales 和 Kern 利用眼科镜的反射光通过中空管道观察膀胱，管道尖端也有一个锐利的斜角，而且在使用中并不发热，但视野有限。

1878 年 Nitze 与奥地利的仪器制造商 Leiter 合作研制了第一台实用型膀胱镜，利用钨丝通电发光提供照明，因钨丝也会产热，为此添加了一个水冷系统来降温。此后出现的膀胱镜参考了该设备中的许多理念[5,6]。

关于输尿管器械的另一个重大进展是纽约罗切斯特电外科器械公司（Electrosurgical Instruments）开发的微型灯泡[7]，其电流低，体积小，可以安装在膀胱镜的末端。尽管微型灯泡的出现避免了过热引发的问题，但存在灯泡突然烧坏，导致内镜检查失去光源的可能。

1890 年，Reinhold Wappler 移居纽约，随后成立了一家生产膀胱镜的公司。实践证明，Tilden Brown 组合式膀胱镜的设计非常实用和耐用[7]。它由不同的变焦透镜或望远镜组成，可以小角度或直角观察前方，使用时先用带有成角尖端的闭孔器填塞镜鞘，待其移除后再放置镜头。

在欧洲，内镜设备也在不断得到改良。德国人 Leopold Casper 发明了一款可以用于镜下插管的膀胱镜。虽然该膀胱镜的镜身和目镜之间设有镜面，但医生仍能够完成输尿管插管。美中不足的是，导管在插入过程中无法改变方向。

Albarrán 研制了一种新的装置，能够调整输尿管导管的方向。这是一款纯机械装置，能够配合其他的镜头和镜鞘使用，该设备流行至今，目前仍在使用和生产。

1910 年，纽约的 Buerger 在 Tilden Brown 的设计基础上对膀胱镜进行了一次重大改良，出现了 Brown-Buerger 膀胱镜，延续使用了半个多世纪（图1-1）。Brown-Buerger 膀胱镜包含可更换的镜头，设有灌注和器械通道，并适配 Albarrán 转向器。成像系统则由多个薄透镜（类似于放大镜或光学透镜）组成，固定在圆柱形镜身中[8]。

关于膀胱镜的另一个重大改进是 1959 年 Harold Hopkins 的柱状镜专利。该系统颠覆了传统成像系统中玻璃透镜和空气的角色，将镜身中的大部分空间用玻璃棒填充。玻璃棒之间的狭小缝隙则承担起了"透镜"的功能。这一设计增加了镜头的透光度，提高了分辨率，并减少了镜头失真。Karl Storz 收购了该专利，并建立了新的工厂，开始生产这种成像功能明显优化的膀胱镜，此后其他公司纷纷效仿。

光导纤维在刚性内镜（硬镜）和柔性内镜（软镜）中都发挥了重要的作用。在硬镜中，光导纤维束可以封装成一小束，直达目标区域，传递光线来照明；在软镜中，光导纤维则兼顾着照明和成像两种功能。

最初研究者依据光线直线传播原理开发出了平行束状排列的光纤，并用于成像。直到 19 世纪 40 年代，物理学家 Coladon 证明了在光纤的导光束中光线的内反射原理[10]，随后 Babinet 提出了一个重要的概念——光可

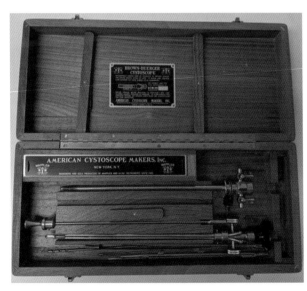

图 1-1　Brown-Buerger 膀胱镜有数个部件，需放置在木箱中保存和运输

以通过弯曲或折角的玻璃纤维传输，但在当时纤维只能传送漫射光，可以照明，不能成像。Baird 和 Hansell 的设计解决了这个问题并分别于 1927 和 1930 年申请了专利，他们的光导纤维设计实现了图像传输功能。1957 年，Curtiss 发现带有玻璃外膜或镀膜的纤维能更有效地实现光的内反射，增强光线的传输。同年，Hirschowitz 使用镀膜玻璃纤维制成柔性胃镜，并亲身试用，证明该胃镜能够应用于临床[11,12]。

光导纤维内镜很快风靡了整个医学界。泌尿外科医生开始使用硬镜或软性光导纤维成像设备检查输尿管。1912 年，Hugh Hampton Young 完成了医学史上首例输尿管镜检，受检者是一位患有后尿道瓣膜症的儿童，其输尿管严重扩张，可轻易容纳小儿膀胱镜进行检查。1929 年的一篇关于先天性尿道瓣膜的综述中提到了此案例[13]。

1.2.2 输尿管镜的发展

伴随着医学科学家们的不断尝试，输尿管镜检在 1961 年迎来了又一阶段性的突破，在一例开放性输尿管切开取石术中，Marshall 用一条 9Fr 的光导纤维软镜检查结石，该软镜既没有操作通道也不能主动弯曲。两年后，Marshall 报道了首例经尿道输尿管软镜检查术，由 MacGovern 和 Walzak 共同完成，将 9Fr 软镜通过 26Fr 的 McCarthy 镜鞘插入输尿管来观察结石[14]。

1968 年，Takagi 等开展了一项用输尿管软镜进行经尿道输尿管检查的研究，与此同时，也显示出研制一款功能齐全的输尿管软镜迫在眉睫。因为当时的软镜具有显而易见的缺点。他们使用的是一条 70cm 长的 8Fr 光导纤维软镜，只能被动弯曲。不论在尸体标本还是在患者身上，都可以观察到肾盂和肾乳头，却无法操作镜头。即使在灌注下借助膀胱镜鞘或软导引鞘进行引导，从膀胱进镜至输尿管仍很困难。通过这些早期研究，人们才意识到主动弯曲和灌注通道的必要性，以及设备尺寸的局限性[15]。

10 年后，输尿管硬镜的研发也开启了全新的时代。两位独立工作的泌尿外科医生 Goodman[16] 和 Lyon[17] 分别使用儿童膀胱镜检查女性患者的输尿管远端。此后，Lyon 使用了更长的青少年膀胱镜对男性患者进行检查[18]。这些器械较粗，尺寸达 13Fr，插入输尿管时必须首先扩张输尿管壁内段。仅这一步，就需要技术和器械的巨大改进。最先使用的是尿道扩张器，进一步发展至无引导、可变型号的扩张器和带导丝的扩张器，以及后来的气囊。在产品成熟后气囊成为扩张输尿管的最佳设备。它是一个没有弹性的气囊，可以承受高达 20bar* 的压力。

此后出现了一款加长至 41cm 的特殊设计的输尿管硬镜，如果能够越过输尿管途经髂血管、腰部肌肉时的弯曲，就能达到肾盂。这款硬镜配有可拆卸的柱状镜头和操作通道 [19]。

输尿管镜要发挥最大的作用，不仅能用于检查，还需要具备诊断和治疗方面的功能，伴随着操作通道的出现以及相应操作器械的发展，这些功能日渐成熟。最先实现的治疗功能是简单的输尿管取石。1981 年，Das 用取石篮完成了第一例经尿道输尿管镜取石术 [20]。第二年，Huffman 使用 23cm 长的输尿管镜治疗了 16 位输尿管远端结石患者，但是内镜的长度使所有手术操作局限于输尿管远端，而且无法处理大结石。手术成功率达到 69%[21]。

1983 年 Huffman 等报道了输尿管镜功能的又一重大突破 [22]，他们完成了首例输尿管镜下超声碎石术，治疗输尿管和肾盂内的较大结石。结石治疗领域的发展离不开辅助器械的发展，从与输尿管镜操作通道相匹配的小型取石篮，到直径仅有 2.5mm，长度却足以穿过整个输尿管镜鞘的超声碎石探头，必不可少。

最早的超声碎石术操作过程如下：首先，用长的输尿管硬镜靠近输尿管结石，用取石篮抓住结石，紧靠镜头，取出输尿管镜，将超声碎石探头插入输尿管镜鞘，触到结石，由于术者另一只手还掌控取石篮，因此可感受到探头对结石的触碰；然后启动超声碎石探头，去除部分结石后，阻力会减小，之后拔出探头，重新插入输尿管镜观察结石；最后，调整结石在鞘末端的位置，重复上述步骤，直到结石的体积小到可以被顺利取出。这种手术方式被称为"触感技术"或者"盲取技术"。过程虽然繁琐乏味，但是效果很好。Huffman 曾对此进行评价："你知道这种手术的成功意味着什么吗？意味着我们可以取出输尿管镜能看到的任何结石！" [23]（图 1-2）。

内镜和碎石器的改进是顺理成章的，于是第一款镜身较长的输尿管镜问世，它拥有一条笔直的操作通道，可容纳硬直的操作器械，同时设有一个偏置目镜。与此同时，一款细至 4Fr 的超声碎石器诞生了。这样就可以在看到结石的同时置入超声探头，保证碎石过程的全程可视化。尽管这款小型超声碎石器的碎石效力不如其他产品，但仍能有效地破碎结石并清除碎片。

第二款是有偏置目镜、能够直视下操作的输尿管镜，它使用固体探头

---

* 1bar=100kPa

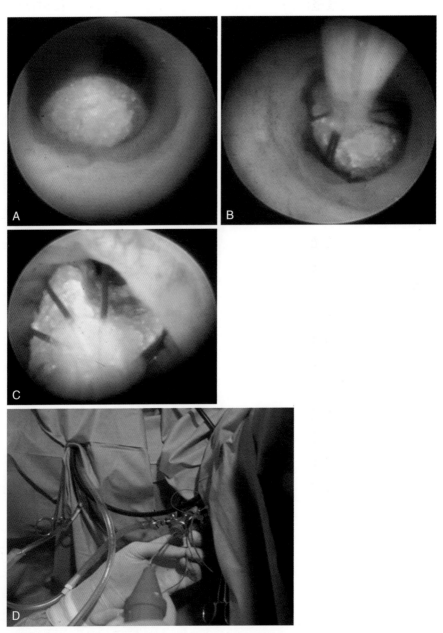

图 1-2 A.输尿管镜柱状镜头下看到的输尿管结石。B.用取石篮抓住结石。C.使用超声碎石探头碎石后结石表面出现凹槽。D.术者一手掌控取石篮，可以感受到超声探头的压力

超声碎石器探头或 GoodFriend 式设计 [24]（图 1-3）。这是一款非常强大的碎石器，即使是最坚硬的一水草酸钙结石也能被轻易击碎。使用时将探头放置在结石侧方，可以降低结石向输尿管近端移位的风险。虽然这种探头能够碎石，但也有缺陷，即不能在碎石时清除任何碎片。

1.2.3　输尿管硬镜和软镜

　　输尿管硬镜在获得巨大成功的同时，也显示出了不小的缺陷。一般情况下，输尿管硬镜无法进入髂血管近端或腰段输尿管，这种缺陷在男性患者中尤其显著。虽然输尿管软镜可以克服这些障碍，却必须辅以灌注和转向功能才能有效。输尿管软镜技术的早期尝试前文已述。到 20 世纪 80 年代，Olympus 公司基于小儿支气管镜开发了一款可弯曲的输尿管软镜——带有一个操作通道的光纤设备，其最大弯曲向上，需要用拇指控制操纵杆至末端，这更适用于支气管镜而非输尿管镜。最初全美国只有一台设备，由旧金山的 Rob Kahn 和费城的 D Bagley 轮流使用，夜间在两地间递送，每人每周可使用 1~2d。

　　美国 ACMI 公司开发了可弯曲输尿管软镜的产品模型。AUR 系列最初只包含 2 种不同型号的内镜：较大的 9.8Fr，配有一个 3.6Fr 的通道；较小的 8.5Fr，配有一个 2.5Fr 的通道。两种内镜都能单向弯曲至 180°，这个设计使外形尺寸最小化。单向弯曲足以检查整个集合系统，因为内镜可以很容易地旋转。镜身集成了多个通道，包括成像纤维、照明纤维、牵拉线和灌注通道。其他柔性内镜，无论在当时还是现在，都会将不同功能所涉及的通道分而设之，再共同固定在镜身内。集成设计的主要目的是控

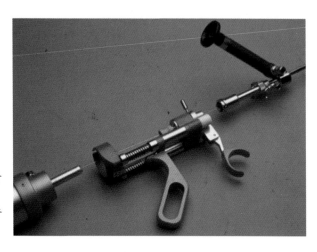

图 1-3　带有偏置目镜的输尿管镜配备有专门的手柄，用于抓持超声探头，并允许其直接进入笔直的操作孔道

制尺寸和降低成本。它还取消了输尿管软镜上独立的、需要手动操控的排气阀，几年后出现的一次性内镜又恢复了这一装置。

这个系列的第二款产品是 AUR7，支持双向弯曲，但引以为傲的却是它的尺寸，其远端 24cm 的镜身仅有 7.4Fr，配有一个 3.6Fr 的操作孔道。最初设计中，镜身由手柄处至末端逐渐变细，这在临床实验中柔韧性很好，但制造过程难度太大，成本也太高，因此，设计变更为在 24cm 处才变细，每当在输尿管中前进或旋转时遇到阻力，镜身就容易在这一点弯曲并损坏，最终停产，之后生产的所有型号尺寸更大。尽管如此，在所有量产的可完全弯曲的输尿管软镜中，AUR7 仍旧是最细的一款。

输尿管软镜末端的弯曲能力往往受限于通道内的操作器械，如活检钳、激光纤维和各式探头。直到 Storz Flex X 系列才有了很大程度的改善，可在每个方向上支持高达 220° 的弯曲（图 1-4）。尽管这个角度很少用到，但是却有效弥补了由通道内操作器械所造成的弯曲限制。这个系列在 2012 年推出，并在数字模型中增加了一个新的设计——椭圆形横截面的镜身。这一创新使得内部的不同工作孔道和线缆可以被更加紧密地集成在一起，最终，该系列输尿管软镜的外径为 8.3Fr，树立起了新的行业标准。

输尿管软镜尚不能完全取代硬镜，毕竟后者比较便宜，更加耐用，还

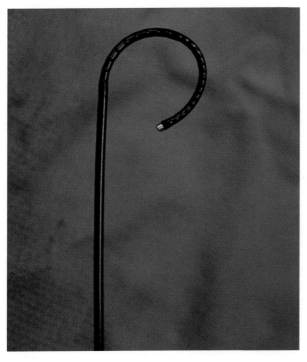

图 1-4　输尿管软镜的末端可以弯曲近 220°，这个程度可以补偿孔道内其他器械对镜头弯曲的限制

更容易置入输尿管远端灵活操作。技术改进的主要目标之一是缩小内镜的外径。占据镜身空间最大的是成像系统，即柱状镜头，其次是操作孔道。

首先改进的是将柱状镜系统更换为光导纤维，其价值已经在不同领域的很多内镜中得到了证明。它用在 ACMI RigiFlex 或 HTO-5 输尿管硬镜中，装配的操作通道在充分灌注时能容纳 5Fr 的超声探头。目镜偏置以提供一条贯穿镜身的笔直通道，而且鹅颈形结构支持拆卸和固定。最终将该输尿管镜的外径控制在约 12Fr。但是其生产时间很短暂，因为更多小型碎石器的问世支持设计出更细的输尿管镜。

随着激光碎石器的诞生，将光导纤维成像用于金属输尿管硬镜这一设计理念迅速发展到了新的高度，其中脉冲染料激光碎石令人印象深刻，尽管其用途单一，维护困难，价格高昂。较细的激光纤维（<400μm）能够通过小于 2Fr 的孔道。Watson 和 Dretler 与一家激光器生产商合作发明了一款 7Fr 的输尿管硬镜，具有两个 2Fr 的通道[25]。最初的理念是持续灌注，一个通道进水，另一个通道排水，但该设计的效果并不理想。然而，输尿管硬镜小型化的设计理念是成功的，影响至今。而且这款内镜本身并未得到广泛使用，因为这家激光器生产商只将其售予曾经购买过激光器的老客户，并且细小的操作通道不能容纳当时已有的任何取石器械。

MR6 则是一款更加成功的细输尿管硬镜，配有 2 个操作通道，一个 3.4Fr，一个 2.3Fr[26]。通过使用三角形横截面，通道可以同光纤成像、照明系统一起封装在 7Fr 的内镜末端。当时已有的 3Fr 取石器械可以顺利通过较大的通道。在使用脉冲染料激光碎石时，结石易发生移位，用取石篮来固定结石很有帮助。激光光纤可以很容易地通过较小的通道。同其他输尿管硬镜一样，该内镜设有 33cm 的短镜版，仅用于远端输尿管，还有 41cm 的短镜版能到达近端输尿管或肾盂。毫无疑问，他们是由金属制造，并且质地坚硬，但这组内镜被命名为"半硬镜"，因为它们可以在耐受一定程度的弯折后仍能越过组织推进。这些末端扁平的内镜的成功使用表明输尿管镜末端不需要做成鸟嘴样。

另一个重大改进发生在输尿管软镜成像领域。多年以来，输尿管软镜的标配一直是光导纤维。一种微型数字成像芯片的引入提供了其他软镜无可比拟的视野和分辨率。一开始被称为"芯片棒"的数字成像输尿管软镜可从各大厂商处购买。CMOS（互补型金属氧化物半导体）和 CCD（电荷耦合元件）芯片都在使用。最初，电子镜的外径比光纤镜大 2Fr 左右，随着芯片体积的缩小，镜身和末端的尺寸都被控制在了 8.4Fr 以内。虽然电子软镜的画质公认优于光导纤维，但看起来也有自身的缺点，例如：色差、高亮 / 过曝、对比度异常等；操作视野中有血迹时会出现散射；一点故障即可影响整体，呈现"全"或"无"的特点；不像光导纤维软镜那样，单个纤维故障并不降低成像质量。推广电子镜的主要障碍是成本，除了内镜本身外，还需要其他配套设施。

1.2.4　一次性输尿管镜

因输尿管软镜价格高昂，促使一次性输尿管镜受到了更多关注。这并不新鲜，早在 1985 年就出现了 VanTec 一次性光导纤维输尿管软镜。将一次性镜身安装在可重复使用的手柄上，后者包含照明和光学成像系统。根据镜身尺寸适配操作通道，以满足灌注并可放置一个操作器械。硬的镜身不能弯曲,但提供多个型号。该公司被收购后,这款产品也就停产了(图 1-5)。

Bard 公司也推出了一款一次性输尿管软镜，可以弯曲。美中不足的是，弯曲装置是通过一个旋转手柄操控，这在握持内镜时难以操作。另一个致命的缺点是，通过这款输尿管镜看到的画面上下颠倒、前后相反，与 19 世纪的产品倒有些相似[27]（图 1-6 ）。

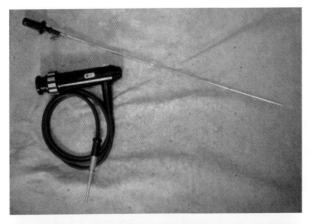

图 1-5　VanTec 一次性输尿管镜使用光导纤维设备成像，内镜末端有硬性和软性之分，可以根据情况进行更换

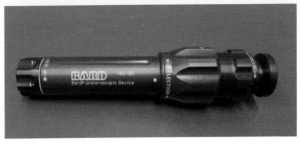

图 1-6　Bard 一次性输尿管镜支持镜头弯曲，并通过旋转式手柄实现这一功能。然而，单手操作手柄对医生来说非常困难

其他的一次性输尿管软镜也各有缺陷。例如：所有产品的镜头都不支持弯曲，有的同轴性差，有的镜身硬度不够而容易损坏，不能插入输尿管。

首款可以充分弯曲的一次性电子输尿管软镜是波士顿科学（Boston Scientific）公司 2016 年推出的 LithoVue。镜身 9.6Fr，配有一个 3.6Fr 的操作通道。该镜配备专用的视频处理单元，并将时长上限设置在 4h。体外和临床试验都证实 LithoVue 与标准可重复使用内镜的性能相似[28]。

其他一次性电子输尿管软镜也被推向市场。中国产的普生（Pusen）与 LithoVue 的尺寸相似，销往全球；美国产的 NeoScope 更细，末端 9.0Fr，镜身 8.4Fr，也已在美国及其他地区销售[29-31]。

研发与销售这些一次性输尿管软镜是因为可重复使用的内镜价格昂贵、不耐用。研究表明，可重复使用的输尿管软镜在使用仅仅 10~12 次后就需要大修。也有研究表示使用 40 次以后才需要维修[32-34]。来自意大利私人诊所的一份单中心报道显示，由医生亲手制作的输尿管镜在维修前完成了多达 100 例操作[35]。总的来看，可重复使用的输尿管镜的维修周期为 10~20 次似乎更加准确。由于可重复使用输尿管镜需要频繁维修，支付大量维修费，并且购置价格昂贵，凸显了一次性输尿管镜的经济性。除了维修之外，还要考虑持有阶段与回收再加工方面的成本，这样一来，在某些情况下，一次性设备的价格似乎是合理的[31]。

1.3　输尿管辅助设备

如果没有辅助设备，输尿管镜的作用就很有限。随着这些辅助设备的发展，我们看到了它们与内镜的“共生”关系。如上文所述，第一代超声碎石器在工作时需要用取石篮将结石压在超声探头处。然而，当时的内镜鞘不大，不能同时容纳探头、取石篮和镜头。如果没有容纳激光纤维进行碎石和组织消融的功能，近似 7Fr 的细输尿管硬镜将毫无用处。小通道可以容纳激光纤维以及小型取石篮、活检钳、异物钳。20 世纪 80 年代，辅助器械尚未得到充分发展，这种小型内镜难堪大用。在泌尿外科的辅助设备中，最重要的两个无疑是钬激光[36, 37]和镍钛合金取石篮[38]，尤其是它们的尺寸缩小到 2Fr 以下，当然，这也需要整套设备的支持。

尽管输尿管镜器械的发展很大程度上是由治疗泌尿系结石的需求推动的，但上尿路肿瘤的诊断和治疗也不容忽视。Lyon 医生的首位远端输尿管肿瘤患者就是通过输尿管镜进行的治疗和随访。这些治疗方法沿用至今，可以在内镜下处理直径超过3cm的上尿路肿瘤[39]。其操作需要活检设备（包括活检钳和网篮）与消融设备（电刀和激光），已经应用的是钕激光和钬激光。显然，更好的活检和消融设备具有更大的益处。

1.4 输尿管镜的发展现状

1.4.1 内镜下组织学检查

共焦显微镜检实现了实时原位组织学检查。检查时以一束极细的光线射入被检组织，可以最大限度地减小散射。该技术已成功应用于眼科，成为眼科的一项标准检查。基于现有的研究，共焦显微镜检也已用于包括膀胱和上尿路在内的泌尿道检查。具体应用价值亟待进一步探索[40]。

1.4.2 诊断性彩色成像

有几种方法尝试在内镜成像中通过染色来凸显肿瘤。通常，这些技术是通过调节光照或者肿瘤本身的化学性质来增强显示肿瘤血管影像。

六氨基乙酰丙酸膀胱灌注下蓝光膀胱镜检是目前研究最透彻的技术。该技术可以强化肿瘤和原位癌的成像，已被指南推荐使用。因为存在特殊的技术困难，需要向检查部位灌注药物并保持1h的接触时间，所以尚未应用于上尿路[41,42]。

内镜窄带成像术（Narrow-band imaging，NBI）仅使用特定波长的蓝光和绿光以增强显示肿瘤，操作过程中不需要其他药物或化学致敏，早期对上尿路的研究表明，与白光相比，其已在肿瘤检测中凸显价值[43]。

Storz的内镜视觉增强系统则可以自主调亮画面暗区，并增强色彩对比度，以辅助区分不同组织类型。该系统已被用于膀胱镜，并广泛用于腹腔镜检查，但在输尿管镜检查中的作用仍有待明确[44]。

1.4.3 机器人辅助输尿管镜

2006年的世界腔内泌尿外科大会上机器人辅助输尿管镜首次亮相。由于输尿管软镜检查操作复杂、学习曲线长，因此机器人辅助操作成为了下一步探索的目标。2011年机器人辅助输尿管镜得到了首次临床应用[45]，使用了专门设计的14Fr的输尿管软镜，但这个尺寸对于日常应用来说太粗了。后来，该设备作为组成部分之一，被引入多功能机器人操作平台，但未能实现商业化。稍晚出现的机器人使用了已上市的输尿管软镜，搭配专门的控制台和操纵器[46]。这种模式的输尿管镜在生产成本上更加经济实惠，并能从已有的设计精良的输尿管镜中获益。机器人辅助输尿管镜目前尚未达到商业化和被广泛接受，但在未来，机器人技术将会在软镜检查中发挥重要作用。

1.5　理想的输尿管镜

历经 30 余年的发展，如今的输尿管镜仍未达到"完美"，软镜的设计尤显不足。细输尿管硬镜兼具实用性和持久性（包括产品的耐用性和生产的可持续性）的优点，而耐用性作为一项极重要的评价指标，必须予以重视。应维持输尿管镜的尺寸 ≤ 7Fr 以便于置入输尿管，并使用更精细的光导纤维束或电子芯片来提高成像质量。不同设备工作通道的数量也会有所变化。

如上所述，目前使用的输尿管软镜还存在很多不足，很多方面需要进行改进，包括：镜身最好不要超过 7.5Fr，控制在 6Fr 左右最佳[47]；长度范围在 65~70cm 即可；操作通道已经标准化为 3.6Fr，并应随着操作器械的小型化而缩小；设备的总重量当然越轻越好，以最大限度地减少操作者的疲劳，以及手和手臂的慢性劳损；操作手柄同样也要改进，设计上应当符合人体工程学原理，舒适灵便，以最大限度地减少操作者的拇指疲劳[48]；高分辨率成像更是至关重要；在满足以上标准的同时，输尿管软镜还要有一个能够被广泛接受的价格（表 1-1）。

表 1-1　理想的输尿管软镜特征

工作长度	65~70cm
镜身周径	≤ 7.5Fr[46]
操作孔道	≤ 3.6Fr
重量	尽可能轻
操作手柄	按照人体工程学原理进行设计，以使操作更加舒适，避免拇指疲劳
成像	高分辨率视频
价格	能够被广泛接受

（孟　畅　译，刘春林　王　刚　审）

参考文献

[1] Leone NT, Garcia-Roig M, Bagley DH. Changing trends in the use of ureteroscopic instruments from 1996 to 2008. J Endourol March, 2010,24(3):361-365.

[2] Lyon ES. The birth of modern ureteroscopy: the Albona Jaybis story. J Endourol, 2004,18(6):525-526.

[3] Hanlan CR. Bozzini: endoscope returns. Bull of Am Coll Surg, 2002,87:39-40.

[4] Desmoreaux AJ. The endoscope and its application to the diagnosis and treatment of affections of the genitourinary passages. Chicago Medizinhist J, 1867,24:177-194.

[5] Reuter MA, Reuter HJ. The development of the cystosocope. J Urol, 1997,159:638-640.

[6] Herr HW. Max Nitze, the cystoscope and urology. J Urol, 2006,176:1313-1316.

[7] Moran ME. The light bulb, cystoscopy and Thomas Alva Edison. J Endourol, 2010,24(9):1395-1397.

[8] Buerger L. A new indirect irrigating observation and double catheterizing cystoscope. Ann Surg, 1909,49:225-237.

[9] Hopkins HH. Optical principles of the endoscope in: endoscopy (Berci G ed). New York: Appleton Century Crafts, 1976: 3-26.

[10] Coladon D. On the reflections of a ray of light inside a parabolic liquid stream. Comptes Rendus, 1842, 15:800.

[11] Hecht J. City of lights: the story of fiber optics. New York: Oxford University Press, 1999:13-27.

[12] Hirschowitz BI, Curtiss LE, Peters CW, et al. Gastroenterology,1958,35:50.rlow DE. Fiberoptic instrument technology//Small animal endoscopy. St. Louis: C.V. Mosby, 1990: 1.

[13] Nesbit RM. Congenital valvular obstruction of the prostatic urethra. J Urol, 1944;48:509.

[14] Marshall VF. Fiber optics in urology. J Urol, 1964, 91:110.

[15] Takayasu H, Aso Y. Recent development for pyeloureteroscopy: guide tube method for its introduction into the ureter. J Urol, 1974,112:176.

[16] Goodman TM. Ureteroscopy with pediatric cystoscope in adults. Urology, 1977, 9(4):394.

[17] Lyon ES, Kyker KS, Shoenberg HW. Transurethral ureteroscopy in women: a ready addition to the urological armamentarium. J Urol, 1978,119:35.

[18] Lyon ES, Banno JJ, Shoenberg HW. Transurethral ureteroscopy in men using juvenile cystos copy equipment. J Urol, 1979,122:152.

[19] Perez-Castro EE, Martinez-Piniero JA. Transurethral ureteroscopy-a current urological procedure. Arch Esp Urol, 1980,33(5):445-460.

[20] Das S. Transurethral ureteroscopy and stone manipulation under direct vision. J Urol, 1981,125:112.

[21] Huffman JL, Bagley DH, Lyon ES. Treatment of distal ureteral calculi using rigid uretero scope. Urology, 1982,20(6):574.

[22] Huffman JL, Bagley DH, Schoenberg HW, et al. Transurethral removal of large ureteral and renal pelvic calculi using ureteroscopic ultrasonic lithotripsy. J Urol, 1983,130:31-34.

[23] Huffman J. Personal communication.

[24] Chaussy C, Fuchs G, Kahn R, et al. Transurethral ultrasonic ureterolithotripsy using a solid-wire probe. Urology, 1987,29:531-532.

[25] Dretler SP. An evaluation of ureteral laser lithotripsy: 225 consecutive patients. J Urol, 1990,143:267-272.

[26] Abdel-Razzak OM, Bagley DH. The 6.9F semi-rigid ureteroscope in clinical use. Urology, 1993,41(1):45-48.

[27] Bagley DH. Flexible ureteropyeloscopy with a modular, "disposable" endoscope. Urology, 1987,29:296-300.

[28] Tom WR, Wolllin DA, Jiang R,et al. Next generation single use ureteroscopes: an in vitro comparison. J Endourol, 2017,12:1301-1306.

[29] Emiliani E, Traxer O. Single use and disposable flexible ureteroscopes. Curr Opin Urol, 2017,27:176-181.

[30] Scotland KB, Chan JYH, Chew BH. Single use flexible ureteroscopes: how do they compare with reusable ureteroscopes? J Endourol, 2019,33:71-78.

[31] Hennessey DB, Fojecki GL, Papa NP, et al. Single use disposable digital flexible uretero scopes: an exvivo assessment and cost analysis. BJU Int, 2018,121(Suppl 3):55-61.

[32] Traxer O, Dubosq F, Jamali K, et al. New generation flexible ureterorenoscopes are more durable than previous ones. Urology, 2006,68(2):276-279.

[33] Kromolowksy E, McDowell Z, Moore B, et al. Cost analysis of flexible ureteroscope repairs: evaluation of 655 procedures in a community based practice. J Endourol, 2016,30:254-256.

[34] Carey RI, Gomez CS, Maurizi G, et al. Frequency of ureteroscope damage seen at a tertiary care center. J Urol, 2006,176:607-610.

[35] Defidio L, DeDominicis M, DiGianfrancesco L, et al. Improving flexible uretero renoscope durability up to 100 procedures. J Endourol, 2012,26(10):1329-1334.

[36] Webb DR, Kockelberg R, Johnson WF. The Versapulse holmium:YAG laser in clinical urol ogy: a pilot study. Minim Invas Ther, 1993,2:23-26.

[37] Johnson DE, Cromeens DM, Price RE. Use of the holmium:YAG laser in urology. Lasers Surg Med, 1992,12:353-363.

[38] Honey RJ. Assessment of a new tipless nitinol stone basket and comparison with an existing flat-wire basket. J Endourol, 1998,12:529-531.

[39] Scotland KB, Kleinmann N, Cason D,et al. Ureteroscopic management of large ≥ 2 cm upper tract urothelial carcinoma: a comprehensive twenty-three year experience. Urology, 2018,121:66-73.

[40] Chen SP, Liao JC. Confocal laser endomicroscopy of bladder and upper tract urothelial carci noma: a new era of optical diagnosis? Curr Urol Rep,2014,15(9):437.

[41] Chou R, Selph S, Buckley DI, et al. Comparative effectiveness of fluorescent versus white light cystoscopy for initial diagnosis or surveillance of bladder cancer on clinical outcomes: systematic review and meta-analysis. J Urol, 2017,197:548-558.

[42] Smith AB, Daneshmand S, Patel S, et al. Patient-reported outcomes of blue-light flexible cystoscopy with hexaminolevulinate in the surveillance of bladder cancer: results from a prospective multicentre study. BJU Int, 2019,123(1):35-41.

[43] Traxer O, Geavlete B, deMedina SG, et al. Narrow band imaging digital flexible ureteros copy in detection of upper urinary transitional cell carcinoma: initial experience. J Endourol, 2011,25(1):19-23.

[44] Kamphius GM, deBruin DM, Brandt MJ, et al. Comparing image perception of bladder tumors in four different Storz professional image enhancement system modalities using the íSPIES app. J Endourol,2016,30(5):602-608.

[45] Desai MM, Aron M, Gill IS, et al. Flexible robotic retrograde renoscopy: description of novel robotic device and preliminary laboratory experience. Urology, 2008,72(1):42-46

[46] Rassweiler J, Fiedler M, Charalampogiannis N, et al. Robot-assisted flexible ureteroscopy: an update. Urolithiasis, 2018,46(1):69-77.

[47] Hudson RG, Conlin MJ, Bagley DH. Ureteric access with flexible ureteroscopes: effect of the size of the ureteroscope. BJU Int, 2005,95(7):1043-1044.

[48] Healy KA, Pak RW, Cleary RC, et al. Hand problems among Endourologists. J Endourol Dec, 2011,25(12):1915-1920.

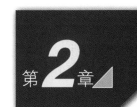

第2章

输尿管镜的适应证：指南

Igor Sorokin，Margaret S. Pearle

2.1 引 言

　　曾经冲击波碎石术（shock wave lithotripsy，SWL）是近端输尿管结石或小体积肾结石的首选治疗方式。随着输尿管镜（ureteroscopy，URS）适应证范围的扩大，其应用数量已经等同甚至超越了冲击波碎石术，成为许多国家最常用的结石治疗方式[1]。在许多发达国家，输尿管镜碎石术在结石治疗方式中花费最低。

　　随着泌尿系统结石的发病率在全世界范围内逐渐升高，美国泌尿外科协会（American Urological Association，AUA）[2,3]与欧洲泌尿外科协会（European Association of Urology，EAU）[4]基于大量文献报道制定了泌尿系统结石手术治疗指南。尽管两项指南在推荐的治疗方式上具有相似之处，但在输尿管镜手术与冲击波碎石术的适应证方面仍有细微差异，在证据等级及推荐强度上也有所不同（表2-1）[5]。本章节主要阐述输尿管镜的手术适应证以及两项指南的差异，并结合相关文献进行回顾总结。

I. Sorokin
Department of Urology, University of Massachusetts, Worcester, MA, USA

M. S. Pearle (✉)
Department of Urology, UT Southwestern Medical Center, Dallas, TX, USA

Charles and Jane Pak Center for Mineral Metabolism and Bone Research,
UT Southwestern Medical Center, Dallas, TX, USA
e-mail: margaret.pearle@utsouthwestern.edu

© Springer Nature Switzerland AG 2020
B. F. Schwartz, J. D. Denstedt (eds.), *Ureteroscopy*,
https://doi.org/10.1007/978-3-030-26649-3_2

表 2-1　AUA 与 EAU 指南对比：手术处理肾及输尿管结石的推荐项目

结石类型		AUA 指南	EAU 指南
输尿管结石			
输尿管结石综合推荐		直径 >10mm	直径 >6mm
		在保守治疗失败后 4~6 周外科干预	没有特定推荐的观察时间
输尿管远端结石	<10mm	一线：URS 二线：SWL	SWL 或 URS
	>10mm	一线：URS 二线：SWL	一线：URS 二线：SWL
输尿管近端结石	<10mm	无特定一线治疗推荐 [a]	SWL 或 URS
	>10mm	无特定一线治疗推荐 [a]	一线：URS 二线：SWL
肾结石			
无症状肾结石		无特定结石直径标准	直径 >15mm 如果没有治疗定期随访（初始 6 个月后每年行影像学检查）
肾结石，非肾下盏结石	<10mm	SWL 或 URS	一线：SWL 或 URS 二线：PCNL
	10~20mm	SWL 或 URS	SWL、URS 或 PCNL
	>20mm	一线：PCNL *SWL 不推荐	一线：PCNL 二线：URS 或 SWL
肾结石，肾下盏结石	<10mm	SWL 或 URS	一线：SWL 或 URS 二线：PCNL
	10~20mm	URS 或 PCNL *SWL 不推荐	URS、PCNL 或 SWL
	>20mm	URS 或 PCNL *SWL 不推荐	一线：PCNL 二线：URS 或 SWL
其他推荐项目			
结石成分		URS 治疗胱氨酸及尿酸结石（药物排石治疗失败或需要干预治疗的患者）	URS /PCNL 治疗胱氨酸结石、钙磷结石、草酸钙结石
残余结石		无特定结石直径标准	直径 >5mm
肾盏憩室		URS/PCNL/ 腹腔镜手术 / 机器人手术，手术方式取决于结石位置 *SWL 不推荐	SWL, PCNL（条件允许）或 URS 患者在 SWL 后症状缓解，但结石可能会残留

（续）表 2-1

结石类型	AUA 指南	EAU 指南
马蹄肾	对于肾下极 >10mm 的结石考虑 PCNL 优于 URS	URS 可以达到满意的 SFR
移植肾	没有特殊推荐	为患者提供 SWL、URS 及 PCNL
儿童结石	直径 ≤ 20mm：SWL 或 URS 为一线治疗方案	直径 <20mm：SWL 为一线治疗方案

AUA：美国泌尿外科协会；EAU：欧洲泌尿外科协会；URS：输尿管镜；SWL：冲击波碎石术；PCNL：经皮肾镜碎石术；SFR：净石率

a URS 单次术后净石率更高，SWL 的发病率更低

2.2　输尿管结石

输尿管镜碎石术可用于治疗输尿管全段部位的结石。2016 年版 AUA 指南指出，相较于 SWL，输尿管镜治疗输尿管结石具有更高的净石率 [stone-free rates，SFR；输尿管镜的中位 SFR 为 90%，体外冲击波碎石术（extracorporeal shock wave lithotripsy，ESWL）的 中位 SFR 为 72%；RR 值 SWL/URS=0.294；95% CI（0.214~0.404）；$P<0.001$][3]。尽管 SWL 大大提高了近端输尿管结石的 SFR，但是输尿管镜并没有表现出对输尿管结石位置的依赖性。对输尿管结石的大小分层研究结果表明，对于直径 <10mm 的输尿管结石，输尿管镜在处理各个位置输尿管结石的 SFR 优于冲击波碎石术（上段输尿管结石，85% *vs.* 66.5%；中段输尿管结石，91% *vs.* 75%；下段输尿管结石，94% *vs.* 74%）。另一方面，尽管输尿管镜碎石术在治疗直径 >10mm 的中段及下段输尿管结石的 SFR 优于冲击波碎石术（中段输尿管结石，82.5% *vs.* 67%；下段输尿管结石，92% *vs.* 71%），然而对于上段直径 >10mm 的输尿管结石来说，两种治疗方式的 SFR 差异不显著（输尿管镜为 79%，SWL 为 74%）[3]。一项在腔内泌尿外科协会临床研究办公室（Clinical Research Office of the Endourolical Society，CROES）上注册的前瞻性国际输尿管镜研究中纳入了 9 681 例输尿管结石患者，上段、中段和下段输尿管结石的 SFR 分别为 84.5%、89% 和 94%[6]。相较于单一位置的输尿管结石，多发位置的输尿管结石的 SFR 较低（SFR 为 77%）。

指南推荐的输尿管结石治疗方式不仅基于 SFR，还基于并发症的发生

率。AUA 专家组分析的结果表明输尿管镜与 SWL 在泌尿系统感染、败血症及输尿管狭窄并发症发生率上未表现出明显差异，然而输尿管镜碎石术相较于 SWL 具有更高的输尿管穿孔风险（3.2% *vs.* 0）。因此，专家组指出，输尿管镜碎石术在单一治疗方式中具有最高的 SFR，但是 SWL 具有更低的并发症发生率。

2017 年版 EAU 泌尿系统结石治疗指南 [4] 指出，相较于 SWL，输尿管镜碎石术在术后 4 周具有更高的 SFR，但是两种术式在术后 3 周的 SFR 上并无显著差异。专家组同时指出输尿管镜二次手术的概率低于 SWL。然而，相较于 SWL，输尿管镜碎石术具有较高的并发症发生率，需要更多的辅助治疗，住院时间也更长。因此，与 AUA 的建议不同，EAU 建议输尿管结石仅分为近端与远端结石。对于直径 <10mm 的近端或远端结石，EAU 建议将输尿管镜碎石术及 SWL 均作为一线治疗手段；对于直径 >10mm 的输尿管结石，专家组则建议输尿管镜碎石术为一线治疗手段，SWL 为二线治疗手段。

值得注意的是，两个指南均基于大量回顾性研究，其中仅有少部分前瞻性研究或随机队列研究。此外，许多关于输尿管近端结石的研究均使用半硬性输尿管镜。事实上，在 CROES 全球输尿管镜研究的 2656 例输尿管结石的患者中，72% 的患者均仅使用半硬性输尿管镜治疗 [6]。尽管 SFR 在半硬性输尿管镜与软性输尿管镜上没有显著差异（84% *vs.* 85.5%），但是半硬性输尿管镜手术失败率（3.2% *vs.* 1%，$P<0.05$）和二次手术率（14% *vs.* 8%，$P<0.01$）均高于软性输尿管镜 [6]。一项近期的多中心前瞻性研究评估了软性输尿管镜治疗近端输尿管结石的预后（平均结石直径为 7.4mm），研究报道了 71 例输尿管结石患者的 SFR 为 95%。术后 4~6 周的结石清除评估方式为泌尿系统平片（plain abdominal radiography, KUB）与泌尿系统超声（renal ultrasound, US），而不是敏感性更好的 CT[7]。在该研究中，10 例有术后剩余结石的患者最初结石直径均 >10mm。这项研究进一步评估了使用软性输尿管镜治疗近端输尿管结石的预后。尽管 CROES 研究表明半硬性输尿管镜可以成功治疗近端输尿管结石（特别是女性患者），但由于半硬性输尿管镜具有相对较高的手术失败率与二次手术率，因此 AUA 指南指出，临床医生在应用输尿管镜治疗近端输尿管结石时需准备软性输尿管镜作为支持措施。

2.3　肾结石

肾结石的手术指征较多。EAU 指南指出，针对肾结石积极手术治疗的特定指征包括：不断增大的结石；有症状的结石；直径 >15mm 的结石；直径 <15mm 不适合随访观察的结石；合并感染；易发生结石增大的患者；泌尿系统梗阻；倾向于手术治疗的患者；合并症以及患者自身情况（如职业、旅行）所需[4]。EAU 指南关于肾盏结石的手术指征不明确，特别推荐治疗合并有泌尿系统梗阻、感染以及急性和（或）慢性疼痛的肾盏结石。

AUA 指南也支持治疗有症状、非梗阻性并导致疼痛的肾盏结石[3]。此外专家组建议，对于有症状的肾结石，一旦结石增长，合并感染以及一些特殊情况如职业需要，就需要进行干预[2,3]。然而，AUA 指南并没有特别强调结石治疗的大小阈值区间，EAU 指南推荐对于直径 >15mm 的肾结石需积极干预[4]。

对于不合并感染及泌尿系统梗阻的无症状肾结石，干预的指征不明确。研究表明，大约有 50% 的无症状结石患者在确诊后 5 年出现症状或需要干预[8-10]。同样地，AUA 专家组提议对于无症状、非梗阻肾结石患者需进行积极的监测[3]。

对于需要干预或者有干预意愿的肾结石患者，AUA[3] 及 EAU[4] 指南均支持使用 URS 治疗直径 <20mm 的非肾下盏结石。然而，EAU 专家组推荐将 SWL 作为直径 <10mm 肾结石的一线治疗方案，推荐将经皮肾镜取石术（percutaneous nephrolithotomy，PCNL）作为直径 10~20mm 肾结石的一线治疗方案。AUA 指南建议 URS 与 SWL 均可用于治疗直径 <20mm 的非肾下盏肾结石。

对于肾内任意位置、直径 >20mm 的肾结石，两项指南均认为 PCNL 应作为一线治疗方式。然而，有研究指出，URS 治疗直径 >20mm 的肾结石时平均 SFR 也达到了 79%（表 2-2）[11-18]。Geraghty 及其团队[18] 对 12 项研究进行了系统性综述，其中包含 651 例接受 URS 治疗的肾结石直径 >2cm 的患者，SFR 为 91%。但是研究中接近一半的患者需要 2 次以上的手术才能达到该 SFR。对几乎所有的病例采用泌尿系统平片和泌尿系统超声确定结石清除状态，许多报道将直径 <4mm 的结石碎片归入结石清除状态中。由于 PCNL 单一手术过程对于该尺寸的结石具有高 SFR，因此在两项

指南中，URS 手术不作为直径 >20mm 肾结石的首选推荐方案。

对于指南推荐的治疗目的，由于肾下极结石相较于非肾下极结石通过 SWL 治疗后具有较低的 SFR，所以指南将肾下极结石与非肾下极结石进行区分。对于直径 ≤ 10mm 的肾下极结石，URS 与 SWL 均被推荐作为一线治疗方案。一项多中心随机对照研究中，78 例直径 ≤ 10mm 的肾下极结石患者被随机分成 SWL 组与 URS 组，两组患者的 SFR 无显著差异，尽管 URS 手术相较于 SWL 具有更好的 SFR（50% vs. 35%）[19]，但是对于直径为 10~20mm 的肾下极结石，AUA 指南推荐首选 URS 手术，因为对于直径 >10mm 的肾下极结石，SWL 的 SFR 更低 [20]。此外，一项回顾性匹配队列研究数据支持了该推荐意见，该研究将 99 例直径为 1~2cm 的肾下极结石患者分为 SWL 组与 URS 组，经术后 CT 评价，URS 组的 SFR（86.5% vs. 68%，P=0.038）显著高于 SWL 组，并且具有更低的二次手术率（8% vs. 60%，P<0.001）[21]。

随着输尿管镜的不断改良，以及纤细的光纤与镍钛取石网篮的出现，不仅降低了输尿管镜的可弯性，也使输尿管镜可以进入较难进入的肾下极，并成功完成结石的治疗 [19]。因此，输尿管镜碎石术逐步成为肾下极结石的治疗方式。尽管光纤可以导致输尿管软镜减少 15% 的弯曲度，甚至导致无法进入肾下极 [22]，但可通过水流冲击结石改变其位置，然后用结石取石网篮取出结石，从而提高 SFR。在一项回顾性对照研究中，在 URS 手术中，相较于对原位结石进行处理，改变 1~2cm 肾下极结石的位置可以提高 SFR（100% vs .29%，P<0.001）[23]。

在较早的研究中，使用 URS 处理肾内结石具有较高的 SFR（77%~91%）[24-26]，在这些早期研究中，结石清除状态均用 KUB 或 US 进行评估。目前的研究中更多地利用 CT 对结石清除状态进行评估，因此研究得到了相对较低的 SFR（50%~62%）[19,27-29]。残留结石的定义为结石增加，结石无法自行排出或需要外科干预。由于结石残留导致的结石相关并发症的发生率为 20%~44%，其中需要外科干预者占 29%[30-32]。尽管 AUA 指南并没有定义需要外科干预的残余结石大小阈值，但是专家组建议通过输尿管镜移除残余结石 [2]。另一方面，EAU 指南建议对于直径 >5mm 的残余结石需要进行干预 [4]。两项指南均未明确指出评估结石清除状态的影像学手段。

表 2-2　使用输尿管软镜治疗直径 >20mm 的肾结石研究

研究	研究类型	样本量	平均结石直径	SFR	SFR 定义	影像学检查	并发症	平均手术次数
El-Anany 等（2001）[11]	回顾性	30	>20mm	77%（23/30）	<2mm	US/KUB	6.6%	1.0
Ricchiuti 等（2007）[12]	回顾性	23	30.9mm	74%（17/23）	<2mm	CT/KUB	0	1.4
Hyams 等（2010）[13]	回顾性	120	24mm	83%（100/120）	≤ 4mm	CT/US/KUB	6.7%	1.2
Takazawa 等（2011）[14]	回顾性	20	31mm	85%（22/26）	≤ 4mm	CT/KUB	5%	1.4
Cohen 等（2012）[15]	回顾性	145	29mm	87%（143/164）	≤ 4mm	US/KUB	1.9%	1.6
Karakoyunlu 等（2015）[16]	前瞻性	30	27mm	30%（9/30）	≤ 2mm	US/KUB	3.6%*	1.8
Karakoç 等（2015）[17]	回顾性	57	>20mm	67%（38/57）	—	CT	3.5%	—
Geraghty 等（2016）[18]	回顾性	43	29mm	84%（36/43）	≤ 2mm	US/KUB	8.8%	1.6
总计	—	468	—	79%（388/493）	—	—	—	—

SFR（stone-free rate）：净石率

*Clavien ≥ Ⅱ 级

URS 治疗肾结石术后二次手术的发生率随结石直径的增大而增加。Karakoyunlu 团队开展了一例单中心 RCT 研究，研究对比 PCNL（$n=30$）与分期 URS（$n=30$）处理直径 >2cm 的肾盂结石（URS 组的结石平均直径为 27mm，PCNL 组结石平均直径为 26mm）[16]。在研究中，需再次行输尿管镜碎石术直到没有残余结石或残余结石直径 ≤ 4mm。PCNL 组只进行一次 PCNL，URS 组每例患者平均进行 1.82 次手术（9 例患者进行了 1 次手术，17 例患者进行了 2 次手术，4 例患者进行了 3 次手术），并且需要平均 2 周清除结石。尽管 URS 组患者具有较低的 SFR，但是两组患者的平均 SFR 没有显著差异（67% *vs.* 87%，$P=0.067$）。因此笔者认为，如果患者可以接受较长的治疗周期、较长的手术时间和较多的手术次数，分期 URS 手术是一种安全、有效的手术方式。

2.3.1 双侧肾结石

双侧泌尿系统结石经常出现，许多患者都倾向于一次处理双侧结石以预防未来泌尿系统结石相关事件的发生。尽管已发表了大量采用 URS 手术同时处理双肾结石的数据，AUA 与 EUA 的指南均不支持在非紧急状态下同期处理双肾结石。回顾国际 URS 注册研究 CROES 的数据，其中包括 2 153 例多发的肾或输尿管结石病例，其中 1 880 例（87.3%）与 273 例（12.7%）例患者分别行一侧及双侧 URS 手术[33]。尽管两组间并发症发生率没有显著差异，单一变量分析表明双侧 URS 手术组患者具有较低的 SFR［OR=0.7，95% CI（0.49~1.00），$P=0.048$］，较高的二次手术率［OR=1.52，95% CI（1.13~2.05），$P=0.006$］，以及较长的手术时间［OR=1.41，95% CI（1.11~1.80），$P=0.005$］。

在 Ingimarsson 团队[34]的研究中，113 例患者因肾结石或输尿管结石进行了 117 次双侧 URS 手术。术后 6 周经 KUB/US 评估 SFR 为 91%。单侧输尿管损伤的发生率为 2.1%（5/234），其中 3 例是表浅性损伤（Ⅰ级），1 例为 2 级损伤（Ⅱ级），1 例为 3 级损伤（Ⅲ级），所有发生并发症的患者均需留置输尿管支架 2 周。术后短期并发症大部分为 Clavien-Dindo Ⅰ ~ Ⅱ级（$n=15$），剩余的患者为 Clavien-Dindo Ⅲ级（$n=4$）。术后 6 周的随访结果显示，没有患者发生输尿管狭窄、新发的肾积水或肌酐水平显著升高。值得注意的是，11% 的患者需紧急入院治疗，另有 12% 的患者在术后 30d 会因术后疼痛、发热或其他症状急诊就诊。此外，有 19%

的患者出现支架相关疼痛或拔除支架之后的肾绞痛。研究者认为这种情况可能表明，双侧 URS 手术相较于单侧 URS 手术出现术后不适的概率更高。在一项对 1 798 例 URS 手术的回顾性研究中，Tan 及其团队通过多因素分析发现双侧 URS 手术是较高的非计划性入院的相关因素之一 ［OR=2.88，95% CI（1.19~6.99），*P*=0.019］。

双侧输尿管镜治疗双侧泌尿系统结石的研究见表 2-3[34,36-41]。一次双侧 URS 术后的 SFR 范围 52%~90%。中段输尿管损伤并不常见，一项经过长期的随访研究表明，4.5% 的患者在术后 6~12 个月发生输尿管狭窄[37]。严重的术后并发症并不常见，大部分并发症属于 Clavien 分级中的Ⅰ～Ⅱ级。尽管研究表明同时双侧 URS 手术具有较好的安全性和有效性，许多手术医生仍拒绝同时行双侧 URS 手术。Rivera 及其团队在 Endourological Society 中对 153 名医生成员开展了一项关于处理双侧泌尿系统结石的倾向性调查[42]。调查结果显示，48% 的泌尿外科医生愿意同时行双侧 URS 手术，38% 愿意行 PCNL 术，但仍然有不到半数的泌尿外科医生表示他们在同一手术过程中处理过双侧泌尿系统结石。

目前已发布的输尿管镜治疗指南没有推荐同时处理双侧肾 / 输尿管结石，尽管双侧肾 / 输尿管结石可能会在一次输尿管镜手术中处理，但是没有相关指南发布同时处理双侧结石的手术时间限制与总结石负荷。此外，需要告知患者同时行双侧结石治疗 / 支架置入术可能会使其感受到更多的不适，并且急诊就诊或住院治疗的概率更高。目前因缺乏指南指导，处理双侧肾 / 输尿管结石的策略一般由外科医生决定。

2.3.2　孤立肾结石

使用 URS 处理孤立肾的肾或输尿管结石时，手术指征与处理单侧肾或输尿管结石的指征遵循相同的指南。近期一项系统性综述总结了 12 项研究结果，其中包含了 696 例孤立肾合并结石的患者（结石平均直径为10~27mm），经过 URS 治疗后平均 SFR 为 72%[43]。尽管并发症的发生率为 16.4%，严重并发症（Clavien ≥ 3 级）仅占 2%，其中包括输尿管穿孔（*n*=6）和输尿管撕脱（*n*=4）。值得注意的是，AUA 指南声明，采用 URS 治疗时无需留置输尿管支架的指征为患者具有健全的对侧肾脏[3]。因此，AUA指南强烈推荐孤立肾合并结石在 URS 术后需留置输尿管支架。

表 2-3 输尿管镜同时治疗双侧肾结石的研究

研究	病例数 / 肾单位数	总体结石负荷	净石率 [a]	术中并发症	术后并发症	远期并发症	急诊就诊率 / 再住院率
Hollenbeck 等（2003）[36]	23/46[b]	平均 16.1mm	52%（11/21）	4%（1/24）	29%（7/24）	—	17%（4/23）
El-Hefnawy 等（2011）[37]	89/178	—	86%（153/178）	6.2%（11/178）	3%（3/89）	4.5%（4/89）[d]	—
Gunlusoy 等（2012）[38]	55/110	平均 11.0mm	90%（99/110）	7.3%（4/55）	29%（16/55）	—	—
Mushtaque 等（2012）[39]	60/120	6~20mm	85%（51/60）	10%（6/60）[e]	27%（16/60）[e]	—	—
Huang 等（2012）[40]	25/50	平均 24mm	70%	0（0/25）	16%（4/25）[c]	0（0/25）	—
Drake 等（2015）[41]	21 25 次手术	平均 21mm	80%（34/42）	0（0/25）	14%（3/21）[c]	0（0/21）	—
Ingimarsson 等（2017）[34]	117/234	中位肾结石直径 6.9mm 中位输尿管结石直径 7.0mm	87%（134/154）	2.1%（5/234）	16.2%（19/117）	0（0/117）	23%（27/117）

a 在一次治疗后；b 1 例患者在术前留置输尿管支架，所以 23 例患者共行 24 次手术；c 仅为 Clavien I ~ II 级；d 4 例患者（4.5%）在术后 6~12 个月随访发生输尿管狭窄；e 输尿管小穿孔或结石嵌入通道；f 3 例输尿管表浅损伤，1 例 II 级，1 例 III 级

2.3.3　肾结石合并出血倾向

AUA 指南中专门对结石合并出血倾向患者的处理提出了指导建议，对于出血无法纠正的患者，指南推荐将 URS 手术作为一线治疗方案[2]。一项来自 CROES 的全球 URS 研究中，对 11 719 例患者进行了 URS 治疗，6% 的患者由于药物治疗导致术前出血风险升高，最常见的药物是阿司匹林[44]。在高风险出血患者中，1.1% 的患者经历了出血相关并发症，未治疗的患者仅有 0.4% 发生出血相关并发症（$P<0.01$）。此外，与未使用药物治疗组相比，使用药物治疗组的出血风险升高（7% *vs.* 3.3%，$P<0.001$）。

一项系统性综述与荟萃分析研究总结了 8 项 URS 研究队列（来自 CROES 的 7 项回顾性研究和 1 项前瞻性研究）对比了使用提高出血风险的药物与未使用药物的患者间的预后差异[45]。风险队列组具有 2.2% 的出血并发症，混合分析显示使用药物组（$n=1$ 075）与对照组（$n=11$ 687）相比，出血风险提高了 3 倍多 [RR=3.59，95% CI（1.81~5.73），$P<0.0$ 001]。严重并发症包括 4 例患者出现血块导致的尿潴留，2 例患者出现血块相关腹痛，16 例患者出现轻度血尿，1 例患者出现鼻出血，2 例患者出现腹膜后出血并需要输血，另一例腹膜后出血患者需要动脉栓塞治疗。值得注意的是，对包括血栓性事件在内的所有并发症进行混合性分析，两组间未见显著差异。

基于以上研究数据，对正在进行抗凝治疗的患者行 URS 治疗需要谨慎，但是 URS 治疗具有相对较低的风险。尽管目前没有证据支持，但是使用通道鞘以及控制灌注压力以减少肾盂内灌注压力可以降低患者的出血风险。总体上，URS 相关的被膜下血肿发生率为 0.45%，相关诱发因素包括中、重度肾积水，较薄的肾皮质厚度，较长的手术时间，高血压，以及术前泌尿系统感染[46]。因此，临床医生需要特别注意对合并以上因素的高出血风险患者行 URS 治疗，并且应尽可能缩短手术时间以减少出血风险。

2.3.4　肥胖患者肾结石

肥胖是结石发生的相关因素，现在随着肥胖患者数量的增加，临床医生需要治疗更多的肥胖肾结石患者[47]。对于这类患者来说，URS 手术很受青睐，因为既不需要对标准手术方式进行改动，也不需要 PCNL 术的特殊设备。由于肥胖患者皮肤到结石的距离超过 F1 与 F2 间的距离，因此降低了 SWL 的手术成功率，所以 SWL 可能不适用于肥胖患者。对于肥胖肾结石患者，相较于 SWL，EAU 指南推荐 URS 手术为更好的治疗方式 [4]。

Ishii 及其团队的一项系统性综述回顾了包含 835 例患者的 15 项研究，患者的平均 BMI 为 40.5kg/m^2，平均结石直径为 14.2mm，总体 SFR 为 82.5%，并发症发生率为 9.2%，研究结果与非肥胖人群行 URS 手术的结果类似 [48]。尽管严重肥胖组患者在本篇综述中的并发症发生率为 17.6%，为肥胖组患者（8.4%）的 2 倍，但严重肥胖组患者的并发症均为 Ⅱ 级（Clavien 分级）。虽然本篇系统性综述的样本量较大，但是依旧因为纳入研究证据等级较低以及各项研究对结石清除定义不同而具有局限性。

Krambeck 及其团队对 CROES 研究的数据进行了分析，数据来自记录 BMI 行 URS 手术的 10 099 例患者 [49]。17.4% 的患者（$n=1\,758$）为肥胖，2.2%（$n=223$）的患者为严重肥胖。总人群的 SFR 为 87%，二次手术率为 16.8%，多因素分析表明高 BMI 与低 SFR 相关。另一方面，总人群的术中并发症发生率为 5.1%，BMI 与术中并发症发生率没有明显相关性。

虽然 AUA 专家组并没有特殊强调 URS 对肥胖患者的作用，但是专家组说明了肥胖患者皮肤到结石的较大距离对 SWL 有影响，SWL 治疗失败时临床医生需要考虑行 URS 手术的可能 [2]。因此，URS 手术是不适合 SWL 的肥胖结石患者的一线治疗方式。

2.3.5 肾盏憩室结石

由于狭窄的肾盏憩室颈部造成了梗阻，所以不推荐用 SWL 治疗肾盏憩室结石。AUA 指南专家组进行的荟萃分析表明，SWL 治疗肾盏憩结石的 SFR 仅为 13%~21%，因此专家组推荐治疗肾盏憩室结石最理想方式是内镜治疗，其中 URS 手术的 SFR 为 18%~90%，PCNL 术的 SFR 为 62.5%~100% [3]。尽管 EAU 指南表明 SWL 治疗肾盏憩室结石后会有结石碎片残留，但 SWL 仍是可以选择的治疗方式之一，因为部分患者虽有结石残留但是临床症状已得到充分缓解 [4]。在内镜治疗中，URS 手术是肾中盏及肾上极憩室内中等大小结石（直径 <15mm）以及前肾盏憩室内结石的最佳治疗方式。30% 的病例在输尿管镜下较难找到憩室入口 [50]。

Bas 及其团队在回顾性综述中对肾盏憩室内结石的治疗方式进行了对比研究，其中 29 例患者行 PCNL，25 例患者行 URS 手术 [51]。尽管 URS 组的结石尺寸显著小于 PCNL 组（211mm^2 $vs.$ 154mm^2，$P=0.023$），但是两种治疗方式均具有较高的手术成功率和症状缓解率，以及较低的并发症发生率。仅在 PCNL 组中发生了需输血治疗的严重并发症，并且 PCNL 组的住院时间较 URS 组增加 2d。尽管治疗偏好在本项非随机对照研究中具有一定影响，但是研究依然表明，URS 手术是某些特定病例肾盏憩结石的一线治疗方式。

2.3.6　马蹄肾结石

马蹄肾是一种常见的解剖变异，发病率为 1/（400~666），其中 21%~60% 的患者合并结石[52,53]。马蹄肾高结石合并率的原因可能是其异常的解剖流出道结构、代谢性易患病体质等多因素共同导致[54,55]。由于肾旋转不良导致的相关肾输尿管连接处梗阻以及狭窄处输尿管被肾实质覆盖，SWL 治疗马蹄肾结石的 SFR 经常很低[56]。然而，由于输尿管的高附着点、狭窄的肾输尿管连接处以及中下盏较大的肾盂角度，使用 URS 治疗马蹄肾合并结石具有挑战性。使用 URS 治疗马蹄肾合并结石的案例报道，SFR 值为 78%~84%[55,57]。一篇纳入了 3 项研究的系统性综述包含了经 URS 治疗的 41 例马蹄肾合并结石患者（平均结石直径为 16mm），结果显示 SFR 为 78%，并发症发生率为 32%（均为 Clavien Ⅰ级和Ⅱ级）[57]。因此，EAU 指南推荐 URS 手术为马蹄肾合并结石的治疗方式之一，但是 AUA 指南中反对采用 URS 治疗马蹄肾合并直径 >10mm 的肾下极结石。PCNL 作为 URS 手术及 SWL 治疗失败的挽救性措施，也是马蹄肾合并较大及复杂结石的一线治疗方式。

2.3.7　移植肾结石

移植肾出现结石可能会影响其功能，如果结石导致梗阻会出现严重的症状。对于移植肾的小结石可以经俯卧位 SWL 治疗，顺行及逆行 URS 手术与 PCNL 均为可选的治疗方式。是否行逆行 URS 治疗取决于输尿管的弯曲程度和开口位置。对于开口于膀胱顶部的输尿管口，URS 进入时具有很高的挑战性，但也并非不可行，操作时可能需要多种导丝、导管及鞘。AUA 指南中未提及移植肾合并结石的治疗方式，不同的是，EAU 指南推荐了全部治疗方式，包括输尿管软镜、PCNL 及 SWL 等，但是指南强调，如果结石位置复杂，采用 SWL 的 SFR 可能较低。Hyams 及其团队的一项小样本回顾性研究评估了 URS 治疗移植肾合并结石的预后，其中顺行 7 例，逆行 5 例，研究中结石平均直径为 8mm，12 例患者中有 11 例有确切的随访记录，除 1 例患者术后有 2mm 残余结石并在观察期间自行排出，其余患者术后均实现结石清除。尽管研究数据样本量较小，并且在技术上存在挑战性，但是仍表明 URS 手术是移植肾合并小结石可行的治疗方式。使用输尿管镜鞘降低输尿管软镜的操作难度是明智的选择，但是在使用的过程中需要谨慎，避免损伤患者的输尿管血供。

2.3.8 妊娠合并结石

妊娠合并泌尿系统结石的发病率为 1/（200~1 500），结石是非妊娠因素导致妊娠期妇女住院的最常见原因[59,60]。尽管妊娠合并结石的发病率较非妊娠期女性低，但是对于患者和医生来说，妊娠期泌尿系统结石是具有挑战性且会使人焦虑的情况。既往经保守治疗失败的妊娠合并结石患者通常需要留置输尿管支架或行肾造瘘术，但是 URS 手术近期成为可行的治疗方式，多项研究报道了相较于非妊娠期女性，妊娠期女性行 URS 手术具有相似的 SFR 与并发症发生率[60-63]。因此，相较于长时间输尿管支架及肾造瘘引流，EAU 与 AUA 指南均认可 URS 手术可作为保守治疗失败的妊娠合并结石患者的可行治疗方式[2,4]。由于妊娠是 SWL 的禁忌，同时 PCNL 术中需要进行 X 线透视检查，因此 PCNL 术不能用于妊娠期女性。基于以上原因，URS 手术是唯一可以选择的妊娠期结石治疗方式[2,4]。值得注意的是，URS 治疗妊娠期患者的数据均来自经验丰富的外科医生与大样本研究中心。因此，要求采用 URS 治疗妊娠合并中等大小结石（直径 <15mm）时需要具有丰富的产科经验和内镜经验的医生的支持。此外，采用 URS 治疗较大或复杂的结石最好等待至胎儿分娩后进行。

2.3.9 有症状的非梗阻性肾盏结石

大部分非梗阻性肾盏结石患者无疼痛症状，部分患者出现非典型肾绞痛，表现为非放射性、持续局限性躯体疼痛[64]。部分研究者认为这些症状可能是由于结石活动对集合系统的刺激导致异常蠕动及集合系统内压力升高所致[64,65]。尽管目前疼痛症状的病因尚未阐明，但是有研究表明清除非梗阻性肾盏结石后疼痛症状消失[3,65,66]。URS 手术为治疗该类患者的优选手术方式，相较于 SWL，URS 手术可以降低术后结石残留率，但是治疗需要遵循与有症状的肾结石相同的指南。在排除其他原因造成的疼痛后，AUA 指南推荐应治疗有症状、非梗阻性结石，但是在术前需要与患者充分交流，告知其手术清除结石后疼痛可能并不会缓解。

2.4　儿童泌尿系统结石

与成人泌尿系统结石相对应，越来越多的研究表明儿童泌尿系统结石的发病率及需要外科干预的数量都在增加[67,68]。SWL 是治疗儿童泌尿系统结石较好的方式，并且大部分病例无需留置输尿管支架。相较于成人，残留结石通常可以自行排出，术后远期 SFR 为 57%~92%[4]。然而，随着输尿管镜及相关设备的小型化，URS 手术逐渐成为 SWL 难以治疗的儿童泌尿系统结石的可选择方式，并且大部分病例在 URS 术前无需留置输尿管支架扩张输尿管。

与成人相比，SWL 治疗儿童泌尿系统结石具有较高的 SFR，所以 AUA 与 EAU 指南均特别对儿童泌尿系统结石的治疗提出了建议。在 AUA 指南中，荟萃分析表明 URS 治疗直径 ≤ 10mm 与 >10mm 的儿童泌尿系统结石的 SFR 分别为 95% 与 78%[2]。由于 URS 手术与 SWL 具有相似的 SFR，因此二者均为儿童泌尿系统结石的可选择治疗术式。值得注意的是，由于在大部分儿童泌尿系统结石案例中输尿管镜均可成功进入输尿管，因此 AUA 专家组反对在 URS 术前常规留置输尿管支架。

与成人指南相似，AUA 专家组推荐 URS 手术与 SWL 均为直径 ≤ 20mm 的儿童肾结石的一线治疗方式，不推荐 URS 治疗直径 >20mm 的肾结石[2,3]。相反，EAU 指南推荐将 SWL 作为治疗直径 <20mm 的儿童肾结石的一线治疗方式，但将 URS 手术作为 SWL 治疗失败或 SWL 不适用时的备选方式[4]。EAU 指南与 AUA 指南均不根据结石位置选择儿童肾结石的手术治疗方式。

2.5　结　论

URS 治疗的手术指征从仅治疗输尿管结石逐步扩大至治疗较大的肾结石。此外，随着手术设备及技术的提高，URS 手术现已成为 SWL 不适用或 PCNL 损伤较大时可以选择的有效治疗方式，包括马蹄肾合并肾结石、肾盏憩室结石、妊娠期结石以及具有较高出血倾向的结石患者。相较于 SWL，AUA 与 EAU 的近期指南均推荐使用 URS 治疗输尿管结石，以及作为直径 <20mm 肾结石的一线治疗方式。虽然目前的指南受限于已发表的 RCT 研究较少，缺少对于结石清除的确切定义和对术后影像学评价的统一

规定，但是提供了肾、输尿管结石的适当手术策略。从指南的变更过程来看，URS 将会在输尿管结石和肾结石的治疗中发挥越来越重要的作用。

（丁光璞 译，杨昆霖 审）

参考文献

[1] Raheem OA, Khandwala YS, Sur RL, et al. Burden of urolithiasis: trends in prevalence, treatments, and costs. Eur Urol Focus, 2017, 3:18.

[2] Assimos D, Krambeck A, Miller NL, et al. Surgical management of stones: American Urological Association/Endourological Society Guideline. PART I J Urol, 2016, 196:1153.

[3] Assimos D, Krambeck A, Miller NL, et al. Surgical management of stones: American Urological Association/Endourological Society Guideline. PART II J Urol, 2016, 196:1161.

[4] Turk C, Neisius A, Petrik A. et al. EAU guidelines on urolithiasis, 2017. Available at https://uroweb.org/guideline/urolithiasis.

[5] Pradere B, Doizi S, Proietti S, et al. Evaluation of guidelines for surgical management of urolithiasis. J Urol, 2018, 199:1267.

[6] Perez Castro E, Osther PJ, Jinga V, et al. Differences in ureteroscopic stone treatment and outcomes for distal, mid-, proximal, or multiple ureteral locations: the Clinical Research Office of the Endourological Society ureteroscopy global study. Eur Urol, 2014, 66:102.

[7] Hyams ES, Monga M, Pearle MS, et al. A prospective, multi-institutional study of flexible ureteroscopy for proximal ureteral stones smaller than 2 cm. J Urol, 2015, 193: 165.

[8] Burgher A, Beman M, Holtzman JL, et al. Progression of nephrolithiasis: long-term outcomes with observation of asymptomatic calculi. J Endourol, 2004, 18:534.

[9] Hubner W, Porpaczy P. Treatment of caliceal calculi. Br J Urol. 1990, 66:9.

[10] Inci K, Sahin A, Islamoglu E, et al. Prospective long-term followup of patients with asymptomatic lower pole caliceal stones. J Urol, 2007, 177:2189.

[11] El-Anany FG, Hammouda HM, Maghraby HA, et al. Retrograde ureteropyeloscopic holmium laser lithotripsy for large renal calculi. BJU Int, 2001, 88:850.

[12] Ricchiuti DJ, Smaldone MC, Jacobs BL, et al. Staged retrograde endoscopic lithotripsy as alternative to PCNL in select patients with large renal calculi. J Endourol, 2007, 21:1421.

[13] Hyams ES, Munver R, Bird VG, et al. Flexible ureterorenoscopy and holmium laser lithotripsy for the management of renal stone burdens that measure 2 to 3 cm: a multi-institutional experience. J Endourol, 2010, 24:1583.

[14] Takazawa R, Kitayama S, Tsujii T. Successful outcome of flexible ureteroscopy with holmium laser lithotripsy for renal stones 2 cm or greater. Int J Urol. 2012, 19:264.

[15] Cohen J, Cohen S, Grasso M. Ureteropyeloscopic treatment of large, complex intrarenal and proximal ureteral calculi. BJU Int, 2013, 111:e127.

[16] Karakoyunlu N, Goktug G, Sener NC, et al. A comparison of standard PCNL and staged retrograde FURS in pelvis stones over 2cm in diameter: a prospective

randomized study. Urolithiasis, 2015,43:283.

[17] Karakoc O, Karakeci A, Ozan T, et al. Comparison of retrograde intrarenal surgery and percutaneous nephrolithotomy for the treatment of renal stones greater than 2 cm. Turk J Urol, 2015,41:73.

[18] Geraghty R, Abourmarzouk O, Rai B, et al. Evidence for Ureterorenoscopy and Laser Fragmentation (URSL) for large renal stones in the modern era. Curr Urol Rep, 2015,16:54.

[19] Pearle MS, Lingeman JE, Leveillee R, et al. Prospective, randomized trial comparing shock wave lithotripsy and ureteroscopy for lower pole caliceal calculi 1 cm or less. J Urol, 2005,173:2005.

[20] Albala DM, Assimos DG, Clayman RV, et al. Lower pole I: a prospective randomized trial of extracorporeal shock wave lithotripsy and percutaneous nephrostolithotomy for lower pole nephrolithiasis-initial results. J Urol, 2001,166:2072.

[21] El-Nahas AR, Ibrahim HM, Youssef RF, et al. Flexible ureterorenoscopy versus extracorporeal shock wave lithotripsy for treatment of lower pole stones of 10-20 mm. BJU Int, 2012,110:898.

[22] Bach T, Geavlete B, Herrmann TR, et al. Working tools in flexible ureterorenoscopy—influence on flow and deflection: what does matter. J Endourol, 2008,22:1639.

[23] Schuster TG, Hollenbeck BK, Faerber GJ, et al. Ureteroscopic treatment of lower pole calculi: comparison of lithotripsy in situ and after displacement. J Urol, 2002,168:43.

[24] Fuchs GJ, Fuchs AM. Flexible endoscopy of the upper urinary tract. A new minimally invasive method for diagnosis and treatment. Urologe A, 1990,29:313.

[25] Fabrizio MD, Behari A, Bagley DH. Ureteroscopic management of intrarenal calculi. J Urol, 1998,159:1139.

[26] Grasso M. Ureteropyeloscopic treatment of ureteral and intrarenal calculi. Urol Clin North Am, 2000,27:623.

[27] Portis AJ, Rygwall R, Holtz C, et al. Ureteroscopic laser lithotripsy for upper urinary tract calculi with active fragment extraction and computerized tomography followup. J Urol, 2006,175:2129.

[28] Macejko A, Okotie OT, Zhao LC, et al. Computed tomography-determined stone-free rates for ureteroscopy of upper-tract stones. J Endourol, 2009,23:379.

[29] Rippel CA, Nikkel L, Lin YK, et al. Residual fragments following ureteroscopic lithotripsy: incidence and predictors on postoperative computerized tomography. J Urol, 2012,188:2246.

[30] Rebuck DA, Macejko A, Bhalani V, et al. The natural history of renal stone fragments following ureteroscopy. Urology, 2011,77:564.

[31] Portis AJ, Laliberte MA, Heinisch A. Repeat surgery after ureteroscopic laser lithotripsy with attempted complete extraction of fragments: long-term follow-up. Urology, 2015,85:1272.

[32] Chew BH, Brotherhood HL, Sur RL, et al. Natural history, complications and re-intervention rates of asymptomatic residual stone fragments after ureteroscopy: a report from the EDGE research consortium. J Urol,2016,195:982.

[33] Pace KT, Kroczak T, Wijnstok NJ, et al. Same session bilateral ureteroscopy for multiple stones: results from the CROES URS Global Study. J Urol, 2017,198:130.

[34] Ingimarsson JP, Rivera M, Knoedler JJ, et al. Same-session bilateral ureteroscopy:

safety and outcomes. Urology,2017,108:29.

[35] Tan HJ, Strope SA, He C, et al. Immediate unplanned hospital admission after outpatient ureteroscopy for stone disease. J Urol, 2011,185:2181.

[36] Hollenbeck BK, Schuster TG, Faerber GJ, et al. Safety and efficacy of same-session bilateral ureteroscopy. J Endourol,2003,17:881.

[37] El-Hefnawy AS, El-Nahas AR, El-Tabey NA, et al. Bilateral same-session ureteroscopy for treatment of ureteral calculi: critical analysis of risk factors. Scand J Urol Nephrol, 2011,45:97.

[38] Gunlusoy B, Degirmenci T, Arslan M, et al. Is bilateral ureterorenoscopy the first choice for the treatment of bilateral ureteral stones? An updated study. Urol Int, 2012,89:412.

[39] Mushtaque M, Gupta CL, Shah I, et al. Outcome of bilateral ureteroscopic retrieval of stones in a single session. Urol Ann,2012,4:158.

[40] Huang Z, Fu F, Zhong Z, et al. Flexible ureteroscopy and laser lithotripsy for bilateral multiple intrarenal stones: is this a valuable choice. Urology,2012,80:800.

[41] Drake T, Ali A, Somani BK. Feasibility and safety of bilateral same-session flexible ureteroscopy (FURS) for renal and ureteral stone disease. Cent European J Urol, 2015,68:193.

[42] Rivera ME, Bhojani N, Heinsimer K, et al. A survey regarding preference in the management of bilateral stone disease and a comparison of Clavien complication rates in bilateral vs unilateral percutaneous nephrolithotomy. Urology, 2018,111:48.

[43] Pietropaolo A, Jones P, Whitehurst L, et al. Efficacy and safety of ureteroscopy for stone disease in a solitary kidney: findings from a systematic review. Urology, 2018,119:17-22.

[44] Daels FP, Gaizauskas A, Rioja J, et al. Age-related prevalence of diabetes mellitus, cardiovascular disease and anticoagulation therapy use in a urolithiasis population and their effect on outcomes: the Clinical Research Office of the Endourological Society Ureteroscopy Global Study. World J Urol,2015,33:859.

[45] Sharaf A, Amer T, Somani BK, et al. Ureteroscopy in patients with bleeding diatheses, anticoagulated, and on anti-platelet agents: a systematic review and meta-analysis of the literature. J Endourol, 2017,31:1217.

[46] Whitehurst LA, Somani BK. Perirenal hematoma after ureteroscopy: a systematic review. J Endourol,2017,31:438.

[47] Taylor EN, Stampfer MJ, Curhan GC. Obesity, weight gain, and the risk of kidney stones. JAMA, 2005,293:455.

[48] Ishii H, Couzins M, Aboumarzouk O, et al. Outcomes of systematic review of ureteroscopy for stone disease in the obese and morbidly obese population. J Endourol, 2016,30:135.

[49] Krambeck A, Wijnstok N, Olbert P, et al. The influence of body mass index on outcomes in ureteroscopy: results from the Clinical Research Office of Endourological Society URS Global Study. J Endourol,2017,31:20.

[50] Canales B, Monga M. Surgical management of the calyceal diverticulum. Curr Opin Urol, 2003,13:255.

[51] Bas O, Ozyuvali E, Aydogmus Y, et al. Management of calyceal diverticular calculi: a comparison of percutaneous nephrolithotomy and flexible ureterorenoscopy. Urolithiasis, 2015,43:155.

[52] Weizer AZ, Silverstein AD, Auge BK, et al. Determining the incidence of horseshoe

kidney from radiographic data at a single institution. J Urol, 2003,170:1722.

[53] Yohannes P, Smith AD. The endourological management of complications associated with horseshoe kidney. J Urol, 2002,168:5.

[54] Raj GV, Auge BK, Assimos D, et al. Metabolic abnormalities associated with renal calculi in patients with horseshoe kidneys. J Endourol, 2004,18:157.

[55] Blackburne AT, Rivera ME, Gettman MT, et al. Endoscopic management of urolithiasis in the horseshoe kidney. Urology,2016,90:45.

[56] Ray AA, Ghiculete D, RJ DAH, et al. Shockwave lithotripsy in patients with horseshoe kidney: determinants of success. J Endourol, 2011,25:487.

[57] Ishii H, Rai B, Traxer O, et al. Outcome of ureteroscopy for stone disease in patients with horseshoe kidney: review of world literature. Urol Ann, 2015,7:470.

[58] Hyams E, Marien T, Bruhn A, et al. Ureteroscopy for transplant lithiasis. J Endourol, 2012,26:819.

[59] Ishii H, Aboumarzouk OM, Somani BK. Current status of ureteroscopy for stone disease in pregnancy. Urolithiasis, 2014,42:1.

[60] Semins MJ, Matlaga BR. Kidney stones during pregnancy. Nat Rev Urol, 2014,11:163.

[61] Semins MJ, Trock BJ, Matlaga BR. The safety of ureteroscopy during pregnancy: a systematic review and meta-analysis. J Urol, 2009,181:139.

[62] Polat F, Yesil S, Kirac M, et al. Treatment outcomes of semirigid ureterorenoscopy and intracorporeal lithotripsy in pregnant women with obstructive ureteral calculi. Urol Res, 2011,39:487.

[63] Travassos M, Amselem I, Filho NS, et al. Ureteroscopy in pregnant women for ureteral stone. J Endourol,2009,23:405.

[64] Coury TA, Sonda LP, Lingeman JE, et al. Treatment of painful caliceal stones. Urology, 1988,32:119.

[65] Taub DA, Suh RS, Faerber GJ, et al. Ureteroscopic laser papillotomy to treat papillary calcifications associated with chronic flank pain. Urology,2006,67:683.

[66] Jura YH, Lahey S, Eisner BH, et al. Ureteroscopic treatment of patients with small, painful, non-obstructing renal stones: the small stone syndrome, Clin Nephrol, 2013,79:45.

[67] VanDervoort K, Wiesen J, Frank R, et al. Urolithiasis in pediatric patients: a single center study of incidence, clinical presentation and outcome. J Urol, 2007,177:2300.

[68] Dwyer ME, Krambeck AE, Bergstralh EJ, et al. Temporal trends in incidence of kidney stones among children: a 25-year population based study. J Urol,2012,188:247.

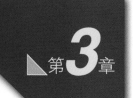

输尿管软镜技术

Kymora B. Scotland, Jonathan R. Z. Lim, Ben H. Chew

缩 写

ALA	Aminolevulinic acid，氨基乙酰丙酸
CCD	Charge-coupled device，电荷耦合元件
CMOS	Complementary metal oxide semiconductor，互补型金属氧化物半导体
FDA	Food and Drug Administration，美国食品药品监督管理局
LED	Light-emitting diodes，发光二极管
OCT	Optical coherence tomography，光学相干层析成像
UTUC	Upper tract urothelial carcinoma，上尿路上皮癌
YAG	Yttrium aluminum garnet，钇铝石榴石

3.1 引 言

3.1.1 早期输尿管软镜技术的发展

　　1912 年 Hugh Hampton Young 进行了首例有记录的输尿管镜手术，Young 无意中将儿童膀胱镜插入了一例后尿道瓣膜患儿极度扩张的输尿管中[1]。软性内镜早在 19 世纪 40 年代就已经得到发展，当时 Daniel

K. B. Scotland
Department of Urologic Sciences, University of British Columbia, Vancouver, BC, Canada

J. R. Z. Lim • B. H. Chew (✉)
Department of Urologic Sciences, Vancouver General Hospital, Vancouver, BC, Canada
e-mail: ben.chew@ubc.ca

© Springer Nature Switzerland AG 2020
B. F. Schwartz, J. D. Denstedt (eds.), *Ureteroscopy*,
https://doi.org/10.1007/978-3-030-26649-3_3

Colladon 等提出了基于反射原理的内反射和"光引导"概念（图 3-1）[2]，这种光从一种材料到另一种材料时改变方向的能力是当代纤维光学的基础[3]。光纤成像的原理依赖于全内反射，当光在密度相差较大的材料之间传播时，会被折射回密度较大的材料中。输尿管软镜就是利用了光在柔性玻璃中传播时会产生"弯曲"的原理[3]。

随后的几十年中，光传输领域的后续发现推动了纤维光学领域的发展。Curtis 等将光纤技术应用到医疗器械中，从而实现了图像传导[4]。Curtis 和 Hirschowitz 首先制造了可用于胃肠疾病的光纤镜，这是第一个在保护相邻纤维不受图像混合影响的情况下排列相干纤维束的产品[5]。这个产品让其他研究者对柔性内镜在各领域的应用潜力产生了兴趣。要了解输尿管软镜是如何设计的，我们首先必须了解光纤成像的机制。来自目标物体的光在包裹有较低折射率材料的玻璃纤维中传播，通过全内反射，可在衰减最小的情况下在输尿管镜的全长范围内传播（图 3-2）。光纤束外包覆有较低折射率的材料以防漏光。一根标准光纤束内包含数十万根单独的光纤，每根光纤的直径约为 $10\mu m$。每个光纤在一个给定的相干束上接受一个像素的特定图像信息，然后将该信息传输到光纤束的另一端，以实现图像的可视化。由于光纤在每个光纤束的尖端具有相同的方向，因此图像可以精

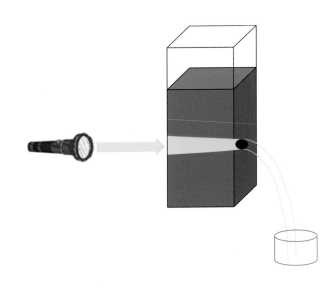

图 3-1　光的弯曲现象

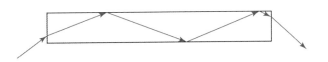

图 3-2　光纤成像

确地传输到目镜，之后再通过目镜向眼睛呈现放大的图像[6]。通过光纤束获得的图像不是单个图像，而是光纤束内每根光纤成像的复合矩阵，这就使其具有经典的"蜂窝"外观。这些光纤仅在两端相互固定，因此，软镜的大部分长度是能够弯曲的，这样就具有较好的可操作性并能够通过曲折的输尿管靠近肾盏。输尿管软镜可以进入整个泌尿系统，它所具有的这种可弯曲性是革命性的，与输尿管硬镜相比有了很大的进步。

Marshall 最早报道使用了输尿管软镜，他首先在开放式输尿管造口术中使用了 9Fr 内镜，随后他的同事在经尿道的手术中也使用了该内镜[7]。1968 年，Takagi 和 Asi 报道了他们在研发能够达到上尿路的柔性光纤方面的工作[8]，使用 8Fr 光纤内镜成功可视化了包括肾盂和肾乳头在内的集合系统，并评估了其在尸体和患者中的表现。Takagi 团队还最早使用最新研发的肾盂输尿管镜拍摄肾乳头的静态照片，展示了他们的发现[8]。随后，Takayasu 在 1970 年率先公布了输尿管镜下肾盂可视化的视频[9]。

该团队最早期做的各项研究工作解决了输尿管软镜的各种不足。认识到将输尿管镜从膀胱插入输尿管的困难，他们最初使用膀胱镜鞘来解决，后来又研发出一种可弯曲的聚四氟乙烯导入鞘[10]。这一困难在很大程度上是由于该内镜使用时很难操纵内镜尖端所导致。将输尿管软镜穿入导管可以提供轴向刚度和沿内镜长度传递的扭矩。这项技术使其能够在选定方向上操纵尖端。这一经验也使人们意识到：成功的内镜需要灵活的尖端。

在另一项技术突破中，Takayasu 等认识到需要解决不能灌注冲洗的问题，他们首次尝试冲洗时使用 12Fr 鞘来实现输尿管管腔扩张和更好的可视化。他们的团队持续创新，第一个引入了冲洗通道和操作器械通道[9]。

输尿管镜最初使用连续排列的光学透镜进行成像（图 3-3），导致外径很大。此外，即使发生轻微的弯曲，这些透镜也会因机械故障而无法正确对齐[11]，因此只能用于硬镜。光纤束透镜的优点是即使发生周向偏转，依旧能够清晰地照亮视野。早期的光纤透镜由均匀排列的石英束制成，可以完全可弯曲地成像[6]。随着光纤成像技术的发展，输尿管软镜得以引入，并最终彻底改变了泌尿外科医生治疗输尿管结石和肾结石的方式。然而，当时仅将输尿管软镜作为一种诊断检查手段，阻碍了其广泛应用。泌尿外

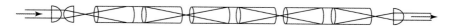

图 3-3　棒形透镜

科医生最初对使用输尿管软镜也存在疑虑，因为他们非常担心直径过大的输尿管镜会造成严重的输尿管损伤。

在之后的 20 年中，随着输尿管硬镜技术的进步，输尿管结石甚至某些肾盂结石的碎石成为了可能，这就凸显了输尿管镜能够到达肾脏集合系统的重要性 [12]。最初的输尿管软镜改进始于 20 世纪 80 年代，首先出现的是一种被动偏转的器械，只能进入肾集合系统的部分区域。1983 年 Bagley 及其同事报道了使用一种新型肾盂镜的经验，这种肾盂镜设计有一个可弯曲的尖端，可以在同一平面上向某一方向偏转 160° 和向相反方向偏转 90° [13]。该输尿管镜的直径也足够小，将硬镜从鞘中取出后，可以将该输尿管镜放置于此处。这种通过硬鞘安装输尿管软镜的策略缓解了先前使用输尿管软镜时遇到的两个问题：一是很难在肾盂内操作输尿管软镜，二是必须进行足够的冲洗以保持术野清晰。Lyon 团队后来试图通过同时使用硬镜和软镜来解决进入输尿管的问题。他们使用半硬式输尿管镜进入远端输尿管，并在近端输尿管使用可主动偏转的软镜 [13]，该方法已被证明有效。

泌尿外科医生很快认识到要显示整个肾周集合系统需要一个带有较小的可偏转尖端以便灵活操作的镜子 [14]。为了确定能够完全显示肾集合系统所需的尖端转角，Bagley 和 Rittenberg 进行了大量研究 [15]。在评估患者 X 线片时，他们发现主轴线和下极漏斗的平均角度为 140°，最大为 175°，于是提出输尿管镜的转角为 175° 的观点。然而，在临床使用中，根据该参数制造的内镜往往无法进入肾下极，因为偏转常常受限于工作通道中的器械以及集合系统本身的变化。现在的行业标准是，主动转角需增加至 270° [16]。

同样在 20 世纪 80 年代末，光纤的小型化以及更紧密的包装使得光纤束变得更小，由此诞生了直径更小的输尿管软镜。最终几款不同的输尿管软镜设计方案被采用，尺寸从 8.1Fr 到 10.8Fr 不等。这些输尿管镜都可以通过导丝引导插入输尿管，并用于肾内结构的全景可视化，而无需稳定鞘 [17]。

尽管进入肾下极仍较为困难，但是通过主动（主要）和被动（次要）的输尿管镜尖端偏转可以显示该区域。向上和向下的主偏转由操纵杆控制，而更进一步的次偏转可以通过已偏转的输尿管镜尖端来实现。这是通过在距尖端近 6cm 处引入一个更易弯曲的部分来实现的，当输尿管镜最大偏转时该部分允许被动内镜屈曲。事实证明，次偏转不仅能够帮助内镜进入肾下盏，还有助于治疗结石和取石[18]，如今它已成输尿管软镜设计的一个标准部件。

输尿管镜技术的革新与操作器械的发展密不可分。事实上，有人认为更小、更多功能的器械的发展提高了输尿管镜的应用可行性。在很多情况下，新的或改进的操作器械的引入会促进内镜的发展，从而更充分地利用这些辅助器械升级和更新输尿管镜。许多输尿管镜设计的改进伴随着体内碎石技术的进步，特别是2.5Fr、1.9Fr、1.7Fr型号[19]的液电碎石探针发展促使输尿管镜的尺寸设计越来越小。

引入3.6Fr内镜工作通道不仅便于放置辅助器械，还可以允许冲洗液通过。这种设计允许使用各种各样的操作器械，包括导丝，取石网篮或其他取石工具，激光纤维和液电压碎石探头。目前大多数可用的输尿管软镜仍只有一个3.6Fr的工作通道。一个值得注意的例外是一款有2个3.3Fr通道的Wolf Cobra™双通道输尿管镜[20]，可允许同时使用辅助器械或者增加灌溉流量，但是该软镜的外鞘达到了9Fr。

成功的结石治疗策略是使用小直径的输尿管镜，配合以高效的小直径碎石器械。将输尿管软镜与激光纤维相结合可以实现这一目标。有记载的第一次使用激光是在1966年，Bush及其同事通过牛肾模型评估聚焦氩激光束对肾结石的碎石效果[21]，但是该激光以及随后的几种激光并不能完成或者适合肾结石碎石[22,23]。脉冲激光的发展是激光碎石术的一项重大突破，其能量以一定时间的脉冲式发射，而不是以连续模式发射[24]。这种类型的激光器允许精确地控制激光束，同时尽可能减少横向热传导和随后附近组织的过热。20世纪90年代初，Johnson等首次提出将钬 – 钇铝石榴石（yttrium-aluminum-garnet，YAG）激光器用于泌尿外科[25,26]，现已证明其用途相当广泛，并迅速成为用于碎石的激光光纤[16]。由于激光在粉碎各类结石时造成的组织损伤最小，在输尿管镜中的应用愈发广泛，因此输尿管镜的设计方向也将是为了更好地与这些设备配合。依赖于光纤的粗细，激光光纤可以通过输尿管软镜前进至结石处，只会使镜体损失很小的偏转能力[27]。

过去几年中输尿管镜尖端的设计也有了改进。最早的输尿管软镜有平齐的"锡罐"样尖端。随后几款迭代的内镜引入了有斜角的尖端。这种工程学改变的基本原理是：这样的尖端有助于将内镜插入输尿管开口并减少损伤。大多数输尿管软镜的视角为0°。

20世纪90年代人们开始尝试从大约10Fr起缩少输尿管镜的直径[28]，

其中一款较具影响力的产品由 Storz 公司于 1994 年推出，他们生产了一个有光学性能的小直径光纤束。光纤的微型化促使输尿管镜的外径显著减小。随着尖端偏转相应增加，这些创新促进了整个上尿路输尿管器械插入和内镜检查的可操作性。经过几家器械制造商的共同努力，输尿管镜直径从 10Fr 减小到现在的 7.5Fr，外科医生不再需要扩张输尿管就能够通过内镜进入肾内的肾盏系统，显著提高了治疗效果。

3.1.2　输尿管软镜的不足

输尿管软镜难以进入肾下极是泌尿外科医生长期面临的一个重要问题。毫无疑问，研究者们已经花费了大量时间试图改善输尿管镜的偏转性，但肾内结构的天然差异仍使得输尿管镜很难畅通无阻地进入集合系统的所有区域。

在输尿管软镜的最初试验中，Takayasu 及其同事发现尖端很难操纵，他们发现需要一种可偏转的输尿管镜尖端。随着时间的推移，偏转角度从20 世纪 90 年代初最初的 130° 增加到目前标准的双向（向上及向下）主动偏转 270°[18]。经工作通道引入器械后，偏转程度通常会明显降低。目前，200μm 的纤维和 1.8Fr 网篮（与 3Fr 网篮相比）等较小的器械对偏转能力的影响较小，使用这类小直径器械可以保持输尿管镜的偏转能力。移动输尿管镜手柄上的操作杆便可实现偏转。该运动既可以是同向的（尖端朝杠杆的移动方向偏转），也可以与其相反。尽管同向式输尿管镜应用更为普遍，但这一问题并未达成共识，因此当前两种输尿管镜都可以选择。所有输尿管软镜都可以进行被动或二次偏转，因为在主动偏转段近端几厘米处有一个软段，这样可以进一步提高输尿管镜的可操作性，尤其是在试图进入肾下极等困难区域时。尽管输尿管软镜的偏转能力已经有所提升，但由于输尿管软镜以及相关操作器械的偏转能力仍有不足，依然很难进入整个肾集合系统。

目前输尿管软镜的另一个限制是冲洗液的流速。目前大多数输尿管软镜都只有一个工作通道，因此该通道必须同时用作器械通道和冲洗通道。因此，通道内的器械会降低冲洗液的流速。冲洗液加压或使用小于 1.9Fr口径的小器械可以在一定程度上增加流量。然而，特别是在出血的情况下，输尿管内操作和观察上尿路仍是输尿管镜医生所面临的挑战。

时至今日，泌尿外科医生仍时常难以用输尿管软镜直接进入输尿管，尽管几家设备制造商在这方面已经取得了一些进步，但输尿管镜的直径大小仍然是一个问题；在狭窄的输尿管中向前推进对手术医生来说仍是一项挑战，泌尿外科医生不得不扩张输尿管或放置支架，然后再进行后续操作。

随着输尿管软镜的应用更加广泛，研究者们会更多地关注人体工程学方面的问题。虽然输尿管镜制造商也解决了其中的一些问题，例如通过研发更轻便的输尿管镜以提高可操作性（表3-1），但是很多问题仍未能解决。未来人们也将致力于改进输尿管软镜的人体工程学特性[29]。

理想的输尿管镜应该具有较小的直径，同时保持较大的工作通道，以便容纳器械和冲洗液。冲洗在输尿管插管、扩张以及进入并全面检查肾集合系统时仍很有必要。

3.1.3 数字输尿管镜

继光纤之后，数字成像成为成像技术的另一项重大突破。与光纤相比，数字传感器由数百万个光电二极管组成，光电二极管将光子转换为电流，电流随后转换为电压，然后放大并转换为数字形式（表3-2）。

第一台数字输尿管镜采用CCD芯片技术，该技术采用2个微型发光二极管（LED）作为光源。它们位于远端镜片附近（表3-3），图像可以通过一根导线从输尿管镜尖端的数字传感器传输到近端。该装置具有一定的优势，它能够提高图像清晰度，以及在可自动对焦系统中进行数字化放大。在标准显示器上，数字图像更为清晰，也不再出现与光纤石英束相关

表3-1 机器人辅助的输尿管镜与传统输尿管镜的人体工程学对比

操作设备	Roboflex™ Avicenna	传统输尿管镜
输尿管镜的引入	精确的操纵杆控制和水平运动的数字显示	外科医生徒手引入
输尿管镜的偏转	通过右手边的操控轮偏转镜体，并显示偏转的程度和方向	外科医生拿着输尿管镜的手持部分，用手指控制偏转
输尿管镜的旋转	通过精密的左侧操纵杆进行精细调控	外科医生在尿道口用另一只手的手指抓住输尿管镜的手持部分
冲洗	整合了灌注泵，通过触摸屏启动	助手通过手、足、指控制冲洗，具体取决于冲洗的模式
激光碎石术	整合了光纤控制功能，通过触摸屏控制；通过脚踏板启动激光	助手将光纤插入镜中并在控制板上调控设置；外科医生使用脚踏板启动激光
网篮和抓钳的使用	不具备整合使用网篮或抓钳的功能	助手插入网篮或抓钳并控制其关闭，同时外科医生手动控制患者体内的器械

表 3-2　数字输尿管镜与光纤输尿管镜的技术比较

指标	CCD 与 CMOS 芯片（数字）	光纤束
视野的初始接收装置	"尖端的芯片"：放置在装有 LED 的输尿管镜远处尖端的 CCD 或 CMOS 芯片	位于输尿管镜远端的物镜，带有一个发光二极管，接收反射的光线，并将其聚焦到光纤束上
初始图像的接收装置	将光线中的光子转化为一连串的电子	反射的光线聚焦在光纤束上
经输尿管镜的图像传输	输尿管镜内的导线将电子流传送到图像处理器	光线从物镜接收并通过光纤束传输
最终图像的接收与显示	图像处理器接收电信号并将其转换成图像进行实时显示	位于输尿管镜近端的摄像机接收来自光纤束的光线并在屏幕上显示图像

表 3-3　数字输尿管镜与光纤输尿管镜的比较

指标	数字输尿管镜	光纤输尿管镜
头（输尿管镜近端）	无需外置摄像头，摄像头和灯仅用一根线	外置摄像头和两根线（分别连接摄像头和光源）连接至输尿管镜头
重量[a]	320g	576g
图像分辨率	10mm 处 3.17lines/mm；分辨率取决于远端传感器（CMOS 或 CCD 芯片）的灵敏度，可达到 60 000 像素	10mm 处 1.41lines/mm；分辨率取决于光纤束中光纤的数量并受限于轴径
图像质量	优质的颜色显示、清晰度和放大倍率	蜂窝网格叠加在图像上
直径	8.4~9.9Fr	5.3~8.7Fr
费用	更新的技术，更高的花费	成熟的技术，更少的花费
耐用性	取决于模式和手术技巧，在需要维修前可使用 60~150 次[37,56]	光纤束易碎，在需要修复前平均使用 27 次[57]

a 基于 Flex-X^2（光纤）和 Flex XC（数字）输尿管镜的比较

的蜂窝效应[30]。提高图像质量不仅有助于治疗结石，还可能对上尿路上皮癌和其他多种疾病的诊断和治疗有价值。一项早期的比较研究证实了数字输尿管镜和光纤输尿管镜的等价性[31]，而后来的研究又发现数字输尿管镜具有更好的清晰度[32]。

　　与光纤内镜相比，数字输尿管镜还有其他优点，包括减少布线和省去光缆，摄像头可以大大减少重量，从而最大限度地减轻术者的手部疲劳，提升了人体工程学特性（表 3-3）。然而，与当前市场上的大多数光纤输尿管镜相比，数字输尿管镜的直径仍略大。大多数较新型的数字输尿管镜都采用 CMOS 芯片。与传统的光纤输尿管镜相比，这些芯片具有非常高的分辨率。图像增强、背景降噪和颜色修改都可用于数字输尿管软镜[30]。然而，由于它们的尺寸和位于输尿管镜尖端的位置，目前这些芯片限制了较小直径数字输尿管镜的生产。

2006 年奥斯巴林（Gyrus ACMI）推出第一款商业化的数字输尿管镜——Invisio DUR-D[33]。最初的成像芯片是由 Boyle 和 Smith 设计的 CCD 芯片[34]。这种芯片能在网格中以电荷的方式储存数据，以备之后检索。这种转移电荷的能力使其成为将图像记录为像素网格的理想选择。然而，1967 年首次获得专利的 CMOS 芯片被发现比 CCD 器件的成本更低，同时还可降低芯片尺寸[35]。目前市面上的大多数数字输尿管镜都使用 CMOS 芯片，由此可以看出几家制造商显然认为 CMOS 的性价比更高。

2008 年，Gyrus ACMI 推出了内镜保护系统软件，这是由引入数字成像技术而产生的第一批输尿管镜创新之一[36]。该软件利用 CMOS 传感器能够区分光场特定部分中各种颜色的能力，进行激光光纤识别。如果激光光纤在主动使用时被收回到镜体中，那么相关的计算机控制单元随后可以停止该系统。然而，在临床测试中错误关闭率高达 60%[36]。大多数系统并不使用该类激光安全装置，而依靠泌尿外科医生来确保激光光纤的尖端延伸到输尿管镜尖端之外，从而避免损害输尿管镜。

临床上，远端传感器输尿管镜比光纤镜的图像分辨率更高[32]。由于该优势，这项技术和类似技术有望在鉴别上尿路上皮癌方面发挥重要作用。为了使数字输尿管镜的直径与目前市场上的光纤输尿管镜相当甚至更小，相关研究目前仍在进行。

3.1.4 一次性输尿管镜

随着输尿管软镜的使用越来越广泛，已成为泌尿外科医生治疗上尿路结石和确定疾病病理的首选工具，其耐久性已经成为一大问题。尽管与光纤设备相比，数字输尿管镜更耐用[37]，但可重复使用的输尿管软镜仍然易损坏且维修率高[38]。输尿管镜不仅在术中易损坏，在手术前后，以及在储存、清洁、灭菌过程中都容易发生损坏[39]。此外，在各种报道中，严重的输尿管镜相关感染也成为了人们的关注点[40]。自 21 世纪初以来，人们一直在讨论一次性输尿管镜，一些最初的模型最终由于技术受限而被放弃。第一个商业化的一次性输尿管镜是科医人公司（Lumenis）研发的 PolyScope，它由可重复使用的光纤束组成，该光纤束可连接到一次性软管上[41]。第二款一次性输尿管镜是 LitoVue™，由波士顿科学公司（Boston Scientific）于 2016 年推出，如今得到了广泛使用[42]。与典型的光纤镜和一些可重复使用的数字输尿管镜相比，该款和其他近期推出的一次性输尿管镜的直径仍然较大（表 3-4）。

作者最近全面比较了两种一次性数字输尿管镜和一种可重复使用的数字输尿管镜，研究了偏转、尖端和轴径等参数（表 3-5、3-6），还评估了色彩显示以及失真、分辨率、视野等图像特征。这两种一次性数字输尿

表 3-4　输尿管镜的制造参数

特征	LithoVue	Uscope	Flex XC
上 / 下偏转角度	270°/270°	270°/270°	270°/270°
尖端直径（外侧）	9.5Fr	9Fr	8.5Fr
工作通道	3.6Fr	3.6Fr	3.6Fr
成像技术	CMOS	CMOS	CMOS
光源	手柄	手柄	手柄

表 3-5　输尿管镜偏转

偏转	LithoVue	Uscope	Flex XC
空载（向上）	295	290	285
空载（向下）	285	280	270
200μm 激光（向上）	295	280	280
200μm 激光（向下）	275	265	255
2.4Fr 网篮（向上）	295	280	270
2.4Fr 网篮（向下）	275	260	260

表 3-6　输尿管镜测得的直径

轴尺寸（mm）	LithoVue	Uscope	Flex XC
尖端	3.09（9.27Fr）	3.16（9.48Fr）	2.5（7.5Fr）
远端轴	3.1（9.3Fr）	3.18（9.54Fr）	2.8（8.4Fr）
中间轴	3.1（9.3Fr）	3.18（9.54Fr）	2.8（8.4Fr）
近端轴	3.1（9.3Fr）	3.18（9.54Fr）	2.8（8.4Fr）

管软镜在可操作性、集合系统的可视化、配件的易用性方面与现有的可重复使用的输尿管镜不相上下。这些输尿管镜最近才被推向市场，现在有越来越多的一次性数字输尿管软镜可供选择。它们可以帮助外科医生治疗困难部位的结石，而不必担心输尿管镜损坏相关的费用。然而，成本和其他需要考虑的因素将决定它们是否会被长期接受以及接受的广度。

3.1.5　机器人辅助输尿管镜

2007 年，汉森医疗（Hansen Medical）首次报道了机器人输尿管软镜系统——Sensei-Magellan 系统[43]。该系统最初并非为输尿管镜研发，而且仅允许对输尿管镜进行被动操作[44]。ELMED 公司于 2010 年研发并推出了一款数字输尿管软镜机器人[45]。Roboflex Avicenna 与泌尿外科使用的其他机器人相似，有一个医生控制台和一个机械臂，可以将器械（在这种情况下是输尿管镜）连接到机械臂上进行操作。该机械臂在操纵台上控制，操纵台有两个用于激光和透视检查的踏板。使用机器人需要一个12Fr/14Fr 的输尿管通道鞘，在输尿管镜从控制台推进之前，可以通过该鞘进行手动对接。几项研究提供的数据显示，机器人辅助输尿管镜运动范围更广且更易偏转，同时还提高了人体工程学特征（表 3–1）并减少了外科医生的辐射暴露[44,45]。为了使输尿管镜到达肾集合系统的特定区域，输尿管镜医生有时可能不得不扭转手甚至身体，而机器人无须做这种不舒适且可能造成伤害的动作。

该系统正在等待美国 FDA 的批准。然而，该系统依旧存在一些问题，主要是机器人系统中固有的触觉反馈不足，以及考虑到此类系统的成本时输尿管软镜手术是否需要机器人。其他机器人目前正在研发中，有望克服当今输尿管镜在偏转、冲洗和可视化方面的不足，同时拥有更优的成像能力和人体工程学特性。

3.1.6　当前的创新

输尿管软镜彻底改变了上尿路上皮癌的治疗，通过输尿管软镜可以进行活检，并最终以最微创的方式治疗上尿路疾病[46]。输尿管软镜的易用性也使其越来越受欢迎。此外，输尿管软镜使泌尿外科医生在门诊就能安全地治疗肥胖、脊髓异常或有出血性疾病的患者，这些患者在以前很难接受治疗。输尿管镜技术的最新应用包括使用各种成像技术来诊断和治疗潜在的 UTUC。光学相干层析成像（optical coherence tomography，OCT）是一种横截面显微成像技术，除了能鉴别 UTUC 外，还能提供组织学结构[47]。OCT 的支持者坚持认为，它可以实时区分低级别和高级别肿瘤[48, 49]。共聚焦激光显微内镜是一种相关的图像增强技术，通过低能量激光光源也可以实时识别尿路上皮癌[50]。评估该技术的前瞻性临床试验已被提出。

另一项与输尿管镜检查相关的成像技术是内镜窄带成像（narrow band imaging, NBI），是使用光学干涉滤光片来增强 CCD 芯片对肿瘤的检测[51]，并通过将整体光谱减少到蓝色和绿色成分来实现。这些成分会被血红蛋白吸收[52]。因此，观察者可以发现血管（被认为与肿瘤有关）和正常黏膜组织之间的明显差别。制造商认为该技术有望提高对肿瘤组织的识别，但尚未被泌尿外科学界所普遍接受。在检测尿路上皮癌方面，另一种略有不同的技术是光动力诊断。这是一种基于荧光的光学增强技术，可以检测潜在的恶性组织[53]。利用 δ - 氨基乙酰丙酸（又称 5-ALA）和 6 氨基乙酰丙酸酯可以得到一种产物，该产物受到蓝光照射时会先在恶性组织中发出红色荧光。该技术正是利用了这种特性来实现诊断，虽然通常用于非肌层浸润性膀胱癌的膀胱镜检查，但一项前瞻性初步研究显示，在 4 例服用 5-ALA 口服制剂的患者中检测 UTUC 具有可行性[54]。此后，有几项小规模的研究显示，光动力诊断检测 UTUC 比白光输尿管镜效果更优[55]。

3.1.7　未来的创新

在过去的 50 年，随着研究者对器械的创新和改进，输尿管软镜的适应证会不断扩大。全世界的研究者们一直致力于解决当前输尿管软镜的缺陷。泌尿外科医生最关心的一个问题是术中加压冲洗时肾内的压力是多少，这一问题非常关键，因为在输尿管镜检查过程中，肾脏可能会因为受到持续过高的压力而增加感染等术后并发症的风险，因此非常需要一种持续可靠的上尿路减压法。此外，输尿管镜的研发者们还在致力于设计一种连续监测肾盂内流入和流出压力的方案。

得益于 CCD 和 CMOS 芯片分层和管理信息的功能，人们对新一代输尿管软镜功能的期望越来越高。未来预计会出现新的或改进的数字芯片，这些新一代的成像工具有望带来改进后的视觉处理算法，甚至能实现三维成像。

临床应用方面还需要不断地改进输尿管镜技术。有时单独使用输尿管软镜进入输尿管并不容易,尤其是在遇到需要"非接触式"彻底检查上尿路可疑癌变的情况时。在泌尿外科领域,研发出既可以有足够的硬度以便插入输尿管,又可以在之后有足够的柔软度以便向输尿管上段移动的输尿管镜必将大受欢迎。

然而临床实践中,能够进入集合系统中难以进入的区域,并在保持扭矩稳定性的同时治疗肾结石,仍然是一项艰巨的任务。机器人辅助输尿管镜检查技术可能会对此有所帮助,因为它可以减少治疗困难位置结石的人体工程学障碍。机器人辅助输尿管镜检查技术将进一步创新,例如,可以设计机器人来识别与呼吸相关的肾脏运动,甚至对其进行位移补偿,从而使输尿管镜在进行激光碎石术时始终保持在结石的中心。另一个受欢迎的创新将是增加诸如压力或温度传感器之类的技术,以及测量石头碎片大小以确定其是否小到能够在术后直接排出体外。最后,几个团队目前正在研究可帮助外科医生更好地判断结石大小和成分的算法,这将有助于外科医生更好地规划输尿管镜手术。

(陈思鹭 译,胡 浩 审)

参考文献

[1] Young HH, McKay R. Congenital valvular obstruction of the prostatic urethra. Surg Gynecol Obstet,1929,48:509-512.

[2] Colladon D. On the reflections of a ray of light inside a parabolic liquid stream. Comptes Rendus,1842,15:800.

[3] Smith AD, Preminger G, Badlani G, et al. Smith's textbook of endourology. 3rd. USA: Wiley,2012.

[4] Curtiss LE, Hirschowitz B, Peters CW. A long fiberscope for internal medical examination. J Opt Soc Am,1957,47:117.

[5] Hirschowitz BI, Curtiss LE, Peters CW, et al. Demonstration of a new gastroscope, the fiberscope. Gastroenterology,1958,35(1):50; discussion 1-3.

[6] Hecht J. City of light: the story of fiber optics. New York: Oxford University Press, 1999.

[7] Marshall VF. Fiber optics in urology. J Urol,1964,91:110-114.

[8] Takagi T, Go T, Takayasu H,et al. Small-caliber fiberscope for visualization of the urinary tract, biliary tract, and spinal canal. Surgery,1968,64(6):1033-1038.

[9] Takayasu H, Aso Y, Takagi T, Go T. Clinical application of fiber-optic pyeloureteroscope. Urol Int,1971,26(2):97-104.

[10] Takayasu H, Aso Y. Recent development for pyeloureteroscopy: guide tube method for

its introduction into the ureter. J Urol,1974,112(2):176-178.

[11] Berci. Endoscopy. New York: Prentice-Hall, 1976.

[12] Huffman JL, Bagley DH, Schoenberg HW, et al. Transurethral removal of large ureteral and renal pelvic calculi using ureteroscopic ultrasonic lithotripsy. J Urol,1983, 130(1):31-34.

[13] Bagley DH, Huffman JL, Lyon ES. Combined rigid and flexible ureteropyeloscopy. J Urol, 1983,130(2):243-244.

[14] Bagley DH, Huffman JL, Lyon ES. Flexible ureteropyeloscopy: diagnosis and treatment in the upper urinary tract. J Urol, 1987,138(2):280-285.

[15] Bagley DH, Rittenberg MH. Intrarenal dimensions. Guidelines for flexible ureteropyeloscopes. Surg Endosc, 1987,1(2):119-121.

[16] Alexander B, Fishman AI, Grasso M. Ureteroscopy and laser lithotripsy: technologic advance ments. World J Urol, 2015,33(2):247-256.

[17] Basillote JB, Lee DI, Eichel L, et al. Ureteroscopes: flexible, rigid, and semirigid. Urol Clin North Am, 2004,31(1):21-32.

[18] Grasso M, Bagley D. A 7.5/8.2 F actively deflectable, flexible ureteroscope: a new device for both diagnostic and therapeutic upper urinary tract endoscopy. Urology,1994,43(4):435-441.

[19] Willscher MK, Conway JF Jr, Babayan RK, et al. Safety and efficacy of electrohydraulic lithotripsy by ureteroscopy. J Urol,1988,140(5):957-958.

[20] Haberman K, Ortiz-Alvarado O, Chotikawanich E, et al. A dual-channel flexible ureteroscope: evaluation of deflection, flow, illumination, and optics. J Endourol, 2011,25(9):1411-1414.

[21] Bush IMWW, Lieberman PH, Paananen R,et al. Experimental surgical applications of the laser. Presented at the Association for the Advancement of Medical Instrumentation. Boston: Association for the Advancement of Medical Instrumentation,1966.

[22] Zarrabi A, Gross AJ. The evolution of lasers in urology. Ther Adv Urol,2011,3(2):81-89.

[23] Sandhu AS, Srivastava A, Madhusoodanan P, et al. Holmium: YAG Laser for intra corporeal lithotripsy. Med J Armed Forces India,2007,63(1):48-51.

[24] Dretler SP, Watson G, Parrish JA, et al. Pulsed dye laser fragmentation of ureteral calculi: initial clinical experience. J Urol,1987,137(3):386-389.

[25] Johnson DE, Cromeens DM, Price RE. Use of the holmium: YAG laser in urology. Lasers Surg Med, 1992,12(4):353-363.

[26] Sayers RD, Thompson MM, Underwood MJ, et al. Early results of combined carotid endarterectomy and coronary artery bypass grafting in patients with severe coronary and carotid artery disease. J R Coll Surg Edinb,1993,38(6):340-343.

[27] Busby JE, Low RK. Ureteroscopic treatment of renal calculi. Urol Clin North Am, 2004,31(1):89-98.

[28] Hudson RG, Conlin MJ, Bagley DH. Ureteric access with flexible ureteroscopes: effect of the size of the ureteroscope. BJU Int, 2005,95(7):1043-1044.

[29] Ludwig WW, Lee G, Ziemba JB, et al. Evaluating the ergonomics of flexible ureteroscopy. J Endourol, 2017,31(10):1062-1066.

[30] Haleblian GE, Springhart W, Maloney ME. Digital video ureteroscope: a new paradigm in ureteroscopy. J Endourol,2005,19:80.

[31] Cohen JH, Traxer O, Rao P, et al. Small diameter, digital flexible ureteroscopy: initial

experience. Turin: Videourology, 2011.

[32] Multescu R, Geavlete B, Georgescu D,et al. Conventional fiberoptic flexible ureteroscope versus fourth generation digital flexible ureteroscope: a critical comparison. J Endourol,2010,24(1):17-21.

[33] Binbay M, Yuruk E, Akman T, et al. Is there a difference in outcomes between digital and fiberoptic flexible ureterorenoscopy procedures? J Endourol, 2010,24(12):1929-1934.

[34] Boyle WS, Smith G. Charge coupled semiconductor devices. Bell Syst Tech J,1970,49:587-593.

[35] Golden JP, Ligler FS. A comparison of imaging methods for use in an array biosensor. Biosens Bioelectron, 2002,17(9):719-725.

[36] Xavier K, Hruby GW, Kelly CR, et al. Clinical evaluation of efficacy of novel optically activated digital endoscope protection system against laser energy damage. Urology,2009,73(1):37-40.

[37] Multescu R, Geavlete B, Georgescu D, et al. Improved durability of flex-Xc digital flexible ureteroscope: how long can you expect it to last. Urology,2014;84(1):32-35.

[38] Kramolowsky E, McDowell Z, Moore B,et al. Cost analysis of flexible ure teroscope repairs: evaluation of 655 procedures in a community-based practice. J Endourol, 2016,30(3):254-256.

[39] Sooriakumaran P, Kaba R, Andrews HO, et al. Evaluation of the mechanisms of damage to flexible ureteroscopes and suggestions for ureteroscope preservation. Asian J Androl, 2005,7(4):433-438.

[40] Ofstead CL, Heymann OL, Quick MR, et al. The effectiveness of sterilization for flexible ureteroscopes: a real-world study. Am J Infect Control, 2017,45(8):888-895.

[41] Bansal H, Swain S, Sharma GK, et al. Polyscope: a newera in flexible ureterorenoscopy. J Endourol,2011,25(2):317-321.

[42] Proietti S, Dragos L, Molina W, et al. Comparison of new single-use digital flexible ureteroscope versus nondisposable fiber optic and digital ureteroscope in a cadaveric model. J Endourol, 2016,30(6):655-659.

[43] Desai MM, Grover R, Aron M, et al. Robotic flexible ureteroscopy for renal calculi: initial clinical experience. J Urol, 2011,186(2):563-568.

[44] Rassweiler J, Fiedler M, Charalampogiannis N,et al. Robot assisted flexible ureteroscopy: an update. Urolithiasis,2018,46(1):69-77.

[45] Saglam R, Muslumanoglu AY, Tokatli Z, et al. A new robot for flexible ureteroscopy: development and early clinical results (IDEAL stage 1-2b). Eur Urol, 2014,66(6):1092-1100.

[46] Grasso M. Ureteroscopic management of upper urinary tract urothelial malignancies. Rev Urol,2000,2(2):116-121.

[47] Bus MT, Muller BG, de Bruin DM, et al. Volumetric in vivo visualization of upper urinary tract tumors using optical coherence tomography: a pilot study. J Urol,2013,90(6):2236-2242.

[48] Wang H-W, Chen Y. Clinical applications of optical coherence tomography in urology. IntraVital, 2014,3(1):e28770.

[49] Zlatev DV, Altobelli E, Liao JC. Advances in imaging technologies in the evaluation of high grade bladder cancer. Urol Clin North Am,2015,42(2):147-157, vii.

[50] Breda A, Territo A, Guttilla A, et al. Correlation between confocal laser endomicroscopy (Cellvizio((R))) and histological grading of upper tract urothelial carcinoma: a step

forward for a better selection of patients suitable for conservative management. Eur Urol Focus, 2018,4(6):954-959.

[51] Traxer O, Geavlete B, de Medina SG,et al. Narrow-band imaging digital flexible ureteroscopy in detection of upper urinary tract transitional-cell carcinoma: initial experience. J Endourol, 2011,25(1):19-23.

[52] Asge Technology C, Song LM, Adler DG, Conway JD, Diehl DL, Farraye FA, et al. Narrow band imaging and multiband imaging. Gastrointest Endosc. 2008;67(4):581-9.

[53] Burger M, Grossman HB, Droller M, et al. Photodynamic diagnosis of non-muscle-invasive bladder cancer with hexaminolevulinate cystoscopy: a meta-analysis of detection and recurrence based on raw data. Eur Urol, 2013,64(5):846-854.

[54] Somani BK, Moseley H, Eljamel MS, et al. Photodynamic diagnosis (PDD) for upper urinary tract transitional cell carcinoma (UT-TCC): evolution of a new technique. Photodiagn Photodyn Ther, 2010,7(1):39-43.

[55] Osman E, Alnaib Z, Kumar N. Photodynamic diagnosis in upper urinary tract urothelial carci noma: a systematic review. Arab J Urol, 2017,15(2):100-109.

[56] Al-Qahtani SM, Geavlette BP, Gil-Diez de Medina S, et al. The new Olympus digital flexible ureteroscope (URF-V): initial experience. Urol Ann, 2011,3(3):133-137.

[57] Pietrow PK, Auge BK, Delvecchio FC, et al. Techniques to maximize flexible uretero-scope longevity. Urology, 2002,60(5):784-788.

尿路结石手术的放射安全

Takaaki Inoue, Tadashi Matsuda

缩 写

ALARA	As low as reasonably achievable, 尽可能低的辐射剂量
BMI	Body mass index, 体重指数
ED	Effective dose, 有效剂量
FT	Fluoroscopy time, 透视时间
LCRP	International Commission on Radiological Protection, 国际放射防护委员会
KUB	Kidney-ureter-bladder, 尿路平片
LDCT	Low-dose NCCT, 低剂量 NCCT
NCCT	Non-contrast CT, 平扫 CT
PCNL	Percutaneous nephrolithotomy, 经皮肾镜取石术
URS	Ureteroscopy, 输尿管镜
US	Ultrasonography, 超声

4.1 引 言

1986 年 4 月 26 日，乌克兰的切尔诺贝利核电站发生了一场事故。2011 年 5 月 11 日，日本福岛的核电站也发生了类似情况。这些事故导致放射性物质大量沉降，多年来极大地影响了当地的环境、食物来源和人群。

T. Inoue (✉) • T. Matsuda
Department of Urology and Andrology, Kansai Medical University, Osaka, Japan
e-mail: inouetak@hirakata.kmu.ac.jp; matsudat@takii.kmu.ac.jp

© Springer Nature Switzerland AG 2020
B. F. Schwartz, J. D. Denstedt (eds.), *Ureteroscopy*,
https://doi.org/10.1007/978-3-030-26649-3_4

这些事故引起长期低剂量的辐射暴露也极大地影响了人类的健康，增加了人类恶性肿瘤的发生率，包括甲状腺癌、白血病和乳腺癌等[1]。

一般来说，辐射暴露对人类健康的影响有确定性和（或）随机效应。确定性效应意味着该效应对人类健康的严重程度会随着辐射剂量的增加而增加。低于某暴露水平，即"阈值"，则没有影响。因此，确定性效应的严重程度取决于累积的辐射剂量。皮肤、眼睛晶状体、睾丸和骨髓有确定性效应的阈值。例如 2~5Gy 发生皮肤红斑；2~5Gy 出现脱发；5Gy 出现白内障；3~5Gy 有致命危险；0.1~0.5Gy 发生胎儿异常。相反，随机性效应没有阈值，威胁健康的严重程度与人体所吸收的辐射剂量无关。因此，其损伤的可能性（例如辐射诱发的癌症）取决于个人的遗传基因。

在短短几十年间，介入放射学（interventional radiology，IR）已经发展成为一个重要的辅助学科，在放射科、心脏科、胃肠外科及泌尿外科领域发挥了重要作用，已经成为一种治疗各种良性及恶性病变的微创方法。对于患者来说，相较于传统手术，介入放射学最大的优势是创伤更小，减轻了患者的疼痛，降低了并发症发生率，改善了伤口的愈合。

泌尿外科也常在透视引导下进行诊断和治疗。治疗尿石症的内镜手术通常利用透视引导的实时成像来确认结石、内镜、经皮穿刺针的位置和尿路的解剖结构，可以降低并发症发生率，提高手术的安全性和成功率。透视引导技术显著改善了许多围手术期指标，例如手术时间、失血、术后疼痛、住院时间和并发症发生率。

更先进的放射设备有助于扩展透视引导的介入放射学的治疗范围。然而在这个过程中，患者、手术医生、助手、外科护士和麻醉师等医务人员的辐射暴露剂量有所增加。因此，即使医务人员的辐射暴露剂量相对较小，泌尿外科医生也必须对这种暴露风险加以重视。与参与介入的放射科和心内科医生相比，泌尿外科医生对安全使用透视的知识可能没有那么重视。但是，随着全世界尿石症发病率的升高，辐射暴露对泌尿外科医生的影响不容忽视。所有使用透视的泌尿外科医生都应该了解辐射暴露的风险和防止辐射暴露的方法，以尽量减少辐射暴露后的不良事件。

国际放射防护委员会（International Commission on Radiological Protection，ICRP）是一个国际学术组织，开发、维护和阐明了国际放射防护系统。该系统在世界各地作为辐射防护标准、立法、指导方针、项目和实践的共同基础[2]。根据 ICRP 的建议，放射防护系统基于以下 3 个基本原则：

（1）实践的正当化：任何涉及辐射暴露的行动都必须具备充分的理由，即该行动对受照射的个人或社会利多于弊。

（2）防护的最优化：考虑到经济和社会因素，发生暴露的可能性、暴露的人数和个人剂量都应保持在合理可达到的最低水平。

（3）个人剂量限值：除了患者的医疗暴露外，任何人暴露在来自监管放射来源的总剂量不得超过 ICRP 规定的适当剂量限值。

上尿路结石的术前评估和内镜手术大多在透视下进行。尿石症患者、参与上尿路结石治疗的外科医生和其他医务人员都有许多机会遭受辐射。腔内泌尿外科的辐射暴露主要分为患者的医疗暴露以及外科医生和其他医务人员的职业辐射暴露两部分。虽然尚未确定患者辐射暴露的剂量限制，但全国辐射保护和测量委员会将职业辐射暴露的限制剂量定为每年 50mSV[3]。

电离辐射暴露是甲状腺癌、白血病和乳腺癌等恶性肿瘤的一个危险因素。然而，由于我们是用低剂量辐射推断与辐射相关的癌症风险，所以辐射暴露的长期危害仍不确定，因此我们将线性非阈值的假设作为辐射暴露的生物效应基础。一些研究人员报告，暴露于低水平电离辐射的慢性职业者染色体中微核的频率增大，它是染色体损伤、基因组不稳定和癌症发病风险的生物标志物[4]。此外，一些研究结果表明，由于医生持续暴露于低剂量的电离辐射，所以甲状腺癌在澳大利亚整形外科医生群体中的发病率增加[5]。长期暴露于低剂量的电离辐射与实体癌相关死亡率有关[6]，乳房的职业辐射与乳腺癌发病风险呈正相关[7]。目前，人们非常担心职业辐射暴露对眼睛的晶状体有影响。ICRP 建议眼睛的暴露剂量不要超过每年 20μSV。

在此出现了医务人员长期低剂量辐射暴露的问题。即使职业辐射暴露的损伤风险相对较小，但是超过标准的剂量限制也可能带来较小的短期健康风险。ICRP 建议采用限制辐射暴露至"尽可能低的辐射剂量（as low as reasonably achievable，ALARA）"的原则[8,9]。医疗辐射保护原则应适用于参与成像的患者和医务人员（例如外科医生、护士和医工）。优化辐射防护应解决的常见要素包括：

（1）时间：应尽量缩短透视时间和获得 X 射线相关照片的数量。

（2）距离：医务人员应尽可能远离 X 射线源。

（3）屏蔽：医务人员应使用足够的防护器具，例如铅裙板、铅玻璃（辐射屏蔽玻璃）和屏蔽板。

同样重要的是，要认识到为减少患者的辐射暴露所采取的措施几乎总是会减少医务人员的辐射暴露——但反之则不一定[1]。为了保护患者和医生自身免受辐射——即使是尽可能低的辐射，医生也必须根据以上 3 个要素进行手术。因此，研发出无辐射成像结石的技术是极其必要的。本章重点介绍目前现有的能最大限度地减少患者和医务人员辐射暴露的预防方法。

4.2 诊断和手术期间患者的辐射防护

手术过程中的辐射暴露通常是由直接辐射或散射辐射造成的。在手术过程中，患者的一个主要辐射来源是在 X 射线管和图像增强器之间的透视区域产生的直接辐射（图 4-1）。直接辐射对患者造成的辐射大约是散射辐射的 1 000 倍。因为许多患者需要接受放射学检查和治疗，所以医疗暴露的总体剂量不受限制，而每个患者放射暴露的剂量取决于他们的疾病。根据 ALARA 原则，应该尽可能减少患者的辐射暴露。肾结石（上尿路结石）患者会在诊断、治疗和随访中遭受医学影像相关的辐射。医生要特别关注疑似尿石症儿童受到的辐射，因为他们以后可能需要长时间的照射。

肾结石的标准诊断成像主要采用平扫 CT（noncontrast computed tomography, NCCT）进行。目前，腹部和骨盆 NCCT 的有效剂量（effective dose, ED）为 4.5~5.0mSV[10]。使用低剂量 NCCT（low-dose NCCT, LDCT）能够减少患者的辐射暴露。一项荟萃分析显示，LDCT 相对于 NCCT[11]，诊断尿石

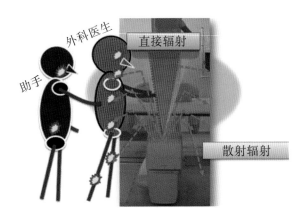

图 4-1 外科医生和助手的直接辐射和散射辐射的暴露情况

症的敏感度和特异度分别为 96.6% 和 94.9%。

接受 LDCT 患者的平均 ED，男性为 1.40mSV，女性为 1.97mSV。然而，当考虑到体重指数（body mass index，BMI）时，BMI>30kg/m^2 患者的敏感度和特异度分别下降到 50% 和 89%[12]。目前治疗肥胖的尿石症患者（BMI>30kg/m^2）时，美国泌尿外科协会建议标准的 NCCT 值高于 LDCT 值[13]。此外，目前的影像学进展使超低剂量迭代重建算法得以发展，在更低剂量下也能保证图像质量，使评估尿石症成为可能。超低剂量 NCCT 提供的 ED 小于 1mSV，比 LDCT 的 ED 还低[14,15]。

对进行过药物扩张治疗或肾结石手术患者的随访结果表明，常规影像学检查——尿路平片（kidney-ureter-bladder，KUB）和超声检查（ultrasonography，US）——在辐射暴露和成本方面比 NCCT 更好。KUB 成像的平均 ED 为 0.5~1.0mSV[16]。患者在使用 US 时不会暴露于任何辐射。目前的指南建议对疑似尿石症的儿童先进行 US 检查，以避免其受到电离辐射影响[17]。

在包括逆行肾内手术（retrograde intrarenal surgery，RIRS）和经皮肾镜取石术（PCNL）的肾结石治疗过程中，几乎所有患者都会因透视而暴露在辐射下。由于透视时间（fluoroscopy time，FT）的延长，与 PCNL 相关的辐射暴露一般高于输尿管镜（URS）检查。一项回顾性研究显示 PCNL 期间的平均 FT 为 7.09 ± 4.8min，PCNL 期间患者的平均 ED 为 8.66mSV[18]。此外，越来越多的风险因素——PCNL 期间的辐射暴露、高 BMI、结石负担重和更多的经皮通道——与辐射 ED 的增加显著相关。肥胖患者（BMI>30kg/m^2）的使用剂量比正常体重患者（BMI<25kg/m^2）高出 2 倍以上（6.49mSV *vs.* 2.66mSV，*P*<0.001）[19]。

可以使用各种技术来减少 PCNL 期间的辐射暴露。患者处于俯卧位进行空气逆行肾盂造影可明确穿刺部位的肾盏解剖结构。因此，PCNL 期间空气逆行造影的平均校正 ED 为 4.45mSV，而造影剂逆行造影的平均校正 ED 为 7.67mSV。这一结果可能是由于造影剂密度的增加导致了 C 型臂管和管电压自动调整（空气进入时需要的管电压较低）引起的[20]。与辅助 PCNL 的透视引导相比，US 引导减少了辐射暴露，特别有利于治疗肥胖的肾结石患者[21]。此外，与透视引导下的常规 PCNL 相比，US/URS 辅助的 PCNL 降低了平均 FT[22]。

一般来说，肾结石患者采用 URS 的辐射暴露明显低于 PCNL。一项研究发现，采用 URS 的患者中，手术的中位 FT 为 46.9s，中位 ED 为 1.13mSV[23]。另一项研究发现，在一个模拟成人 URS 的试验中，相较于非肥胖模型，肥胖模型（BMI>30kg/m²）的平均 ED 率（mSV/s）显著增加[24]。

通常外科医生的经验会影响 URS 中透视的使用。由于具有丰富透视手术经验的外科医生在 URS 期间的 FT 较短，所以与初学者相比，他们受到的辐射暴露更少[25]。Weld 等研究了在泌尿外科住院医师的放射培训中增加安全、最小化和意识方面的训练能否降低泌尿外科结石患者的 FT。笔者发现，接受过这种专门培训的住院医师的平均 FT 比他们之前 6 个月（在专门培训之前）的平均 FT 降低了 56%[26]。因此，关于透视及其规程（如触觉和视觉反馈）的适当教育能够减少住院医师的辐射暴露[27]。同样地，对于 URS，安全训练前后的 FT 和皮肤的平均剂量分别减少了 0.5min 和 0.1mGy（34%）[28]。另外需要注意的是透视光束，该光束应与手术区域准直。此外，图像增强器应尽可能靠近患者，并使用脉冲透视模式来尽量减少 PCNL 和 URS 治疗肾结石期间的辐射暴露[29,30]。URS 与连续透视图像相比，脉冲透视图像足够完成手术中的大多数操作任务，而且效果也相当[31]。另外，放置在患者上方或下方的帘子可能有助于减少辐射散射。然而，减少患者辐射暴露的关键是提高医生对辐射暴露风险和辐射保护的重要性的认识。

4.3 手术期间外科医生和医务人员的辐射防护

外科医生和医务人员职业辐射暴露的主要来源是在手术过程中主辐射束与患者身体和操作台的相互作用所产生的散射辐射（图 4-1）。比较罕见的直接辐射发生在他们的手进入 X 射线管和图像增强器之间的透视检查场时，可能暴露在直接辐射下。

散射辐射分为前向散射和后向散射。后向散射剂量大约是前向散射剂量的 20 倍[32]。我们通常通过穿防护服来防护散射辐射。标准铅保护协议要求手术医生使用 0.35mm 铅衣、甲状腺护罩和带铅衬里的眼镜，其他人员则使用 0.25mm 铅衣[33]。然而，通过穿防护服防护散射辐射是不完全的，特别是对手臂、眼睛、脚和大脑的防护。

外科医生在进行 PCNL 时，辐射暴露剂量平均 ED 为 12.7mSV，相对于 URS 的 11.6μSV 有明显升高，这是因为辐射源和外科医生之间的距离更短[8,34]。一些研究者报告了 PCNL 期间的平均透视检查时间为 4.5~6.04min（范围 1.0~12.16min）[35]。此外，由于散射辐射造成的不均匀辐射，外科医生的手指和眼睛的暴露剂量分别为 0.28mSV 和 0.125mSV[36,37]。因此，操作人员还应使用手套和眼镜以避免受到散射辐射。大多数泌尿外科医生在透视下进行肾脏穿刺时经常受到直接照射，操作人员必须意识到此行为存在严重风险。外科医生必须注意不要直接进入透视辐射场。与使用透视相比，使用 US 能保护外科医生在 PCNL 期间免受辐射照射。Yang 等报告，使用由 0.5mm 铅板构成的辐射防护罩可以有效减少外科医生的辐射暴露[38]。

大多数情况下，外科医生在 URS 时的辐射暴露剂量比 PCNL 少，这是因为 URS 的 FT 更短，辐射源和外科医生之间的距离更长。脉冲透视法能通过限制 X 射线的暴露时间和每秒的曝光次数来减少辐射剂量。该技术在 URS 期间的最初应用从 4.7min 减少到 0.62min[25]。目前的报告显示，URS 期间的平均透视检查筛查时间为 44.1s（范围为 36.5~51.6s）[39]。此外，结合某些措施——使用激光引导的 C 型臂、图像冻结、术前透视检查表——可以在不改变患者治疗效果的前提下，将 FT 减少 82%（从 86.1s 减少到 15.5s）[40]。目前，由钨锑无铅材料组成的 RADPAD 屏蔽装置已应用于介入过程，使辐射暴露剂量减少了 23%~52%[41]。此外，Zöller 等报道面部保护罩可以有效减少 URS 过程中眼睛的辐射暴露[42]。Inoue 等还报道在手术台尾端和图像增强器下使用保护性铅帘有助于减少 URS 期间外科医生的辐射暴露。他们使用模拟平台和电离室研究了手术室治疗尿石症的空间散射辐射剂量，并测量了患者手术台和图像增强器下有无保护铅帘的散射辐射剂量。结果发现，与没有铅帘相比，保护性铅帘可以让散射辐射剂量减少 75%~80%（图 4-2）。此外，Inoue 等还发现这些铅帘有助于防止 URS 的辐射暴露（图 4-3）[43]。

时间、距离和屏蔽通常是确定辐射暴露水平的关键因素。屏蔽通常是通过穿戴防护服实现的，尽管它对散射辐射的防护不完全。Inoue 等发现即使穿着防护服，操作员在铅裙内也会遭受辐射（0.10 ± 0.47μSV）。由于衣服厚重和行动困难，在透视下穿这些衣服会导致疲劳，使医生在 URS 手术过程中不舒服。Söylemez 等研究发现泌尿外科医生穿戴防护服并不实用，而且会降低外科医生的工作效率[44]。因此，在手术台上使用保护性铅装置以屏蔽散射辐射的方法可能更有前景。

在现代放射实践中，主动的个人辐射剂量计是满足 ALARA 原则的基

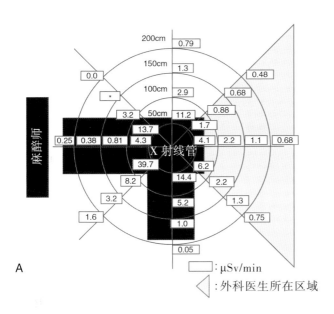

A

☐ :μSv/min

◁ :外科医生所在区域

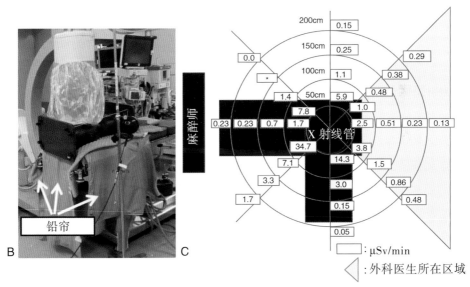

B 铅帘 C

☐ :μSv/min

◁ :外科医生所在区域

图 4-2 人形虚拟研究来测量散射辐射剂量。A. 无保护性铅帘。B. 患者桌子下有保护性铅帘。C. 带有保护性铅帘的图像增强器（引自 Inoue 等 [48]，获得 Elsevier 公司许可）

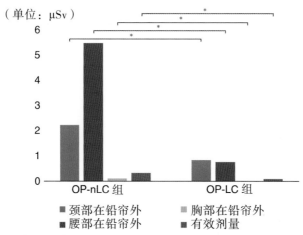

（单位：μSv）

图 4-3　外科医生在输尿管结石手术中采用（OP-LC 组）和不采用（OP-nLC 组）铅帘受到辐射暴露的结果研究，*P<0.01（引自 Inoue 等[48]，获得 Elsevier 公司许可）

本工具[45]。大多数泌尿外科医生对放射保护的认识不足。之前的一些研究表明，在长期暴露于电离辐射的泌尿外科医生中，虽然有 84.4% 的人穿了铅围裙，但只有 53.9% 的人使用了甲状腺护罩，27.9% 的人戴了带铅衬的眼镜，此外，只有 23.6% 的泌尿外科医生使用了辐射剂量计[46]。Söylemez等发现，穿戴铅衣、甲状腺护罩、眼镜和剂量计的泌尿外科医生分别占75.2%、46.6%、23.1% 和 26.1%[44]。由此可见，医生对泌尿系统领域的职业辐射暴露的防护意识仍然淡薄。虽然职业辐射暴露的危害可能相对较小，但不容忽视。

此外，Rassweiler 等在 2014 年指出，目前的技术已经开发出了新型机器人辅助输尿管软镜来治疗尿石症。虽然手术效果有待提高，包括净石率、并发症和手术时间，但机器人手术可能有助于减少外科医生及其助手的辐射暴露风险[47]。另外，外科医生有可能在不佩戴重型辐射防护服的情况下提高他们的工作效率。

总之，尿石症患者和医务人员的长期低剂量辐射暴露不容忽视。因此，泌尿外科医生必须了解防止辐射暴露的知识和方法。对于减少职业暴露和患者辐射剂量的其他简单方法包括减少 FT 和采集的图像数量；准直采集区域；避免高散射区域；使用脉冲透视模式；最大限度地增加 X 射线管与患者之间的距离；减少患者和图像增强器之间的距离；尽可能使用US 而不是透视；使用防护屏蔽；佩戴个人剂量计，提供每年已经暴露的辐射剂量反馈（表 4-1）。如果想有效使用这些方法，就需要对所有医生

表 4-1　减少术者和患者手术期间射线暴露的技术

研究对象	方法 1	方法 2	方法 3	方法 4
C 型臂，图像增强器	最大化 X 射线管与患者之间的距离	最小化患者与图像增强器之间的距离	准直的	脉冲透视模式
操作员	最小化透视检查时间	对操作员进行防护屏蔽	操作台的防护屏蔽	
仪器、仪表	使用超声波而不是透视	激光制导的 C 型臂	最后图像保存	
其他	专门的教育培训（包括术前检查清单）			

及其团队的医务人员进行适当的放射教育和专门培训，并提供适当的工具和设备。

（徐新宇　译，张　建　审）

参考文献

[1] Pukkala E, Kesminiene A, Poliakov S, et al. Breast cancer in Belarus and Ukraine after the Chernobyl accident. Int J Cancer, 2006,119(3):651-658.

[2] ICRP Publication 103 (ICRP-103) [3] 3. ICRP. The 2007 Recommendations of the International Commission on Radiological Protection. ICRP Publication 103. Ann ICRP, 2007,37(2-4):1-332.

[3] Occupational dose limits for adults. Part 20-Standards for protection against radiation, Nuclear Regulatory Commission Regulations Title 10, Code of federal Regulation. Washington, D. C.: United States Nuclear Regulatory Commission, 1991.

[4] Eken A, Aydin A, Erdem O, et al. Cytogenetic analysis of peripheral blood lymphocytes of hospital staff occupationally exposed to low doses of ionizing radiation. Toxicol Ind Health, 2010,26:273-280.

[5] Dewey P, Incoll I. Evaluation of thyroid shield for reduction of radiation exposure to orthopaedic surgeons. Aust NZ J Surg, 1998,68:635-636.

[6] Richardson DB, Cardis E, Daniels RD, et al. Risk of cancer from occupational exposure to ionising radiation:retrospective cohort study of workers in France, the United Kingdom, and the United States (INWORKS). BMJ, 2015,20(351):h5359. https://doi.org/10.1136/bmj.h5359.

[7] Preston DL, Kitahara CM, Freedman DM, et al. Breast cancer risk and protracted low-to-moderate dose occupational radiation exposure in the US radiologic technologists cohort, 1983-2008. Br J Cancer, 2016,115(9):1105-1112.

[8] Hellawell GO, Mutch SJ, Thevendran G, Wells E, Morgan RJ. Radiation exposure and

the urologist: what are the risks? J Urol, 2005,174:948-52.

[9] Durán A, Hian SK, Miller DL, et al. Recommendations for occupational radiation protection in interventionalcardiology. Catheter Cardiovasc Interv, 2013,82:29-42.

[10] Turk C, Knoll T, Petrik A, et al. Guidelines on urolithiasis of European Association of Urology, 2015:12.

[11] Niemann T, Kollmann T, Bongartz G. Diagnostic performance of low-dose CT for the detection of urolithiasis: a meta-analysis. AJR Am J Roentgenol, 2008,191:396-401.

[12] Poletti PA, Platon A, Rutschmann OT, et al. Low-dose versus standard-dose CT protocol in patients with clinically suspected renal colic. AJR Am J Roentgenol, 2007,188:927-933.

[13] Fulgham PF, Assimos DG, Pearle MS,et al. Clinical effectiveness protocols for imaging in the management of ureteral calculous disease: AUA technology assessment. J Urol,2013,189:1203-1213.

[14] Pooler BD, Lubner MG, Kim DH, et al. Prospective trial of the detection of urolithiasis on ultralow dose (sub mSv) noncontrast computerized tomography: direct comparison against routine low dose reference standard. J Urol, 2014,192:1433-1439.

[15] Chen TT, Wang C, Ferrandino MN, et al. Radiation exposure during the evaluation and management of nephrolithiasis. J Urol,2015,194:878-885.

[16] Astroza GM, Neisius A, Wang AJ, et al. Radiation exposure in the follow-up of patients with urolithiasis comparing digital tomosynthesis, non-contrast CT, standard KUB, and IVU. J Endourol, 2013,27:1187-1191.

[17] Türk C (Chair), Neisius A, Petrik A, et al. European Association Urology, urolithiasis guideline 3.3.3.2, 2018. https://uroweb.org/wpcontent/uploads/EAU-Guidelines-onUrolithiasis_2017_10-05V2.pdf.

[18] Rizvi SAH, Hussain M, Askari SH, et al. Surgical outcomes of percutaneous nephrolithotomy in 3402 patients and results of stone analysis in 1559 patients. BJU Int, 2017,120:702-705.

[19] Mancini JG, Raymundo EM, Lipkin M, et al. Factors affecting patient radiation exposure during percutaneous neph rolithotomy. J Urol, 2010,184:2373-2377.

[20] Lipkin ME, Mancini JG, Zilberman DE, et al. Reduced radiation exposure with the use of an air retro grade pyelogram during fluoroscopic access for percutaneous nephrolithotomy. J Endourol, 2011,25:563-567.

[21] Usawachintachit M, Masic S, Chang HC, et al. Ultrasound guidance to assist percutaneous nephrolithotomy reduces radiation exposure in obese patients. Urology, 2016,98:32-38.

[22] Alsyouf M, Arenas JL, Smith JC, et al. Direct endoscopic visualization combined with ultrasound guided access during percutaneous nephrolithotomy: a feasibility study and comparison to a conventional cohort. J Urol, 2016,196:227-233.

[23] Lipkin ME, Wang AJ, Toncheva G, et al. Determination of patient radiation dose during ureteroscopic treatment of urolithiasis using a validated model. J Urol,2012,187:920-924.

[24] Shin RH, Cabrera FJ, Nguyen G, et al. Radiation dosimetry for ureteroscopy patients:

a phantom study comparing the standard and obese patient models. J Endourol, 2015,30:57-62.

[25] Bagley DH, Cubler-Goodman A. Radiation exposure during ureteroscopy. J Urol, 1990,144:1356-1358.

[26] Weld LR, Nwoye UO, Knight RB, et al. Safety, minimization, and awareness radiation training reduces fluoroscopy time during unilateral ureteroscopy. Urology, 2014,84:520-525.

[27] Olgin G, Smith D, Alsyouf M, et al. Ureteroscopy without fluoroscopy: a feasibility study and comparison with conventional ureteroscopy. J Endourol, 2015,29:625-629.

[28] Canales BK, Sinclair L, Kang D, et al. Changing default fluoroscopy equipment setting decreases entrance skin dose in patients. J Urol, 2016,195:992-997.

[29] Park S, Pearle MS. Imaging for percutaneous renal access and management of renal calculi. Urol Clin North Am, 2006,33:353-364.

[30] Yecies TS, Fombona A, Semins MJ. Single pulse-per-second setting reduces fluoroscopy time during ureteroscopy. Urology, 2017,103:63-67.

[31] Smith DL, Heldt JP, Richards GD, et al. Radiation exposure during continuous and pulsed fluoroscopy. J Endourol, 2013,27:384-388.

[32] Lee K, Lee KM, Park MS, Lee B, et al. Measurements of surgeons' exposure to ionizing radiation dose during intraoperative use of C-arm fluoroscopy. Spine, 2012,37:1240-1244.

[33] Medical and dental guidance notes: a good practice guide on all aspects of ionising radiation protection in the clinical environment. York: Institute of Physics and Engineering in Medicine, 2002.

[34] Safak M, Olgar T, Bor D, et al. Radiation doses of patients and urologists during percutaneous nephrolithotomy. J Radiol Prot, 2009,29:409-415.

[35] Kumari G, Kumar P, Wadhwa P, et al. Radiation exposure to the patient and operating room personnel during percutaneous nephrolithotomy. Int Urol Nephrol, 2006,38:207-210.

[36] Majidpour HS. Risk of radiation exposure during PCNL. Urol J, 2010,7:87-89.

[37] Taylor ER, Kramer B, Frye TP, Wang S, Schwartz BF, Köhler TS. Ocular radiation exposure in modern urological practice. J Urol, 2013,190:139-143.

[38] Yang RM, Morgan T, Bellman GC. Radiation protection during percutaneous nephrolithotomy: a new urologic surgery radiation shield. J Endourol, 2002,16:727-731.

[39] Elkoushy MA, Shahrour W, Andonian S. Pulsed fluoroscopy in ureteroscopy and percutaneous nephrolithotomy. Urology. 2012,79:1230-1235.

[40] Leschied JR, Glazer DI, Bailey JE, et al. Improving our PRODUCT: a quality and safety improvement project demonstrating the value of a preprocedural checklist for fluoroscopy. Acad Radiol, 2015,22:400-407.

[41] Gilligan P, Lynch J, Eder H, et al. Assessment of clinical occupational dose reduction effect of a new interventional cardiology shield for radial access combined with a scatter reducing drape. Cather Cardiovas Interv, 2015,86:935-940.

[42] Zöller G, Figel M, Denk J, et al. Eye lens radiation exposure during ureteroscopy with and without a face protection shield: investigations on a phantom model. Urologe A,

2016,55:364-369.

[43] Inoue T, Komemushi A, Murota T,et al. Effect of protective lead curtains on scattered radiation exposure to the operator during ureteroscopy for stone disease: a controlled trial. Urology, 2017,109:60-66.

[44] Söylemez H, Altunoluk B, Bozkurt Y, et al. Radiation exposure-do urologists take it seriously in Turkey. J Urol, 2012 ,187(4):1301-1305.

[45] Bolognese-Milsztajn T, Ginjaume M, Luszik-Bhadra M. Active personal dosimeters for individual monitoring and other new development. Radiat Prot Dosim, 2004,112:141-168.

[46] Borges CF, Reggio E, Vicentini FC, et al. How are we protecting ourselves from radiation exposure? A nationwide survey. Int Urol Nephrol, 2015,47:271-274.

[47] Saglam R, Muslumanoglu AY, Tokatlı Z, et al. A new robot for flexible ureteroscopy: development and early clinical results (IDEAL stage 1-2b). Eur Urol, 2014,66:1092-1100.

[48] Inoue T, Komemushi A, Murota T, et al. Effect of protective lead curtains on scattered radiation exposure to the operator during ureteroscopy for stone disease: a controlled trial. Urology, 2017,9:60-66.

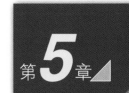

输尿管镜器械的安全与保养

Panagiotis Kallidonis, Mohammed Alfozan, Evangelos Liatsikos

缩 写

fURS Flexible ureteroscopy，输尿管软镜

5.1 引 言

上尿路疾病在泌尿系统疾病中占很大比例，在输尿管镜技术出现之前，上尿路疾病的诊治都是通过传统的开放术式进行的[1]。随着人体工程学及医学的不断发展，治疗方式越发微创，护理质量也逐渐提高，同时伴随着钬激光的出现及数字化传感器这一里程碑式的技术应用，越来越多的上尿路疾病可以通过输尿管镜技术进行诊治[2]。

然而，输尿管软镜（flexible ureteroscopy，fURS）的工艺复杂、镜体易损，导致其在日常工作中可靠性下降，维护保养成本增加。电子输尿管镜技术基于图像-电子数据转换和发光二极管的应用，提高了仪器的可操作性和耐用性，也改进了其设计，节约了光镜材料的消耗[3]，但是镜体易损的问题仍然无法从根本上得到解决，高昂的维修费用也限制了其临床普

P. Kallidonis (✉) • E. Liatsikos
Department of Urology, University Hospital of Patras, Patras, Greece

M. Alfozan
Department of Urology, University Hospital of Patras, Patras, Greece

College of Medicine, Prince Sattam Bin Abdulaziz University, Al Kharj, Saudi Arabia

© Springer Nature Switzerland AG 2020
B. F. Schwartz, J. D. Denstedt (eds.), *Ureteroscopy*,
https://doi.org/10.1007/978-3-030-26649-3_5

及 [3]。导致故障的主要原因包括操作不当、辅助操作配件选择不合理、消毒方法错误或消毒时操作不当等 [4]。

电子输尿管软镜较普通输尿管软镜不仅设备的耐用性提高，而且允许使用更大的工作通道，以及更大的灌注量，允许使用直径更大的器械，并可以通过通道进行标本切除活检 [5]。充足的灌注量是内镜视野清晰和经尿路内镜操作的必要条件。

5.2 输尿管软镜的耐用性

在电子软镜应用早期，人们普遍重视这类仪器在光学特性、设计及功能上的优势并不断改进 [6,7]，但对其耐用性的研究却很有限。输尿管软镜的耐用性不仅与镜体设计有关，也与操作者的经验和技巧有关。电子输尿管软镜技术培训是泌尿科专业培训的重要组成部分，也是确保患者安全和实现仪器良好维护的强制性要求。

一项由 Sung 等进行的有关输尿管软镜损坏的研究表明 [8]，通过对 4 家主要输尿管镜制造商 (ACMI、Karl Storz、Richard Wolf 和 Olympus) 的数据进行分析，得出结论：镜体直径越小或长度越长，输尿管镜修复的频率越高。通道内的激光烧伤和超范围的镜身极限扭曲是造成输尿管软镜损坏的主要原因。

Afani 等通过研究早期的输尿管软镜使用情况后发现，即使在保持光源亮度和冲洗流量不变的情况下，在使用 6~15 次（3~13h）后，输尿管软镜的活动度显著恶化（2%~28%）[9]，这也为后续的研究提供了重要的参考。另一项研究表明，来自不同制造商的 6 种输尿管软镜的耐用性之间没有统计学差异，在进行 10~34 次手术操作后，均需要对输尿管软镜进行较大的修复 [10]。Carey 等得出结论：输尿管软镜的预期寿命主要和器械的使用年限及修复次数有关 [4]。

Traxer 等报告，在 Storz 输尿管软镜使用 50 次后，其腹侧最大弯曲度从 270° 衰减到 208°，背侧最大弯曲度从 270° 衰减到 133°，同时有 6 条传输图像的纤维出现破损。作者认为，尽管没有直接统计学数据，但是新一代输尿管软镜与老款产品相比，维修频率更低 [5]。其他几项研究也对最新几代输尿管软镜的耐用性做出了肯定评价 [11-14]。

5.3 输尿管软镜的围手术期保养

5.3.1 一般注意事项

输尿管软镜的使用寿命很大程度上取决于操作技巧，因此，输尿管软镜的操作训练十分必要，有利于患者的安全和器械的维护[15]。细径输尿管软镜的使用及护理尤其重要，进镜时需在导丝的引导下进行，镜体保持竖直，操作须顺滑、流畅[22]。在某些情况下荧光镜检查技术存在优势，例如，明确尿路阻塞的性质，排除膀胱内病变导致的镜体屈曲，明确导丝是否在位[22]。逆行肾盂造影或者输尿管镜检查有助于确认尿路梗阻的原因。将输尿管镜镜鞘置入尿道时，镜体应保持竖直[23]，当镜体尖端偏曲超过30°时，不得从镜体内直接置入任何辅助器械[23]。手柄操作部位不得扭曲，以免损坏光纤束[22]。操作完成后将镜身放置入盒后，应避免与其他仪器设备叠放[24]。维护人员应接受专业培训，因为大部分的软镜损坏发生在手术操作以外的清洗和存放过程中[24]。针对器械维护人员进行输尿管镜维护的培训和对术中使用这些器械的泌尿外科医师的培训同样重要[25]。维护人员最容易造成的损坏是过度扭曲镜体或包装过程中包装盒对镜体的夹伤[8]。对相关人员进行培训不仅能延长输尿管软镜的使用寿命，培训费用远较镜体的修复及更换更经济实惠。此外，定期的维护和保养也能进一步降低使用成本[24]。

5.3.2 输尿管软镜的术中护理

主动弯曲部件是输尿管软镜中最易受损的部分，研究表明，输尿管软镜损坏的主要原因是在弯曲镜体头端时造成弯曲部件的直接损坏或此时置入辅助器械造成的损坏[15]。随着使用次数增多造成的磨损以及主动弯曲部件功能衰减时，需要进行部件修复或更换输尿管软镜[9]。有文献提出了几种预防术中镜体损伤的技术。Ghani 等用注射器连接器械收集系统进而抽吸的方法，将结石吸引到视野范围内以便操作，此外，他们建议使用网篮将下盏石置入中、上盏，一方面可以减小镜体的弯曲度，另一方面可以置入更粗的激光纤维，提高清石效率[16]。

应用激光进行碎石、组织破坏、切除和烧灼等一系列操作显著增加了输尿管软镜的使用。越细的激光光纤允许输尿管软镜的弯曲度范围越大，越粗的激光光纤可承载的工作功率越大。当镜体远端弯曲操作时置入光纤须格外小心，此时极易造成通道内保护层的刮伤甚至穿孔。此外，如果光纤远端未置于镜体之外，严禁激发激光，以免损伤镜体。当镜体达到最大弯曲度时，须警惕镜体局部微折损及激光激发（laser firing）对镜体通道的破坏[2]。

输尿管软镜鞘的应用可降低输尿管及肾盂内压力，提供更好的灌注流量和手术视野，并通过对镜体的保护延长软镜的使用寿命。此外，镜鞘也削弱了膀胱对镜体的阻力和压力[12,17]。尽管如此，镜体远端可弯曲部分的操作仍应在镜鞘之外进行，否则会影响操作的灵活性，并可能造成弯曲部分的损坏（图 5-1A、B)。大量研究显示，使用输尿管软镜鞘可以缩短手术时间和成本，降低患者的并发症，提高镜检的成功率[18]。如果需要多次进出输尿管，或多种原因导致镜体进入上段输尿管困难，则应考虑使用输尿管软镜鞘。输尿管软镜鞘置入的损伤和长期并发症主要与操作本身有关，输尿管软镜术前输尿管支架的预留置和置鞘时动作轻柔可大大减少相关并发症[19, 20]。

目前大部分操作配件均由镍钛合金制成，可避免扭结，并可在弯曲操作时造成最小的偏差。避免并发症和损坏的要点主要是操作轻柔，使用安全导丝，始终保持良好的术野，避免暴力或盲操作，引入器械时保持镜体顺直[21]。

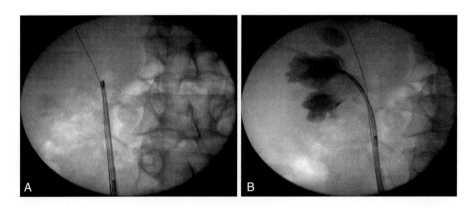

图 5-1　A. 已将输尿管软镜置入镜鞘，但其可弯曲部分仍在鞘内，弯曲度受到明显限制，弯曲部件处于张力中，容易损坏。B.将可弯曲部分置入鞘外，此时可进行有效弯曲。注意图中镜体上的不透明环状标志，此为输尿管软镜的远端可弯曲部分与镜身相连处，操作时该位置应始终置于镜鞘之外，以避免损坏弯曲部件

5.3.3 　输尿软镜的保养、清洗以及灭菌和消毒

除术中操作外，造成输尿管软镜损坏的一个主要原因是清洗环节，为保证清洁彻底及镜体安全，并非所有的清洁方法均适用于输尿管软镜。因此，应基于厂商的指导选择合理的清洗方式[26]。为达到最佳清洁效果和确保患者安全，对清洁及灭菌过程均需实施监管、追踪并记录在案。McDougall 等曾做过一项基于清洗技术及个人操作失误是否会导致输尿管软镜故障的研究，结果显示如果维护、操作由外科医生及内镜维护人员完成，则对输尿管软镜的耐用性没有影响[11]。另一项研究比较了内镜维护人员及普通消毒供应人员处理的结果，研究显示，如果由专门的内镜维护人员进行维护，输尿管软镜在维修前可平均使用 28.1 例次，如果由普通消毒供应人员进行处理，平均使用 10.8 例次后就需要进行维修[27]。因此，相关内镜维护人员应尤其关注输尿管软镜的易损性，并尽力预防发生腐蚀、点蚀和生锈[28]。

新开启、修复后及保养后的输尿管软镜均应按照厂商推荐的方法对每个镜体进行检查、清洗和消毒[29]。为保证操作时的安全，必须先预清洗以清除镜体内的各类碎片，并用酶洗涤剂或清水冲洗工作通道，以清除镜身内外肉眼可见的污渍[30]。

每次使用后，应将镜体立即浸入温水中。在手动清洗前，应检查有无镜体泄漏。如果发现镜体有泄漏，为确保镜体内部通道完整、避免进一步损坏，需将设备返厂维修[30,31]。如果检查后未发现泄漏，应将镜体拆开，然后使用推荐的酶洗涤剂清洗镜体上附着的蛋白质成分，以便后续进行灭菌和消毒[30-32]。初步检查、清洗后，应按照厂商说明书和相关规定进行进一步的灭菌和消毒[31]。为减少对镜体的腐蚀，须小心冲洗输尿管软镜及各通道，清除所有可见的附着于镜体的消毒剂[30]。为避免院内感染、镜体损坏，保证维护人员的安全，整个流程须严格遵守相关规章制度并实施监管和追踪。

清洗及灭菌用水的水质对输尿管镜的正常功能和耐用性也有很大的影响。如果水质硬度、温度不当，可能会在镜体表面形成一种难以清除的硬层（多为石灰沉积物、结垢）。而这些质硬污垢，别说用普通的自来水，即便是离子水，也难以完全去除。这些因素都会对设备的正常功能产生影响。因此，最终清洗及消毒用的水源内必须确保无致病性微生物。如果用自来水冲洗设备，也极易发生消毒后的二次污染[28]。

对所有输尿管软镜而言，常规消毒是必需的，进一步的灭菌也必不可少。灭菌前必须彻底清洗输尿管软镜，将所有肉眼可见的有机物、血液及溶液完全清除[31]。设备可在环氧乙烷 (EtO)、蒸汽、STERRAD® 灭菌系统或 STERIS®AmscoV-PRO® 灭菌系统中进行灭菌。强烈建议对用于宫腔镜检查、神经内镜检查、腹腔镜检查或关节镜检查的"污染"器械进行灭菌处理。建议对仅接触到完整黏膜或非完整皮肤的"可疑污染"器械进行高强度消毒[31]。

5.4 一次性输尿管软镜

在过去的 15 年中，输尿管软镜技术已发展成为外科治疗肾结石使用最多的设备[33]。尽管目前的技术已经取得了很大的进步，但是输尿管软镜的耐用性仍然是制约其进一步应用的主要问题。由于有限的使用次数和相对较高的修复成本，因此经济成本仍然是可重复使用的输尿管镜软在全球大规模普及的重要障碍。此外，输尿管软镜的维护、保养和消毒也进一步导致其使用成本增高。

多个研究明确指出输尿管软镜的修复费用为其维护成本的重要支出[37,38]。Knudsen 等的研究指出，输尿管软镜使用成本的 46%~59% 来自对镜体的维修[34]。Landman 等评估了不同厂商的输尿管软镜，计算其第一年使用 25 例次、50 例次、75 例次和 100 例次以及后续使用的总成本，得出结论：70% 的输尿管软镜修复是由于操作错误所致[35]。在评估新型电子输尿管软镜时，研究人员观察到在平均使用 12 例次后，器械就需要维修[36]。为解决由于脆弱耐用性导致的高昂维修费用问题，一次性输尿管镜应运而生。这类输尿管软镜只需完成 1 例手术，不需要任何维修或维护。

LithoVue（Boston Scientific，Marlborough，MA）是市场上推出的第一种一次性输尿管软镜。在对尸体的研究中，该产品在能见度和操控性方面可与传统输尿管软镜相媲美[39]。Usawachintachit 等报告了两组随机接受不同种类输尿管软镜治疗上尿路疾病患者的临床结果。第一组使用一次性 LithoVue 输尿管软镜，第二组使用传统可重复使用的输尿管软镜。结果显示，一次性 LithoVue 输尿管软镜组较传统可重复输尿管软镜组患者的平均手术时间减少 15.5min，术后并发症减少 12.6%，二者的故障发生率近似[40]。另外一项研究的类似结果也表明，采用一次性输尿管软镜进行手术是行之有效的，是可重复输尿管软镜的可替代选择方案[41]。尽管如此，这些产品的购买成本仍然很高，这也是它们广泛应用的制约因素之一。然而，近期有核算其购买、维修、维护和灭菌消毒成本的经济研究表明，在特定的临床条件下，一次性输尿管软镜可能更加经济、实惠[42,43]。

5.5　结　论

临床上正确应用输尿管软镜需要对外科医生以及器械维护、清洁、包装和消毒灭菌相关人员进行专业的培训，并重视器械维护问题。此类设备维修成本很高，使用不当可造成巨大的经济负担。在特定临床条件下，由于不存在器械维护和维修的负担，一次性输尿管软镜可能会带来更高的经济效益。

（于得水　译，张　雷　审）

参考文献

[1] Wickham JE. Treatment of urinary tract stones. BMJ (Clin Res Ed),1993,307(6916):1414-1417.

[2] Beiko DT, Denstedt JD. Advances in ureterorenoscopy. Urol Clin North Am, 2007,34(3):397-408.

[3] Papatsoris AG, Kachrilas S, Howairis ME, et al. Novel technologies in flexible ureterorenoscopy. Arab J Urol, 2011,9(1):41-46.

[4] Carey RI, Gomez CS, Maurici G, et al. Frequency of ureteroscope damage seen at a tertiary care center. J Urol,2006,176(2):607-610; discussion 10.

[5] Traxer O, Dubosq F, Jamali K, et al. New-generation flexible ureterorenoscopes are more durable than previous ones. Urology,2006,68(2):276-279. discussion 80.

[6] Al-Qahtani SM, Geavlete B, Geavlette BP, et al. The new Olympus digital flexible ureteroscope (URF-V): initial experience. Urology annals, 2011,3(3):133-137.

[7] Binbay M, Yuruk E, Akman T, et al. Is there a difference in outcomes between digital and fiberoptic flexible ureterorenoscopy procedures.J Endourol,2010,24(12):1929-1934.

[8] Sung JC, Springhart WP, Marguet CG, et al. Location and etiology of flexible and semirigid ureteroscope damage. Urology, 2005,66(5):958-963.

[9] Afane JS, Olweny EO, Bercowsky E, et al. Flexible ureteroscopes: a single center evaluation of the durability and function of the new endoscopes smaller than 9Fr. J Urol, 2000,164(4):1164-1168.

[10] User HM, Hua V, Blunt LW, et al. Performance and durability of leading flexible ureteroscopes. J Endourol, 2004,18(8):735-738.

[11] McDougall EM, Afane JS, Dunn MD, et al. Laparoscopic management of retrovesical cystic disease: Washington University experience and review of the literature. J

Endourol,2001,15(8):815-819.

[12] Pietrow PK, Auge BK, Delvecchio FC, et al. Techniques to maximize flexible ureteroscope longevity. Urology, 2002,60(5):784-788.

[13] Wendth-Nordahl G, Mut T, Krombach P, et al. Do new generation ureterorenoscopes offer a higher treatment success than their predecessors. Urol Res,2011,39. SRC-BaiduScholar:185-188.

[14] Zilberman DE, Tsivian M, Yong D, et al. Surgical steps that elongate operative time in robot-assisted radical prostatectomy among the obese population. J Endourol,2011,25(5):793-796.

[15] Karaolides T, Bach C, Kachrilas S, et al. Improving the durability of digital flexible ureteroscopes. Urology,2013,81(4):717-722.

[16] Ghani KR, Bultitude M, Hegarty N, et al. Flexible ureterorenoscopy (URS) for lower pole calculi. BJU Int,2012,110(2):294-298.

[17] Ng YH, Somani BK, Dennison A, et al. Irrigant flow and intrarenal pressure during flexible ureteroscopy: the effect of different access sheaths, working channel instruments, and hydrostatic pressure. J Endourol,2010,24(12):1915-1920.

[18] Kourambas J, Byrne RR, Preminger GM. Does a ureteral access sheath facilitate ureteroscopy.J Urol, 2001,165(3):789-793.

[19] Breda A, Territo A, López-Martínez JM. Benefits and risks of ureteral access sheaths for retro grade renal access. Curr Opin Urol, 2016,26(1):70-75.

[20] Traxer O, Thomas A. Prospective evaluation and classification of ureteral wall injuries result ing from insertion of a ureteral access sheath during retrograde intrarenal surgery. J Urol, 2013,189(2):580-584.

[21] Somani BK, Aboumarzouk O, Srivastava A, et al. Flexible ureterorenoscopy: tips and tricks. Urology Ann, 2013,5(1):1-6.

[22] Sprunger JK, Herrell SD. Techniques of ureteroscopy. Urol Clin North Am, 2004,31(1):61-69.

[23] Monga M, Dretler SP, Landman J, et al. Maximizing ureteroscope deflection: "play it straight". Urology,2002,60(5):902-905.

[24] Sooriakumaran P, Kaba R, Andrews HO, et al. Evaluation of the mechanisms of damage to flexible ureteroscopes and suggestions for ureteroscope preservation. Asian J Androl, 2005,7(4):433-438.

[25] Sooriakumaran P, Buchholz NPN. Who broke the ureteroscope. BJU Int,2004,94(1):4-5.

[26] Aiello AE, Larson EL, Sedlak R. Hidden heroes of the health revolution. Sanitation and personal hygiene. Am J Infect Control, 2008,36(10 Suppl):S128-151.

[27] Semins MJ, George S, Allaf ME, et al. Ureteroscope cleaning and sterilization by the urology operating room team: the effect on repair costs. J Endourol, 2009,23(6):903-905.

[28] Recommended practices for cleaning and caring for surgical instruments and powered equipment. AORN J, 2002,75:627-641.

[29] Vrancich A. Instrumental care. Creating longevity through proper maintenance. Mater Manag Health Care,2003,12(3):22-25.

[30] Clemens JQ. Afferent neurourology: an epidemiological perspective. J Urol, 2010,184(2):432-439.

[31] Association for the Advancement of Medical Instrumentation. ST91 Flexible and semirigid endoscope processing in health care facilities, 2015.

[32] Rutala WA, Weber DJ. Reprocessing semicritical items: current issues and new technologies. Am J Infect Control, 2016,44(5 Suppl):e53-62.

[33] Ordon M, Urbach D, Mamdani M, et al. A population based study of the changing demographics of patients undergoing definitive treatment for kidney stone disease.J Urol,2015,193(3):869-874.

[34] Knudsen B, Miyaoka R, Shah K, et al. Durability of the next-generation flexible fiberoptic ureteroscopes: a randomized prospective multi-institutional clinical trial. Urology, 2010,75(3):534-538.

[35] Landman J, Lee DI, Lee C, et al. Evaluation of overall costs of currently available small flexible ureteroscopes. Urology, 2003,62(2):218-222.

[36] Shah K, Monga M, Knudsen B. Prospective randomized trial comparing 2 flexible digital ureteroscopes: ACMI/Olympus Invisio DUR-D and Olympus URF-V. Urology, 2015,85(6): 1267-1271.

[37] Kramolowsky E, McDowell Z, Moore B, et al. Cost analysis of flexible ureteroscope repairs: evaluation of 655 procedures in a community-based practice. J Endourol, 2016,30(3):254-256.

[38] Taguchi K, Harper JD, Stoller ML, et al. Identifying factors associated with need for flexible ureteroscope repair: a Western Endourology STone (WEST) research consortium prospective cohort study. Urolithiasis,2018,46(6):559-566.

[39] Proietti S, Dragos L, Molina W, et al. Comparison of new single-use digital flexible ureteroscope versus nondisposable fiber optic and digital ureteroscope in a cadaveric model. J Endourol, 2016,30(6):655-659.

[40] Usawachintachit M, Isaacson DS, Taguchi K, et al. A prospective case-control study comparing LithoVue, a single-use, flexible disposable ureteroscope, with flexible, reusable fiber-optic ureteroscopes. J Endourol,2017,31(5):468-475.

[41] Davis NF, Quinlan MR, Browne C, et al. Single-use flexible ureteropyeloscopy: a systematic review. World J Urol, 2018,36(4):529-536.

[42] Taguchi K, Usawachintachit M, Tzou DT, et al. Micro costing analysis demonstrates comparable costs for LithoVue compared to reusable flexible fiberoptic ureteroscopes. J Endourol, 2018,32(4):267-273.

[43] Martin CJ, McAdams SB, Abdul-Muhsin H, et al. The economic implications of a reusable flexible digital ureteroscope: a cost-benefit analysis. J Urol,2017,197(3 Pt 1):730-735.

第 6 章

一次性输尿管软镜

Brenton Winship, Michael Lipkin

6.1 引 言

输尿管软镜的发展给泌尿系结石的治疗带来了革命性的改变。除直径太大的结石外，现代的输尿管镜可用于治疗输尿管或肾内几乎任何位置的结石。输尿管软镜最大的优点是其纤细而柔软的镜身，当然这也是其最大的弱点。精细的组件不仅价格昂贵而且容易频繁破损，维修难度大、成本高且难以消毒。因此，在第一代可重复使用的输尿管软镜出现不久，一次性或部分一次性输尿管软镜就诞生了[1]。最近，一次性输尿管软镜在光学和操作方面得到了改善，使其可与重复使用的输尿管软镜相媲美。由于一次性输尿管软镜用后即可抛弃，所以减少了其维修及消毒的后顾之忧。对比分析一次性和重复使用的输尿管软镜的成本 – 效益比，其比值取决于医疗机构的诸多因素，包括手术数量、维修频率、供货和服务合同。

6.2 可重复使用输尿管软镜的购置和维修成本

自进入临床应用以来，输尿管软镜得到了"革命性"的发展，变得尽可能小巧、灵活，以便能够观察患者上尿路全貌并减少手术并发症。目前，大多数输尿管软镜尺寸范围是7~10Fr。正如Sung等所证明的，输尿管软镜的尺寸和需要维修的损坏频率之间存在反比关系[2]。

B. Winship • M. Lipkin (✉)
Department of Urology, Duke University Medical Center, Durham, NC, USA
e-mail: Michael.lipkin@duke.edu

© Springer Nature Switzerland AG 2020
B. F. Schwartz, J. D. Denstedt (eds.), *Ureteroscopy*,
https://doi.org/10.1007/978-3-030-26649-3_6

可重复使用的输尿管软镜是非常昂贵的医疗器械。新器械的价格差别很大，据报道其价格高达 52 000~70 000 美元 [3]。可重复使用的输尿管软镜的价格可能会因医疗机构与软镜公司之间的合同以及不同地区而有所不同。然而，并不是软镜的购买价格决定了其使用成本。输尿管软镜的维修费用约占输尿管软镜检查相关成本的 50%[4]，平均维修费用为 2 480~4 535 美元 [5]。每根输尿管软镜在需要维修之前可以完成的病例数量差异很大，据报道低至 7.5 例 [3]，高达 79 例 [6]。一些参与泌尿外科住院医师培训的学术中心的专家报告，大约每 12 例软镜手术后要进行一次维修。相反，一份来自没有泌尿外科住院医师培训的医疗机构的报告显示，大约每 21 例软镜手术后要进行一次维修 [9]。此外，输尿管软镜的耐用性在每次后续维修后都会变差。多位作者报道，软镜维修后可减少下一次维修之前进行的操作病例数，最多可减少 25%[8,10,11]。考虑到以上因素，每个病例用于输尿管镜维修的平均费用因医疗机构而异，据报道为 358~957 美元 [3-5,8,12]。

6.3　重复消毒及灭菌问题

多次手术对输尿管软镜重复消毒处理可能会损坏软镜，并进一步提高相关的维修成本。执行复消任务的工作人员可能会对维修频率和成本产生重大影响。Semins 等报告了将软镜复消任务从中心消毒供应室变更至泌尿科手术护理人员 [13]，这一转变使他们的软镜在需要维修前可以完成的平均病例数几乎翻了 3 倍，从 10.8 例增加到 28.1 例。随后，每个病例的平均维修费用从 418 美元降至 120 美元。在一家复消工作人员受过专业培训的专科医院，Kramolowsky 等报告了相似的结果 [9]。

单次复消可能会严重损坏输尿管软镜，但许多输尿管镜在不同手术期间都会经历多次复消。输尿管软镜每用于一个病例平均要经历 1.8 次复消 [6]，并且由于新出现的损坏或可见污染，12% 的软镜在患者摆体位过程中发现无法使用 [14]。同样需要引起重视的是，受污染的软镜可作为患者之间传播细菌或病毒的媒介，这可能会导致更为严重的临床及经济问题。Ostead 等在两个中心检查了输尿管软镜的灭菌处理过程，在所有受检软镜上均发现了蛋白质，在超过半数的软镜上检测到了血红蛋白，在 16 根已经灭菌的软镜中有 2 根出现了细菌 [15]。这些发现会导致什么样的临床结果尚不清楚，但已有文献报道，输尿管软镜可以作为疾病传播载体。例如，

2013 年 Chang 等报道了一例厄他培南（ertapenem）耐药的阴沟肠杆菌（enterobacter cloacae）感染与受污染的输尿管软镜有关。与此案例类似的潜在诉讼费用很容易超过输尿管软镜的多次维修费用[16]。

6.4　一次性输尿管软镜的发展

一次性输尿管软镜具有许多潜在优势，避免了维修灭菌的后顾之忧。同时，由于不需要复消和维修部件，使得软镜的应用范围也得以扩大。虽然处于起步阶段，Bagley 报道了由可重复使用的手柄和一次性软镜头组装的输尿管软镜的应用经验[1]，但直到 2009 年以后，这种设备才得到广泛使用[17]。SemiFlex 输尿管软镜是第一个此类器械，它是一个具有可重复使用的手柄和一次性半柔性目镜镜体的光纤输尿管镜。相对于可重复使用的输尿管软镜，文献报道该软镜在临床上接受程度尚可，但未能获得普及，并最终停止使用[17,18]。随后，部分可重复使用的 PolyScope 软镜进入了市场，它提供了一个可弯曲的、一次性使用的镜体和包含光纤束的可重复使用的光学组件，具有独特的类似注射器的手柄，但只能进行 180° 的单向转动（图 6-1）。尽管有报告证明其性能相对于可重复输尿管软镜更加优良，但也未能在市场上立足[17]。2013 年，Cook 医疗公司发布了 Flexor Vue，该软镜具有 15Fr 的一次性鞘，这种鞘设计成操作通道同时带有 1 个可弯曲的尖端和 1 个最多可以使用 10 次的手柄[19]。由于该软镜相对直径较粗，以及使用此混合式操作鞘 / 镜体合一设备使得操作步骤连接更改，导致其最终停产。2015 年，波士顿科学公司（Boston Scientific，Marlborough，

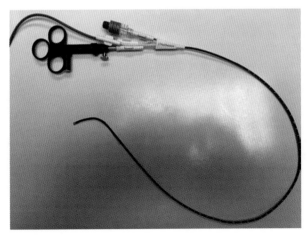

图 6-1　PolyScope 软镜系统

MA）发布了 LithoVue，这是一款一次性数字输尿管软镜，旨在模拟可重复使用的输尿管软镜。LithoVue 具有 7.7Fr 的柔性头端、9.5Fr 的镜体和 3.6Fr 的工作通道，并允许在两个方向上进行至少 270° 的头端弯曲（图 6-2）。它拥有一个内置光源，可通过单根数据线直接插入其自带的显示器[17]。此后，其他制造商 [如 PUSEN（中国珠海）；图 6-3] 发布了一次性输尿管软镜，其外观和功能越来越接近可重复使用的软镜。这些软镜已经得到了全世界泌尿科专家的广泛认同。在本章的其余部分，除非特别提到，讨论的都是一次性输尿管软镜。

6.5　一次性与可重复使用输尿管软镜的比较

LithoVue 和其他一次性输尿管软镜在光学组件、灵活性和其他性能方面可与重复使用的输尿管软镜相媲美。Dale 等将 LithoVue 一次性软镜与纤维和数字可重复使用输尿管软镜进行了一系列的实验室比较[20]。他

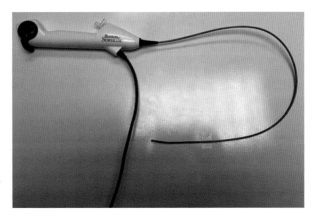

图 6-2　波士顿科技公司（Boston Scientific）生产的 LithoVue 一次性输尿管软镜

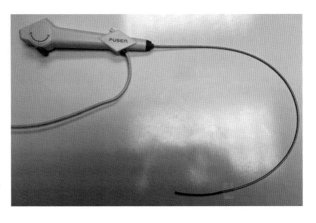

图 6-3　普生（Pusen）PU302 2a 一次性输尿管软镜

们证实，与可重复使用输尿管软镜相比，LithoVue 在工作通道空置的情况下可提供高达 276° 出色的偏转，并且即使在通道中使用 200nm 激光光纤或 1.9Fr 网篮时仍可保持其最大程度的偏转。光学分辨率与数字软镜 Storz Flex-Xc（Karl Storz，德国）相当，并且优于纤维软镜 Wolf Cobra（Richard Wolf，德国）。此外，即使在置入设备的情况下，LithoVue 的工作通道也保持了较高的冲洗流量。类似的实验室研究将 LithoVue 与其他一次性输尿管软镜以及纤维和数字可重复使用输尿管软镜进行了比较，证实了这些设备工作效能基本相同，只有少数例外 [21,22]。Dragos 等 [23] 检测了多种光纤和数字可重复使用软镜以及 LithoVue 软镜的尖端偏转特性。他们发现，与纤维软镜相比，所有数字软镜（包括 LithoVue）由于具有一个容纳相机芯片的外壳，其头端相对较长且不易弯曲，从而限制了进入锐角肾盏的能力。此外，在另一份报告中，Dragos 等证明，与可重复使用的软镜相比，PTFE 导丝或活检钳等硬质器械对一次性软镜实现最大偏转角度的损失有更大影响 [24]。

许多临床研究也对 LithoVue 一次性输尿管软镜和可重复使用的输尿管软镜进行了比较。Usawachintachit 等进行了一项病例对照研究，将 LithoVue 一次性软镜与 Olympus URF-P6 可重复使用纤维软镜进行了比较。他们发现，在临床应用中，一次性软镜故障率为 4.4%，而可重复使用的软镜故障率为 7%[25]。有趣的是，他们还发现应用一次性软镜可节省大约 10min 的手术时间，并且围手术期并发症更少。他们推测，手术时间缩短可能是由于一次性软镜的简化装置（LithoVue 仅需要插入单根数据线，而纤维软镜则需要插入独立的光源线和摄像头）。然而，难以解释并发症减少的原因。并发症的差异既不是继发于感染性因素，也不是因严重并发症减少导致（无论使用何种软镜，均为 Clavien Ⅰ级或Ⅱ级）。在比较一次性输尿管软镜和可重复使用输尿管软镜的后续研究中，并未得出在手术时间和术后并发症方面显著差异的结论。

Mager 等进行了一项前瞻性队列研究，他们将 LithoVue 一次性软镜与可重复使用的纤维软镜和数字软镜进行了比较 [3]。报告显示，这些软镜在成功率（定义为达到目标解剖结构的能力）、围手术期并发症、手术时间或放射暴露时间方面均无差异。

鉴于一次性输尿管软镜的单次使用特性，泌尿外科医生担心一次性软镜的耐用性是否足以完成手术时间长或操作复杂的病例。在上述研究中，应用 LithoVue 一次性软镜完成的 68 个病例中，只有一例在手术刚开始时软镜出现了故障[3]。该故障是由于软镜质量问题造成，已免费更换。此外，Doizi 等在 40 个连续病例开始和结束时检查了 LithoVue 一次性软镜的最大偏转角度，在两个时间点之间没有发生显著差异[17]。

外科医生对输尿管软镜的手感可能会造成其担忧一次性软镜的耐用性。一次性软镜比可重复使用的软镜在重量上轻得多，这可能会给人一种设备制造不良的感觉。然而，这实际上可能是一种优势，而不是缺点。Proietti 等评估了多种临床可用的输尿管软镜的重量，包括数字和纤维软镜以及一次性软镜（LithoVue）[26]。一次性软镜是迄今为止重量最轻的一款软镜，为 277.5g，而 Olympus URF-V2 数字可重复使用软镜的重量为 942g。软镜的相对重量似乎并不重要，但正如 Ludwig 等所指出的，当使用较重的软镜时，要完成标准的软镜训练任务需更多的肌肉参与工作[27]。因此，一次性输尿管软镜可减少医生在长时间操作或多次操作后的疲劳，从而提高术者在术间的手术效率。其他用于减少疲劳的手术设备也得到了研发，其中最著名的就是手术机器人系统[28,29]。当使用手术时间来衡量外科医生的疲劳程度时，Seklehner 等发现手术时间延长与净石率降低之间存在相关性[30]。这些研究都表明，使用一次性软镜的经济效益可能远远超出设备购置和维修成本。

笔者在撰写本章时，类似于 LithoVue 的一次性输尿管软镜如 Pusen PU3022 已经进行了一些公开的临床试验。Marchini 等对 LithoVue 和 Pusen 软镜进行了体外比较，并指出了分辨率、冲洗流速、设备在工作通道中导致的偏转损耗等方面的差异[31]，其中许多差异具有统计学意义，但它们与不同厂家生产的可重复输尿管软镜之间的差异相似，差异微小且临床意义尚不清楚。Salvadó 报道了 11 例 Pusen 一次性软镜在临床上的应用，未发现任何性能缺陷[32]。

6.6　环境影响

现代化的手术室产生了数量庞大的医疗垃圾。这不仅成为医疗保健系统的成本，还潜在地转化成为环境成本。对一次性输尿管软镜的担心在于使用后将其抛弃到垃圾箱中会加剧环境问题。笔者在撰写本章时，只有一项研究试图阐明有关一次性输尿管软镜所带来的环境问题。Davis 等检测了一次性输尿管软镜（LithoVue）和数字可重复输尿管软镜（Olympus URF-V2）的碳印迹[33]。他们估算了每条软镜制造、维修、灭菌和最终处置所产生的固体废物和所需要的能源消耗，并将其转换为等量的CO_2。笔者使用的数据来自该中心，包括可重复输尿管软镜需要维修之前平均应用于16例患者和最终处置之前可应用于180例患者的数据。他们得出一次性输尿管软镜平均每例产生4.43kg的CO_2，而可重复输尿管软镜平均每例产生4.47kg的CO_2。因此，当用碳印迹衡量潜在的环境影响时，一次性输尿管软镜似乎与可重复输尿管软镜相似。

6.7 成本分析

撇开性能问题，是否使用一次性输尿管软镜还是取决于其成本。一次性输尿管软镜的价格仅仅是新的可重复输尿管软镜价格的一小部分，但对所有患者来说将一次性器械作为常规设备时费用相对昂贵。尽管如此，一次性输尿管软镜避免了可重复输尿管软镜明显、不确定的维修费用，为泌尿外科医生提供了稳定且全新的镜子，减少了由软镜灭菌或破损问题导致的操作延迟或取消的可能性。

然而，确定使用一次性输尿管软镜的经济成本并非易事。从最初的购买到后续的维修，所有与输尿管软镜相关的协议价格经常变化，而且通常保密。笔者在撰写本章时，LithoVue一次性输尿管软镜的公开报价是1 500美元[34]，这几乎是所有成本分析研究都采用的价格。

值得注意的是，大多数进行成本分析研究的都是学术培训中心。如上所述，在需要维修之前可重复输尿管软镜的使用次数取决于使用者。因此，一次性输尿管软镜的成本分析在不参与住院医师培训的中心之间差异很大。

Martn等进行了一项成本－效益分析，将LithoVue一次性输尿管软镜和数字输尿管软镜（Storz Flex-XC，Karl Storz，Germany）进行了比较[7]。他们分析了使用可重复输尿管软镜完成的160例患者的费用，并将其实际费用与每例使用一次性输尿管软镜的患者的预计费用进行比较（假设每根LithoVue输尿管软镜的固定成本是1 500美元）。该文的分析并没有包括可重复输尿管软镜的购买成本，因此该分析可能不适用于希望建立或升级现有输尿管软镜设备的中心。据报道，可重复输尿管软镜的成本是平均每例 848 美元。据此推算，笔者认为如果一个中心每年进行至少 99 例输尿管软镜手术，则可重复输尿管软镜是更为经济的选择。

同样地，Mager 等进行了类似的分析，报道了一次性输尿管软镜的"折损点"是每年 61~118 例手术 [3]。

Taguchi 等对使用纤维可重复输尿管软镜（Olympus URV-P6）和一次性输尿管软镜 LithoVue 的病例进行了微成本分析 [12]。他们的研究考虑到了每个操作过程和步骤的费用，包括一次性输尿管软镜的处置费用，将使用输尿管软镜进行手术的连续一周的病例纳入分析范围。报道显示，可重复输尿管软镜的平均成本是 2 799 美元 / 例，而一次性输尿管软镜是 2 852 美元 / 例。值得注意的是，尽管与 Usawachintachit 等的研究在同一中心进行，这项研究发现可重复输尿管软镜的维修费用相对较高（957 美元 / 例），并且相对于使用一次性输尿管软镜并没有显著的手术时间方面的优势 [25]。

对此也有不同看法，Tosoian 等报道称只要可重复输尿管软镜的维修费用维持在 1 199 美元 / 例以下，他们的医学中心由于手术量较大，就可以保持盈利 [5]。

6.8　一次性输尿管软镜的选择性使用

Ozimek 等进行了一项成本分析，比较了使用纤维或数字可重复输尿管软镜完成病例的实际成本与使用 LithoVue 一次性输尿管软镜的预计成本的差异 [35]。与 Martin 等的结果相似，他们认为如果所有患者都改用一次性输尿管软镜，那么与输尿管软镜相关的成本将几乎翻倍 [7]。然而，仔细检索本组临床病例，他们发现在完成患者的肾下盏漏斗部与肾盂夹角 < 50° 的手术后，绝大多数软镜都需要维修。笔者指出，如果在这些情况下改用一次性输尿管软镜，将会大大节省成本。他们推测不仅维修成本会降低，而且由于避免了手术时间延长和取消，总完成病例数也会增加，从而增加总体收入。

该报告表明，对于手术例数较大甚至中等的中心，选择性使用一次性输尿管软镜可能会带来很大的经济优势。除了肾下极结石患者外，其他容易导致输尿管软镜损坏的手术包括顺行输尿管镜检查和超过 2cm 的软镜碎石都是选择指征 [6]。此外，Keller 等认为增加输尿管软镜偏转的某些操作将会产生巨大的应力，建议只有在使用一次性输尿管软镜时才进行这些操作[36]。例如，头端被动偏转是在软镜头端完全进入接入鞘之前迫使内镜弯曲来完成的，将使软镜的偏转直径减小 66% 可允许软镜进入角度非常小的肾盏，但由此产生的扭矩是常规弯曲的 4 倍。

Molina 等报告了他们中心选择性使用 LithoVue 一次性输尿管软镜的结果[37]。在结石最大直径 >15mm 或者需要手术治疗但结石位于肾下盏且不易移位至肾上盏或肾中盏时，他们使用一次性输尿管软镜进行手术。在 15 个月中，他们进行了 228 例输尿管软镜手术，其中 17 例根据选择标准使用了一次性输尿管软镜。他们报道称，与之前进行的 228 例手术相比，成本节约了超过 52 000 美元，这相当于每个患者节省了 229 美元。

复杂病例中的输尿管软镜损坏不仅仅是经济问题。Huynh 等报道了 2 例可重复使用输尿管软镜在手术过程中卡在患者体内的案例[38]。一例能在内镜操作下移出，另一例则需要开放手术才能取出。对第 2 例的输尿管软镜的使用情况进行分析发现该软镜已重复使用 80 多次，使用时间超过 2 000h。输尿管镜远端垫皮像手风琴箱一样折叠被认为是输尿管镜损坏的最初表现。类似的发现也出现于另一份报告中，该报告提出了可重复输尿管软镜需要维修的常见指征[39]，并且回顾了术中输尿管镜撕脱伤的相关机制[40]。当然，一次性输尿管软镜也不能避免发生故障。然而，以上数据表明最危险的故障往往是在反复使用可重复输尿管软镜情况下所独有的。

6.9 结　论

尽管有很多证据表明，在试验和临床测试中，一次性输尿管软镜几乎等同于可重复输尿管软镜，而且最新的研究证明在某些特定病例中使用一次性输尿管软镜可能更具经济优势，但在泌尿科医生中仍然存在一种观点，认为可重复输尿管软镜更好。当然，这两种输尿管软镜之间的差异是细微的，难以客观衡量。例如，笔者注意到使用 LithoVue 一次性输尿管软镜有图像中心变白的倾向，尤其是在激光工作期间。这种现象在数字可重复输尿管软镜中并不明显，并且可能会随着技术的进步而改善。事实上，笔者已经注意到该领域的改进，例如对显示器的图像处理进行了间隔软件优化。此外，相较于大多数纤维输尿管软镜，目前临床上可获得的一次性输尿管软镜头端更大、镜体更粗[20,23,24]，这使其难以通过狭窄的输尿管。尽管如此，最复杂的病例往往会使输尿管软镜承受巨大应力，因此在这些病例中使用一次性输尿管软镜最有可能获得经济优势，并且大多数泌尿外科医生会在处理困难病例时使用他们最拿手的内镜。

随着输尿管软镜的不断改进，一次性输尿管软镜将会克服这些性能障碍。随着数字成像技术的发展，软镜将变得更小巧、便宜，从而使输尿管软镜变得更加容易操作，分辨率更加清晰。来自多家供应商的新型一次性输尿管软镜将进入市场，从而可降低医疗成本，提高内镜性能。可重复输尿管软镜制造商很可能会加入一次性输尿管软镜市场，或者创新方法来降低维修成本。幸运的是，这些变化可能会降低一些手术例数少的医疗单位的成本，这些单位往往无法获得维修或重复消毒设施，从而增加世界各地输尿管软镜的可及性。如果我们以激光光纤、网篮和许多其他内镜工具的发展为例，不难想象，不久的将来会出现完全一次性泌尿外科内镜工具箱。

（朱伟杰　王　祥　译，叶雄俊　审）

参考文献

[1] Bagley DH. Flexible ureteropyeloscopy with modular, "disposable" endoscope. Urology,1987,29(3):296-300.

[2] Sung JC, Springhart WP, Marguet CG, et al. Location and etiology of flexible and semirigid ureteroscope damage. Urology, 2005,66(5):958-963.

[3] Mager R, Kurosch M, Hofner T, et al. Clinical outcomes and costs of reusable and single-use flexible ureterorenoscopes: a prospective cohort study. Urolithiasis,2018,46:587.

[4] Landman J, Lee DI, Lee C, et al. Evaluation of overall costs of currently available small flexible ureteroscopes. Urology, 2003,62(2):218-222.

[5] Tosoian JJ, Ludwig W, Sopko N, et al. The effect of repair costs on the profitability of a ureteroscopy program. J Endourol, 2015,29(4):406-409.

[6] Legemate JD, Kamphuis GM, Freund JE, et al. Durability of flexible Ureteroscopes: a prospective evaluation of longevity, the factors that affect it, and damage mechanisms. Eur Urol Focus, 2018. https://doi.org/10.1016/j.euf.2018.03.001.

[7] Martin CJ, McAdams SB, Abdul-Muhsin H,et al. The economic implications of a reusable flexible digital Ureteroscope: a cost-benefit analysis. J Urol, 2017,197(3 Pt 1):730-735.

[8] Hennessey DB, Fojecki GL, Papa NP, et al. Single-use disposable digital flexible ureteroscopes: an ex vivo assessment and cost analysis. BJU Int, 2018,121 Suppl 3:55-61.

[9] Kramolowsky E, McDowell Z, Moore B, et al. Cost analysis of flexible Ureteroscope repairs: evaluation of 655 procedures in a community-based practice. J Endourol, 2016, 30(3):254-256.

[10] Canales BK, Gleason JM, Hicks N, et al. Independent analysis of Olympus flexible ureteroscope repairs. Urology, 2007,70(1):11-15.

[11] Carey RI, Gomez CS, Maurici G, et al. Frequency of ureteroscope damage seen at a tertiary care center. J Urol, 2006,176(2):607-610; discussion 10.

[12] Taguchi K, Usawachintachit M, Tzou DT, et al. Microcosting analysis demonstrates comparable costs for LithoVue compared to reusable flexible fiberoptic ureteroscopes. J Endourol, 2018,32(4):267-273.

[13] Semins MJ, George S, Allaf ME, et al. Ureteroscope cleaning and sterilization by the urology operating room team: the effect on repair costs. J Endourol, 2009,23(6):903-905.

[14] Calio B, Hubosky S, Healy KA,et al. MP89-17 bad out of the box: a report on preoperative failure rates of reusable flexible ureteroscopes at a single institution. J Urol, 2018,199(4):e1212.

[15] Ofstead CL, Heymann OL, Quick MR, et al. The effectiveness of sterilization for flexible ureteroscopes: a real-world study. Am J Infect Control, 2017,45(8):888-895.

[16] Chang CL, Su LH, Lu CM, et al. Outbreak of ertapenem-resistant Enterobacter cloacae urinary tract infections due to a contaminated ureteroscope. J Hosp Infect, 2013,85(2):118-124.

[17] Doizi S, Kamphuis G, Giusti G, et al. First clinical evaluation of a new single-use flexible ureteroscope (LithoVue): a European prospective multicentric feasibility study. World J Urol, 2017,35(5):809-818.

[18] Boylu U, Oommen M, Thomas R, Lee BR. In vitro comparison of a disposable flexible ureteroscope and conventional flexible ureteroscopes. J Urol, 2009,182(5):2347-2351.

[19] Schlager D, Hein S, Obaid MA, et al. Performance of single-use flexorVue vs reusable boaVision ureteroscope for visualization of calices and stone extraction in an artificial kidney model. J Endourol, 2017,31(11):1139-1144.

[20] Dale J, Kaplan AG, Radvak D, et al. Evaluation of a novel single-use flexible Ureteroscope. J Endourol, epub 2017.

[21] Talso M, Proietti S, Emiliani E,et al. Comparison of flexible Ureterorenoscope quality of vision: an in vitro study. J Endourol, 2018,32(6):523-528.

[22] Tom WR, Wollin DA, Jiang R, et al. Next-generation single-use Ureteroscopes: an in vitro comparison. J Endourol, 2017,31(12):1301-1306.

[23] Dragos LB, Somani BK, Sener ET, et al. Which flexible Ureteroscopes (digital vs. fiber-optic) can easily reach the difficult lower pole calices and have better end-tip deflection: in vitro study on K-box. A PETRA evaluation. J Endourol, 2017,31(7):630-637.

[24] Dragos L, Martis SM, Somani BK, et al. MP68-03 comparison of eight digital (reusable and disposable) flex ible ureteroscopes deflection properties: in-vitro study in 10 different scope settings. J Urol, 2018,199(4):e917.

[25] Usawachintachit M, Isaacson DS, Taguchi K, et al. A prospective case-control study comparing LithoVue, a single-use, flexible disposable Ureteroscope, with flexible, Reusable Fiber-Optic Ureteroscopes. J Endourol, 2017,31(5):468-475.

[26] Proietti S, Somani B, Sofer M, et al. The "body mass index" of flexible ureteroscopes. J Endourol, 2017,31(10):1090-1095.

[27] Ludwig WW, Lee G, Ziemba JB, et al. Evaluating the ergonomics of flexible ureteroscopy. J Endourol, 2017,31(10):1062-1066.

[28] Heemskerk J, Zandbergen HR, Keet SW, et al. Relax, it's just laparoscopy! A prospective randomized trial on heart rate variability of the surgeon in robot-assisted

versus conventional laparoscopic cholecystectomy. Dig Surg,2014,31(3):225-232.

[29] Hubert N, Gilles M, Desbrosses K, et al. Ergonomic assessment of the surgeon's physical workload during standard and robotic assisted laparoscopic procedures. Int J Med Robot, 2013,9(2):142-147.

[30] Seklehner S, Heissler O, Engelhardt PF, et al. Impact of hours worked by a urologist prior to performing ureteroscopy on its safety and efficacy. Scand J Urol, 2016,50(1):56-60.

[31] Marchini GS, Batagello CA, Monga M,et al. In vitro evaluation of single-use digital flexible ureteroscopes: a practical comparison for a patient-centered approach. J Endourol, 2018,32(3):184-191.

[32] Salvadó JA, Velasco A, Olivares R, et al. PD35-11 new digital single-use flexible ureteroscope (pusen TM): first clinical experience. J Urol, 2017,197(4): e667.

[33] Davis NF, McGrath S, Quinlan M, et al. Carbon footprint in flexible ureteroscopy: a comparative study on the environmental impact of reusable and singleuse ureteroscopes. J Endourol, 2018,32(3):214-217.

[34] Davis NF, Quinlan MR, Browne C, et al. Single-use flexible ureteropyeloscopy: a systematic review. World J Urol, 2018,36(4):529-536.

[35] Ozimek T, Schneider MH, Hupe MC, et al. Retrospective cost analysis of a single-center reusable flexible ureterorenoscopy program: a comparative cost simulation of disposable fURS as an alternative. J Endourol, 2017,31(12):1226-1230.

[36] Keller EX, De Coninck V, Rodriguez-Monsalve M, et al. MP68-05 taking advantage of single-use flexible ureteroscopes: techniques of forced tip deflection and forced torque. J Urol, 2018,199(4):e918.

[37] Molina W, Warncke J, Donalisio da Silva R, et al. PD53-03 cost analysis of utilization of disposable flexible ureteroscopes in high risk for breakage cases. J Urol, 2018,199(4):e1047.

[38] Huynh M, Telfer S, Pautler S, et al. Retained digital flexible Ureteroscopes. J Endourol Caser Rep, 2017,3(1):24-27.

[39] Canales BK, Gleason JM, Hicks N, et al. Independent analysis of Olympus flexible Ureteroscope repairs. Urology, 2007,70(1):11-15.

[40] Tanimoto R, Cleary RC, Bagley DH, et al. Ureteral avulsion associated with ureteroscopy: insights from the MAUDE database. J Endourol, 2016,30(3):257-261.

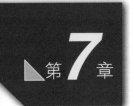

结石治疗设备

Robert C. Calvert

7.1 取石设备

7.1.1 历 史

1912 年，Hugh Hampton Young 第一次记录了输尿管镜检查[1]，但第一个专门的输尿管镜直到 1979 年才生产出来[2,3]，采用输尿管镜治疗结石直到 20 世纪 80 年代才开始普及。通过内镜取出不能自发排出的小输尿管结石经常作为开放输尿管取石术的替代方式。很早以前就出现了很多种可用的取石设备，包括 Council 萃取器（1926 年[4]）、Johnson 取出器（1936 年[5]）和改良 Dormia 取出器（1958 年[6]）。这些取出器看起来像现在网篮的放大版本，通过膀胱镜插入输尿管（图 7-1）使用。X 射线引导常用来帮助定位并取出石头。这项技术的应用通常需要进行输尿管扩张。虽然这项技术为开放手术提供了一个可替代的选择，但不能碎石，因此不能取出过大的结石，原因是有可能导致包括输尿管撕脱在内的严重输尿管损伤。很明显，不同患者的输尿管粗细程度有很大的差异，因此哪些结石适合内镜下治疗很难预测。取石篮嵌塞的情况也并不少见[7,8]，发生这种情况时通常需要通过内镜下切开膀胱 – 输尿管交界处或中转为输尿管开放取石术来处理。文献中有一些严重输尿管损伤的报道，虽然不常见，但是有漏报的可能。

R. C. Calvert (✉)
Gow Gibbon Department of Urology, Royal Liverpool and Broadgreen University Hospitals
NHS Trust, Kent, Lodge, Broadgreen Hospital, Thomas Drive, UK
e-mail: robert.calvert@rlbuht.nhs.uk

© Springer Nature Switzerland AG 2020
B. F. Schwartz, J. D. Denstedt (eds.), *Ureteroscopy*,
https://doi.org/10.1007/978-3-030-26649-3_7

7.1.2　现代使用情况

硬性和半硬性输尿管镜可以直视结石，从而更准确地评估输尿管结石的大小，以及更精确地使用取石设备。此外，输尿管镜可以使用能量器械碎石，如电液压碎石、气压碎石以及后来最成功的激光碎石。

光学技术的微型化和改进使输尿管取石的成功率和安全性发生了革命性的变化，非直视下网篮取石和开放输尿管取石逐渐被废弃，取而代之的是输尿管镜碎石取石、冲击波碎石和药物排石治疗。输尿管软镜的出现使肾盂肾盏结石进行逆行碎石成为可能，在 2000 年之后的几年中，随着微型化和放大偏转镜技术的改进，逆行肾内手术的数量急剧增加[9,10]。

内镜下结石治疗技术将在第 8 章进行讨论。小结石有时可以用取石篮或钳子取出，不需要碎石，但这类结石通常可以自行排出，不需要行输尿管镜检查。大多数输尿管结石或肾结石治疗至少需要适当的碎石处理。钬激光可提供破碎结石的高频能量，使结石部分汽化，并使残渣变成粉尘状，这样方便冲出或排出。另一种可选择的方法是使用频率较低但脉冲能量较高的激光，使结石碎成少量中等大小的碎块，然后使用取石篮或钳子取出。在肾脏中使用碎石技术时，因为通常需要多次进出镜子和取石篮，手术医生往往需要放置输尿管导引鞘。手术医生应当清楚镜子进出的次数与结石的体积成正比，结石体积与结石最大直径的三次方成正比（假设石头是球形的），因此结石体积是预测手术时间的最佳指标[11]。

手术医生需要具备多大的结石碎片可以从内镜下取出的判断能力。在治疗输尿管结石时，由于结石常合并黏膜水肿，经常需要将结石从初始位置逆行推动；由于输尿管下段或膀胱壁内段狭窄常常导致较大的结石取出困难，因此手术医生应该在直视下进行取石操作。使用输尿管钳可以更容易地取出结石，但与使用结石篮相比，该操作容易遗漏较小的结石碎片。由于需要在输尿管穿行较长的距离，外科医生在输尿管上段使用取石篮时需要特别小心。

治疗肾结石时也必须仔细考虑结石的大小和引导鞘的选择。更大的引导鞘可以改善水流，允许外科医生取出更大的结石碎片。但是，如果在狭窄和未提前置管预扩张的输尿管中应用较大的鞘，则可能会给输尿管带来风险（见第 9 章和第 12 章）。如果将结石击的太碎，会明显增加软镜进出取石的次数，甚至迫使术者将碎片化取石策略转变为粉末化排石策略。当然，大多数碎片化的过程中至少包含一些粉末化的操作。

7.1.3 重置结石位置

在激光处理前也可以用取石篮或钳子来重置结石位置。通过输尿管软镜的工作通道置入器械会不可避免地使其损失偏转角度。第一代输尿管软镜在工作通道不置入任何器械时可以偏转 100°~150°。而将激光光纤放入工作通道时，镜子几乎不可能偏转到 90°，也就不可能取出肾下盏的结石，但是约有一半的肾结石位于肾下盏。一次性的取石篮比 200μm 的激光光纤更软，它可以将肾下盏结石放置到肾上盏，以便进行激光碎石[12,13]。

虽然使用二次偏转的输尿管软镜可以顺利进入肾下盏，但手术医生仍然受到一些因素的制约需要重置结石位置：首先，在上盏碎石比较容易，而且在采用"爆米花"粉末化碎石策略时，选择的结石碎片相对固定，尽可能使碎片在激光前方来回跳动的合适肾盏进行操作；其次，上盏结石碎片更容易排出，尤其是对于下盏盏颈较长、较狭窄和下盏肾盂夹角较锐利的患者而言，应当进行结石重置操作；第三，在偏转角度较大的情况下使用高能量的激光，在最大偏转点存在融化激光光纤、损伤输尿管软镜的风险。不同的激光光纤在激光能量等级上有很大的差异，手术医生在选择最合适的结石治疗策略时应考虑到这一点。

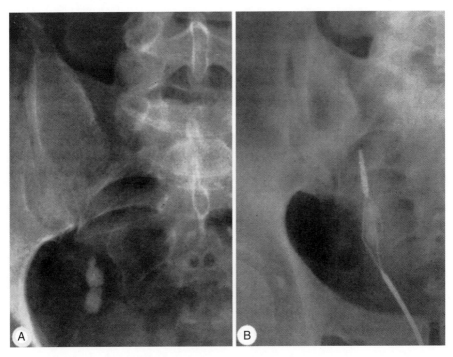

图 7-1　一个使用 Johnson 取出器进行内镜操作（盲篮）选择不当的历史案例。需要开放输尿管切开术取出取石器和结石（引自 Butt[8]）

7.1.4 取石设备类型

理想的取石装置应足够坚固和耐用；也需要足够细，以不阻塞工作通道的灌流；还需要足够灵活，以不减少输尿管软镜的偏转角度；而且，取石装置要能够有效地抓紧各种大小的结石碎片，但也必须能够轻松地放下它们。

早期泌尿外科医生倾向于使用膀胱镜的取石篮进行输尿管镜取石操作，如 Dormia 篮，这是一种不锈钢螺旋状装置[14]。目前仍然在使用的通过旋转运动取石的篮子有 Bagley 篮和双螺旋 Gemini 篮（图 7-2）。这类取石篮相当坚固，但较大，常用于半硬性输尿管镜。一些取石篮有丝状尖端，这样可以减少结石通过时损伤输尿管的风险。丝状尖端还可以帮助外科医生清理膀胱内沉积在输尿管口的结石碎片。现代常规使用的小直径半硬性输尿管镜中使用取石篮常常会因为其直径较大，显著减少灌流量。

20 世纪 80 年代早期研发出来的 Segura 篮（Boston Scientific，MA，USA）由 4 根扁导线组成（图 7-3）。这种金属篮的优点是可以在很小的空间内打开，但金属线的尖锐边缘可能会损伤输尿管黏膜。这种金属篮相当常用，但其硬度限制了在软镜中的使用。镍钛合金、镍钛诺（Nitinol）取石篮的发展彻底改变了取石设备，如今大多数取石篮都是用这种材料制

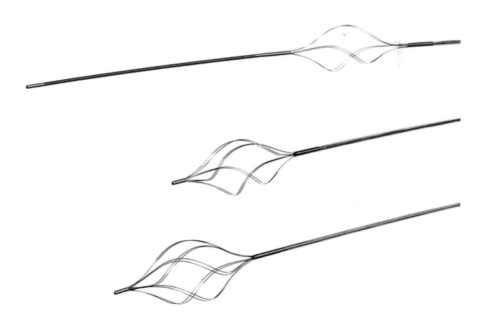

图 7-2　Gemini 篮（Boston Scientific Corp., MA, USA；Boston Scientific 公司供图）

成的。镍钛诺强度高，重量轻，具有形状记忆效应，而且具有超弹性，将其折叠后可以通过狭小的鞘管，然后在鞘管中向前延伸时可迅速恢复成原有形状。此类取石篮中无尖端的球形结构很受欢迎，具有代表性的有Zero Tip™篮（图7-4；Boston Scientific，MA，USA），Halo™（图7-5；Sacred Heart Medical Inc.，MN，USA），NCircle®（图7-6；Cook Medical LLC，USA），以及Dormia®No-Tip（Coloplast A/S，Denmark）。这一系列取石篮可以轻易地取出肾盏中的结石，而不会损伤肾乳头。

随后又制造出了镍钛诺螺旋篮，例如NForce®（图7-6；Cook Medical，IN，USA）和Dormia®N.Stone®（Coloplast A/S，Denmark），它们比不锈钢螺旋篮筐更轻、更灵活。

一些制造商已经生产了带有更细网状结构的取石篮，旨在清除肾盏或输尿管中较小的结石碎片，例如NCompass®（图7-6；Cook Medical，IN，USA）和Leslie Parachute™（Boston Scientific，MA，USA）。

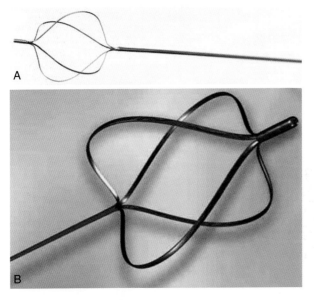

图7-3 Segura™ 扁导丝篮（Boston Scientific Corp., MA, USA；Boston Scientific 公司供图）

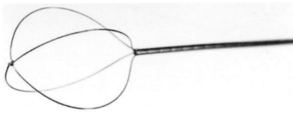

图7-4 Zero Tip™篮（Boston Scientific Corp., MA, USA；Boston Scientific 公司供图）

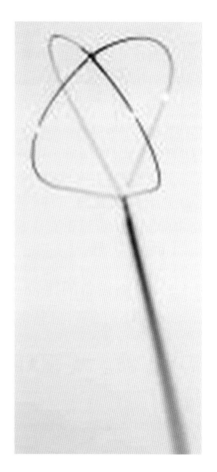

图 7-5 1.5Fr 镍钛诺无针尖篮（Sacred Heart Medical Inc., MN, USA；Sacred Heart 医疗公司供图）

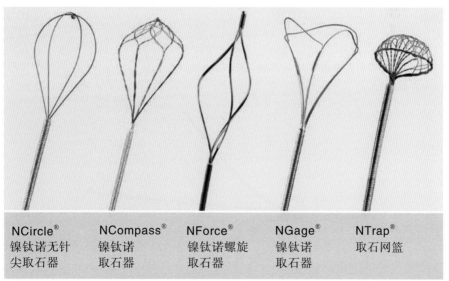

| NCircle® 镍钛诺无针尖取石器 | NCompass® 镍钛诺取石器 | NForce® 镍钛诺螺旋取石器 | NGage® 镍钛诺取石器 | NTrap® 取石网篮 |

图 7-6 一系列不同的镍钛合金取石装置（Cook Medical LLC, IN, USA；经 Cook Medical, Bloomington, Indiana 授权使用）

抓钳也可以有效取出结石碎片。多家公司均可制造取石抓钳，他们分为可重复使用的产品和一次性产品，既有硬性的，也有软性的（图 7-7；KARL STORZ Endoscopy-America，Inc）。硬性钳多为双叉形，直径一般为 3~4FG，在一些较小的半硬性输尿管镜中无法使用。抓钳比我们前面讨论的大多数取石篮更坚固，可以更有效地移除较大的结石碎片，它们也是取出输尿管支架的首选工具。

三齿抓钳，如一次性 Tricep™ 钳（图 7-8；Boston Scientific，MA，USA）目前也在使用。Cook 研发了一种名为 NGage® 的产品（图 7-6），它实际上是三齿抓钳和取石篮的混合体，可以拾起黏附在尿路上皮 Randall 斑块上的结石。

7.1.5 取石设备的比较

取石设备的选择有个体化偏好，但有研究人员已经进行了比较试验，可以指导选择安全、有效的取石装置。Hudson 等的研究表明，输尿管镜直径达到 9FG 后，成功置入输尿管镜的概率会显著降低；同时，随着输

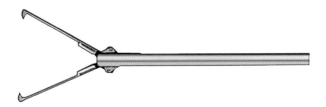

图 7-7 硬质可重复使用的结石抓钳（Karl Storz-Endoskope，Germany；©2019 KARL STORZ Endoscopy America，Inc.）

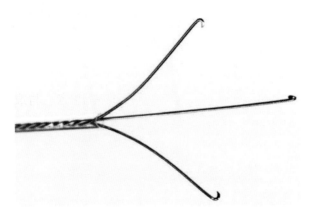

图 7-8 Tricep™ 抓钳（Boston Scientific，MA，USA；Boston Scientific 公司供图）

尿管镜的管径增大，镜子与输尿管内壁之间的引流量也会减少[15]；但是输尿管镜的管径越小，工作通道也就越小，也会限制灌流量。所以，要想优化灌流量，就需要在输尿管镜的管径大小和内部工作通道大小之间进行权衡。在工作通道中放置导丝或取石篮对流量有显著影响，篮子直径越大对流量的影响越大。Bedke 等的研究证明，在使用输尿管软镜时，使用 1.2FG 篮与 2.2FG 篮相比，灌流量增加了 13.6 倍，但 1.2FG 篮子的抗断强度很差[16]，所以还需要在篮子的大小和抗断强度之间进行权衡。

5 种不同的取石篮的体外实验结果显示，双螺旋状篮和降落伞状篮在输尿管模型中取珠子时表现最好，扁线状篮表现不佳。在肾盂模型中，只有无针尖篮成功取出珠子[17]。Monga 等在 2004 年评估了 17 个商品化取石篮的特征，结果发现无针尖篮比平线篮或螺旋篮打开速度更快，而 NCircle® 篮呈线性打开，且可以更精确地控制。Monga 团队最近的一项比较研究发现，1.5FG Halo™ 篮在穿透力（安全度量）、径向扩张力（输尿管结石的功能度量）和偏转测试限制（功能度量）方面的表现优于更大的无针尖篮[19]。

Ptashnyk 等[20]在 4 个体外模型中测试了各种取石装置的有效性和安全性，其中包括单个输尿管结石模型、输尿管嵌顿结石模型、石街模型和肾下盏结石模型。对于单输尿管结石和输尿管嵌顿结石模型，双齿抓钳效果最好，螺旋状篮也较好。三齿抓钳和降落伞状篮对黏膜的损伤最大。对于石街模型，螺旋状篮比双齿抓钳更有效，降落伞状篮损伤输尿管的风险较大。对于肾下盏结石模型，镍钛诺篮和抓钳的效果没有差异。Lukaswycz 等在人体输尿管的模型中比较了 6 个无针尖篮和 4 个螺旋篮取出输尿管结石的效率[21]，总的来说，两组间取石的平均时间没有显著差异，都小于 16s。

7.1.6　与取石设备相关的并发症

关于输尿管镜检查并发症的完整讨论见第 12 章。与取石装置相关的并发症可以从轻微的黏膜擦伤到输尿管撕脱。1987 年的一项回顾性研究中有 0.5% 的病例出现了输尿管撕脱[22]。30 年后，腔内泌尿外科协会临床研究办公室（CROES）报告的 8 543 例患者中有 0.1% 出现了输尿管撕脱伤。嵌顿结石患者的风险为 0.3%，而非嵌顿结石患者的风险为 0.02%（$P<0.001$）。使用取石篮时常发生撕脱伤，但在进入张力较大的输尿管

时力量过大也有可能导致输尿管撕脱。也有报道称，输尿管软镜偏转机制有关的问题会导致其远端弯曲的橡胶锁定或成团，进而可能导致输尿管撕脱 [24]。如果退镜时在膀胱内或尿道口外看到输尿管残端，这种情况很可能是发生了输尿管撕脱。在输尿管上段使用取石篮时，风险可能更高，因为上段输尿管的肌层比下段输尿管更薄弱 [25]。Najafi 等在体外实验和猪输尿管镜模型中发现，只需要大约 10N 的力就可以使输尿管撕脱。输尿管镜检医生必须意识到输尿管撕脱的风险，并做好放置支架和撤镜的准备，而不是使用过度的力量试图进入一个狭窄的输尿管。取石篮不适合取过大的结石，嵌顿结石在取出之前应该进行碎石和解除嵌顿。输尿管撕脱可以一期修复或行肾造瘘术，也可以选择二期修复，但修复重建后的并发症发生率很高 [27]。输尿管下段撕脱伤最好的治疗方法是输尿管再植术 (使用或不使用 Boari 皮瓣技术)。

输尿管穿孔可能是由取石篮或钳尖造成的，在一个大的石头碎片上施加过大的力量时也可能造成输尿管撕裂穿孔。使用取石篮时，手术医生用取石篮套住结石，但随后发现石头太大无法取出，也无法将石头从取石篮中释放出来，这种情况下使用过度的力量可能会造成严重损伤，如输尿管套叠、撕裂或撕脱。大多数取石篮都有一个可拆卸的提手结构。在发生上述情况时，允许外科医生撤镜时将取石篮和结石留在原位；然后将输尿管镜重新插入，将嵌顿于篮内的结石击碎，最终同时取出 [28]。根据取石篮和工作通道的相对大小，也可以在取石篮钢丝的旁边直接放置激光光纤来碎石，而无须拆卸取石篮的把手。

长时间重复使用取石篮可能导致其破裂，激光能量也可能破坏镍钛诺或不锈钢取石篮。某些取石篮，特别是倾斜的取石篮，在破裂时可能会四处弹跳，因此在取出篮子时需要避免撕裂输尿管黏膜 [29]。

7.2 抗回推设备

半硬性输尿管镜需要生理盐水持续灌注，以便外科医生查看结石，并在不损害输尿管黏膜的情况下安全地碎石。输尿管结石通常停留在输尿管狭窄处，将结石从狭窄段轻轻推入扩张的输尿管近端，这样能使外科医生更方便地碎石。灌流和碎石装置 (激光，特别是气动碎石机 [30]) 的作用都会导致结石向输尿管近端迁移到肾脏。在早期的输尿管镜手术中，输尿管上段结石是一个棘手的问题，输尿管软镜和激光都很难使用，在这种情况下可能需要放置输尿管支架后停止手术，让患者接受体外冲击波碎石术。在治疗过程中，输尿管远端结石也有可能被推入到输尿管近端，而半硬性输尿管镜下很难到达这一位置，使手术变得更加困难。为了避免这些问题，人们已经开发了许多抗回推装置。在实践中，如果结石碎片被冲洗回肾脏，可以使用输尿管软镜处理。外科医生更喜欢使用抗回推装置，这样结石就可以完全从输尿管中取出。CROES 数据库最近的一份报告显示，在 9 877 例输尿管结石的输尿管镜检查中，14.5% 使用了抗回推装置[32]。此外，使用这种设备的案例有略微高的净石率（+2.8%；P<0.001），停留时间略短（-4.7%；P=0.001）。

7.2.1　物理技术和凝胶用于减少石头碎片的回推

灌注压力的控制是减少碎石回推的最重要因素。灌注流量可决定输尿管镜视野，可通过提高灌水瓶或灌水袋的高度或使用压力袋或泵来增加灌注流量。将患者置于相反的 Trendelenburg 体位可能会有帮助，但也会影响术者的手术体位。

一些作者建议在手术开始时通过 5FG 或 6FG 输尿管导管在结石近端注射 1~2mL 利多卡因凝胶[33,34]。黏稠的凝胶可在输尿管中停留足够长的时间来减缓碎片的逆行。Zehri 等在一项小型随机试验中发现，采用该技术的结石逆向迁移率仅为 4%，而对照组为 28%[35]。随访至术后 2 周发现，利多卡因胶凝法的净石率更高（96% vs.72%）。

BackStop™（Pluromed Inc.，Woburn，MA，USA）是一种反热敏水溶性聚合物，使用时将其注射到结石的输尿管近端，使用方式与利多卡因凝胶相同。之后它会溶解并被冲掉。Rane 等发现，使用 BackStop™ 的病例中有 9% 发生了结石回撤，且都成功溶解，而对照组中有 53% 的病例发生结石回撤[36]。

7.2.2　抗回推装置的范畴

12FG 的 4cm Passport™ 球囊（Boston Scientific, Natick, MA, USA；图 7-9）主要用于扩张输尿管，也可用于防止结石回撤。此外，还有用于收集小碎片的输尿管篮，如 Lithocatch™ 和 Parachute™（均来自 Boston Scientific，MA，USA），将其放置在结石的近端可以防止结石碎片迁移[38]。

Dretler Stone Cone™（Boston Scientific，MA，USA；图 7-10）包括一根带有锥形同心线圈的输尿管导管，将该线圈放置于结石外可防止更大的结石碎片回推[39]。Dretler Stone Cone™ 还可以在不造成碎片撞击的情况下自行回收碎片。Desai 等发现，在输尿管镜手术中与使用扁丝状篮相比，使用 Stone Cone™ 产生的直径 >3mm 的结石碎片较少[40]。20% 的扁丝状篮组需要辅助手术，而锥状篮组则没有。在一项随机临床试验中，Bastawisy 等发现，使用利多卡因凝胶预防技术的输尿管镜气压弹道碎石术中，15% 的病例发生近端结石迁移，而使用 Dretler Stone Cone™ 则完全没有发生近端结石迁移[41]。Stone Cone™ 的线圈有外径 7mm 和 10mm 两种规格，它可以通过膀胱镜放置，但在铸型结石病例中通常需要通过输尿管镜放置。Dretler Stone Cone™ 本身有 3FG 宽，一些使用者发现这使得输尿管镜在使用时会让工作通道显得相当紧[38]。

NTrap® 篮（Cook Urologic，IN，USA；图 7-6）是另一种类型的咬合篮，专门用于防止铸型结石治疗过程中结石碎片后退。一项对随机试验进行的荟萃分析显示，与对照组相比，使用 NTrap® 篮的患者结石迁移率更低，

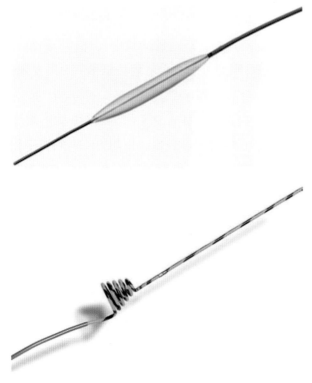

图7-9　Passport™球囊（Boston Scientific Corp.，MA, USA；Boston Scientific 公司供图）

图7-10　Dretler Stone Cone™（Boston Scientific Corp.，MA, USA；Boston Scientific 公司供图）

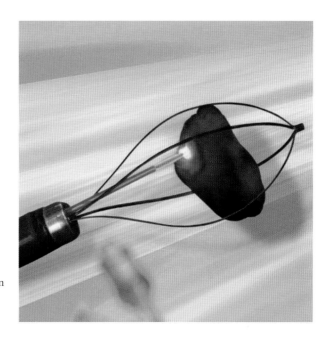

图 7–11 Escape™ 篮（Boston Scientific Corp.， MA, USA； Boston Scientific 公司供图）

净石率更高，辅助使用冲击波碎石术的概率更小[42]。

与上面提到的其他设备不同，Escape™ 镍钛合金取石篮（Boston Scientific Corp., MA, USA；图 7–11）为 1.9FG，可伴随激光光纤通过输尿管镜工作通道展开。最初的病例显示其结石清除效果好，无并发症[43]。

Accordion™（Percutaneous Systems，CA，USA）是一种基于支架的机械封堵器，它有一个亲水法兰盘，当放置到结石近端时，法兰盘会折叠在一起。这样设计是为了减少反作用力，允许增加的灌溉流量用于输尿管远端，并清除碎片，而不会有输尿管撕裂伤的风险。Wu 等在单中心队列比较中发现，与未使用的病例相比，使用 Accordion™ 组的患者的净石率更高（84% *vs.* 54%）[44]。

Xenx™（Rocamed，Monaco）是一种反冲装置，闭合时是一个 0.038in（1in ≈ 2.54cm）的导丝，但打开后是一个镍钛诺输尿管网。一项关于 Xenx™ 的对比研究显示，与对照组相比，手术医生对术中结石清除的评估有所改善，但 Xenx™ 组的激光碎石需要更长的时间。术后 4 周时，对照组 17% 的病例需要辅助手术，但两组患者的净石率没有显著差异[45]。

上述策略的成本差异很大，但实践中是否值得放置结石抗回推设备？Ursiny 和 Eisner 构建了一个决策分析模型来评估这个问题[46]。他们计算出结石回撤率在 6.3% 以上时使用抗回推装置是划算的。通过文献检索，他们确定使用抗回推装置时，防止结石上移的加权成功概率为98%；未使用回推装置时，加权成功概率为84%，因此使用抗回推装置具有成本效益。上述这些计算和假设所基于的一些研究（但不是全部）是针对使用气压弹道碎石术进行的碎石研究，与激光碎石相比，发生结石回推上移的概率更高。在所有输尿管镜碎石取石术中常规使用输尿管软镜可能会减少抗回推装置的使用和成本，但是软镜本身的消毒也具有成本，且会缩短软镜自身的使用寿命。

（熊盛炜　译，熊耕砚　审）

参考文献

[1] Young HH, McKay RW. Congenital valvular obstruction of the prostatic urethra. Surg Gynecol Obstet,1929,24:25-42.

[2] Lyon ES, Banno JJ, Shoenburg HW. Transurethral ureteroscopy in men using juvenile cystoscopy equipment. J Urol, 1979,122:152-153.

[3] Huffman JL, Bagley DH, Lyon ES. Treatment of distal ureteric calculi using rigid ureteroscope. Urology, 1982,20:574-577.

[4] Council WA. A new ureteral stone extractor and dilator. JAMA,1926,86:1907-1908.

[5] Johnson FP. A new method of removing ureteral calculi. J Urol,1937,37:84-89.

[6] Dormia E. Due nuovi apparecchi per la rimozione dei calculi dall' uretere. Urologia, 1958,25:225-233.

[7] Rusche CF, Bacon SK. Injury to the ureter due to cystoscopic intraureteral instrumentation: report of sixteen cases. J Urol,1940,44:777-793.

[8] Butt AJ. Treatment of urinary lithiasis. Springfield: Charles C Thomas,1960 Pub.

[9] Leone NT, Garcia-Roig M, Bagley DH. Changing trends in the use of ureteroscopic instruments from 1996 to 2008. J Endourol,2010,24:361-365.

[10] Heers H, Turney BW. Trends in urological stone disease: a 5-year update of hospital episode statistics. BJU Int, 2016,118:785-789.

[11] Sorokin I, Cardona-Grau DK, Rehfuss A, et al. Stone volume is best predictor of operative time required in retrograde intrarenal surgery for renal calculi: implications for surgical planning and quality improvement. Urolithiasis, 2016,44:545-550.

[12] Auge BK, Dahm P, Wu NZ, et al. Ureteroscopic management of lower-pole renal calculi: technique of calculus displacement. J Endourol, 2001,15:835-838.

[13] Bach T, Geavlete B, Herrmann TR, et al. Working tools in flexible ureterorenoscopy-influence on flow and deflection: what does matter.J Endourol, 2008,22:1639-1643.

[14] Dormia E. Dormia basket: standard technique, observations and general concepts. Urology, 1982,20:437.

[15] Hudson RG, Conlin MJ, Bagley DH. Ureteric access with flexible ureteroscopes: effect of the size of the ureteroscope. BJU Int, 2005,95:1043-1044.

[16] Bedke J, Leichtle U, Lorenz A, et al. 1.2French stone retrieval baskets further enhance irrigation flow in flexible ureterorenoscopy. Urolithiasis, 2013,41:153-157.

[17] El-Gabry EA, Bagley DH. Retrieval capabilities of different stone basket designs in vitro. J Endourol, 1999,13:305-307.

[18] Monga M, Hendlin K, Lee C, et al. Systematic evaluation of stone basket dimensions. Urology, 2004,63:1042-1044.

[19] Patel N, Akhavein A, Hinck B, et al. Tipless nitinol stone baskets: comparison of penetration force, radial dilation force, opening dynamics and deflection. Urology, 2017,103:256-260.

[20] Ptashnyk T, Cueva-Martinez A, Michel MS, et al. Comparative investigations of retrieval capabilities of various baskets and graspers in four ex vivo models. Eur Urol, 2002,41:406-410.

[21] Lukaswycz S, Hoffman N, Botnaru A,et al. Comparison of tipless and helical baskets in an in vitro ureteral model. Urology, 2004,64:435-438.

[22] Weinberg JJ, Ansong K, Smith AD. Complications of ureteroscopy in relation to experience: report of survey and authors experience. J Urol,1987,137:384-385.

[23] Legemate JD, Wijnstok NK, Matsuda T, et al. Characteristics and outcomes of ureteroscopic treatment in 2650 patients with impacted ureteral stones. World J Urol, 2017,35:1497-1506.

[24] Tanimoto R, Cleary RC, Bagley DH, et al. Ureteral avulsion associated with ureteroscopy: insights from the MAUDE database. J Endourol,2016,30:257-261.

[25] Huffman JL. Ureteroscopic injuries to the upper urinary tract. Urol Clin North Am,1989,16:249-254.

[26] Najafi Z, Tieu T, Mahajan AM, et al. Significance of extraction forces in kidney stone basketing. J Endourol,2015,29:1270-1275.

[27] De La Rosette JJ, Skreka T, Segura JW. Handling and prevention of complications in stone basketing. Eur Urol,2006,50:991-999.

[28] Motola JA, Smith AD. Complications of ureteoscopy: prevention and treatment. AUA Update Series,1992,11:lesson 21.

[29] Gallentine ML, Bishoff JT, Harmon WJ. The broken basket: configuration and technique for removal. J Endourol, 2001,15:911-914.

[30] Knispel HH, Klan R, Heicappell R, et al. Pneumatic lithotripsy applied through deflected working channel of miniureterscope: results in 143 patients. J Endourol,1998, 12:513-515.

[31] Robert M, Bennani A, Guiter J, et al. Treatment of 150 ureteric calculi with the lithoclast. Eur Urol,1994,26:212-215.

[32] Saussine C, Andonian S, Pacik D, et al. Worldwide use of antiretropulsion techniques: observations from the clinical research office of the endourological society ureteroscopy global study. J Endourol,2018,32:297-303.

[33] Ali AA, Ali ZA, Halstead JC, et al. A novel method to prevent retrograde displacement of ureteric calculi during intracorporeal lithotripsy. BJU Int, 2004,94:441-442.

[34] Mohseni MG, Arasteh S, Alizadeh F. Preventing retrograde stone displacement during pneu matic lithotripsy for ureteral calculi using lidocaine jelly. Urology, 2006,68:505-507.

[35] Zehri AA, Ather MH, Siddiqui KM, et al. A randomized clinical trial of lignocaine jelly for prevention of inadvertent retrograde stone migration during pneumatic lithotripsy of

ureteral stone. J Urol, 2008,180:966-968.

[36] Rane A, Bradoo A, Rao P,et al. The use of a novel reverse thermosensitive polymer to prevent ureteral stone retropulsion during intracorporeal lithotripsy: a randomized, controlled trial. J Urol, 2010,183:1417-1421.

[37] Dretler SP. Ureteroscopy for proximal ureteral calculi: prevention of stone migration. J Endourol, 2000,14:565-567.

[38] Rane A, Sur R, Chew B. Retropulsion during intracorporal lithotripsy: what's out there to help. BJU Int,2010,106:591-592.

[39] Dretler SP. The stone cone: a new generation of basketry. J Urol,2001,165:1593-1596.

[40] Desai MR, Patel SB, Desai MM, et al. The Dretler stone cone: a device to prevent ureteral stone migration-the initial clinical experience. J Urol,2002,167:1985-1988.

[41] Bastawisy M, Gameel T, Radwan M, et al. A comparison of stone cone versus lidocaine jelly in the prevention of ureteral stone migration during ureteroscopic lithotripsy. Ther Adv Urol, 2011,3:203-210.

[42] Ding H, Wang Z, Du W, et al. NTrap in prevention of stone migration during ureteroscopic lithotripsy for proximal ureteral stone: a meta-analysis. J Endourol,2012,26:130-134.

[43] Kesler SS, Pierre SA, Brison DI, et al. Use of the escape nitinol stone retrieval basket facilitates fragmentation and extraction or ureteral and renal calculi: a pilot study. J Endourol, 2008,22:1213-1217.

[44] Wu JA, Ngo TC, Hagedorn JC, et al. The accordion antiretropulsive device improves stone-free rates during laser lithotripsy. J Endourol, 2013,27:438-441.

[45] Sanguedolce F, Montanari E, Alavrez-Maestro M, et al. Use of XenX™, the latest ureteric occlusion device with guide wire-utility: results from a prospective multicentric comparative study. World J Urol,2016,34:1583-1589.

[46] Ursiny M, Eisner BH. Cost-effectiveness of anti-retropulsion devices for ureteroscopic lithotripsy. J Urol,2013,189:1762-1766.

钬激光碎石术

第 8 章

Michael W. Sourial, Bodo E. Knudsen

8.1 引 言

自 1995 年钬激光碎石术在泌尿外科领域应用的首次报道以来，该技术得到了飞速发展[1-3]，在过去几十年间，钬激光碎石术已成为腔内碎石手术的金标准。这得益于钬激光碎石术的两大优点：一是可以处理任何成分的结石，这是其他碎石术无法实现的；二是安全范围较广。

8.2 基本原理

"激光（laser）"一词是英文"light amplification by stimulated emission of electromagnetic radiation"的缩写，它是利用电磁辐射获得的一束能量（光）。在手术中激光发挥了其治疗特性。一台激光器由激励系统、工作物质和谐振腔组成。激励系统（电流）给予原子能量并在活性介质中产生光。谐振腔由反射镜构成，使光线在活性介质中反复穿过。一小部分光通过输出镜射出谐振腔，形成激光束。离开激光器的光是一种排列高度有序的电磁波，具有相同的波长和传播方向，在物理学上叫作"一致性"。

8.2.1 波 长

钬激光的工作波长约为 2 140nm，属于近红外光谱，其能量可以被水吸收，非常适合激光碎石术所处的水环境[4]。

M. W. Sourial • B. E. Knudsen (✉)
Department of Urology, The Ohio State University Wexner Medical Center,
Columbus, OH, USA
e-mail: bodo.knudsen@osumc.edu

© Springer Nature Switzerland AG 2020
B. F. Schwartz, J. D. Denstedt (eds.), *Ureteroscopy*,
https://doi.org/10.1007/978-3-030-26649-3_8

8.2.2　碎石原理

钬激光依据其脉冲宽度（脉宽）不同，碎石原理有所不同[5,6]。短脉宽激光（短于数微秒）的碎石原理是使水和结石解离膨胀、空腔塌陷，产生光声效应，击碎结石。长脉宽激光（>100μs）产生的光声作用较弱，主要通过光热作用碎石，脉宽越长（>20ms），光热作用越显著[5]。泌尿外科手术使用的钬激光机器脉宽通常大于300μs，主要依靠光热作用碎石，不同型号略有不同。手术中也可以看到较为微弱的光声效应，比如结石后移。

8.2.3　激光发生器

激光碎石系统包括两部分，一是钬激光控制器，二是光纤传导系统。激光控制器种类很多，功率较低者可以提供10~20W的能量，新型激光器功率可达120~140W，兼顾了脉冲能量和脉冲频率的高效性。

低功率激光器的优点是可以使用标准110V电源，绝大多数手术室的电气设施都能满足；缺点是无法达到较高的脉冲能量（2.0~3.5J）和脉冲频率（50~80Hz）。高脉冲能量对于软组织切割非常重要，如钬激光前列腺剜除术（holmium laser enucleation of the prostate, HoLEP）。而在肾结石"粉末化"技术中，高脉冲频率和低脉冲能量技术得到了更广泛的应用。科医人有限公司（Lumenis Ltd., Yokneam, Israel）一直是高功率激光器的主要供应商，近期也有其他制造商发布高功率激光器。高功率激光器的缺点是需要额外配备庞大的冷却系统及改造的电力设施。科医人有限公司生产的Lumenis Pulse™ 100H激光器（图8-1）和美国奥林巴斯外科技术公司（Olympus Surgical Technologies America, Southborough, MA, USA）生产的Olympus EMPOWER 65激光器分别能提供50Hz和60Hz的脉冲频率，均需20A的工作电流；Lumenis MOSES Pulse™ 120H激光器的脉冲频率可以达到80Hz，工作电流达到50A。一些手术室由于缺少相应的电气设施支持，改造成本高昂，因此限制了高功率激光器的使用。

科医人有限公司为Lumenis Pulse™ 120H激光器开发了一项新技术，称为摩西效应，原理是通过激光脉冲调制，在光纤尖端和结石之间形成一个蒸汽通道。Olympus EMPOWER H65激光器也可以使用"稳定模式"产生类似的蒸汽通道。脉冲调制的目的是提高传输到靶结石/组织的能量，优化破碎效果，减少结石后退，缩短手术时间[7]。未来的钬激光器将进一步优化脉冲调制。

8.3　光纤传导系统

钬激光器使用的是低价、耐用的低羟基二氧化硅光纤,尺寸规格很多。光纤由纤芯、包层和涂覆层组成(图 8-2)。

纤芯由高折射率的石英玻璃制成,理想情况下,激光在纤芯中可以全反射,减少能量损失;包层位于纤芯外层,材质与纤芯类似,但是折射率较低,使光纤在纤芯和包层界面实现全反射;涂覆层位于包层的外侧,起到保护作用。涂覆层一般是彩色的,有助于在直视或腔镜下观察光纤。

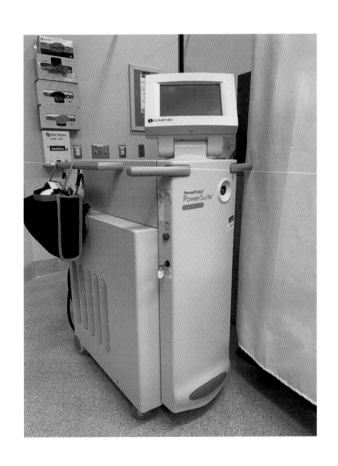

图 8-1　高功率激光器

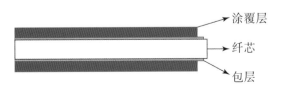

图 8-2　光纤的结构

8.3.1　光纤尺寸

光纤的直径与其性能息息相关。直径较粗的光纤柔性较差，且容易影响冲洗水流。很多泌尿外科医生喜欢使用"200μm"的光纤，但是他们可能不了解的是，200μm并非光纤的外径，而是纤芯的直径。事实上，还没有真正意义上直径200μm的光纤。由于包层和涂覆层，光纤直径一般远大于纤芯直径。例如，Cook公司生产的HLF-S200光纤，纤芯直径为200μm，但是加上包层和涂覆层，光纤的总直径就达到了374μm；Boston Scientific生产的Flexiva 200光纤，纤芯直径为240μm，加上包层和涂覆层，总直径甚至达到了443μm[8]。

钬激光碎石术中使用的纤芯尺寸为150~1 000μm，应根据术式及操作通道选择合适尺寸的光纤（表8-1）。输尿管软镜适配的光纤较细，直径在150~300μm；输尿管镜或mini-PCNL肾镜可以使用200~365μm的光纤，仍能保证足够的灌注水量；24Fr肾镜、膀胱镜等仪器由于镜鞘较粗、不需要很高的柔性，可以使用550~1 000μm的光纤，粗光纤同时适用于钬激光前列腺剜除术、经皮肾镜取石术（PCNL）或膀胱碎石术。

由于钬激光的光束分布，其适配的光纤尺寸应大于200μm，理想情况下应大于240μm；如果使用过细的光纤，激光容易溢入包层而损坏光纤。既往的试验表明，尺寸<240μm的光纤更容易受到损坏[9]。输尿管软镜碎石术常使用240~270μm的光纤，既能满足通道尺寸的限制，也能保证一定的使用寿命。

表 8-1　光纤尺寸推荐表

操作部位/器械	光纤尺寸	备注
肾/输尿管软镜	240~272μm	为保护软镜镜鞘，推荐使用球头光纤
输尿管/输尿管软镜	240~272μm	为保护软镜镜鞘，推荐使用球头光纤
输尿管镜（4.5~6Fr）	240~272μm	平头光纤
输尿管镜（>6Fr）	365μm	平头光纤

8.3.2 光纤性能指标——柔韧性

柔韧性是光纤的一个重要性能，尤其是在使用输尿管镜处理肾下极结石时。光纤的柔韧性与直径和材质有关。光纤材质太硬时，输尿管镜的偏转角度将受到限制，难以处理肾下极结石。Stryker 公司（Kalamazoo，MI，USA）生产的 U-500 输尿管软镜的最大偏转角度为 275°，当使用 240~270μm 光纤时，会损失 30°~60° 偏转角度；在使用 200μm 光纤时，偏转角度的损失会下降为 20°~30°[8]。因此，要想实现输尿管软镜的最大偏转角度，使用 200μm 光纤是最佳选择。另外，质硬、柔韧性差的光纤有可能在输尿管软镜上增加应力，继而损坏器械。

8.3.3 光纤性能指标——耐久性

耐久性是光纤在受力弯曲时对抗断裂的性能。通常来说，光纤不会因为弯曲而断裂；但是当光纤弯曲时，激光入射角减小，在纤芯与包层的界面形成折射，部分激光从纤芯射出，通过热效应损伤光纤的包层和涂覆层[4]。激光器脉冲能量过大、光纤过度弯曲都容易造成光纤的损坏[10]。手术过程中如果光纤断裂，激光将对输尿管软镜产生灾难性的损坏。如果断裂的光纤掉进肾脏，取出的技术难度也很大。处理肾下极结石较为谨慎的方法是，先将结石移动至肾盂、肾上极等容易处理的位置，再碎石，既可以降低光纤断裂的风险，也可以减小输尿管软镜的应力，同时提高净石率[11,12]。

8.3.4 光纤尖端

早期泌尿外科激光手术使用的光纤都是平头光纤。近些年厂家对光纤的尖端进行了改良，以球形光纤为代表（图 8-3）。球形尖端可以降低光纤在输尿管软镜中的阻力，在器械通道中活动更加顺滑，同时避免尖端刺破镜鞘。相较于平头光纤，球头光纤允许在输尿管软镜处于偏转位时插入，这意味着主刀医生在处理难取出的肾下极结石时不必退镜，可以直接推进光纤。另外，球头光纤的烧灼性能与平头光纤没有显著差异[13,14]。

光纤尖端常因为回烧效应造成损坏。处理光纤尖端时，首先剥离尖端的涂覆层，之后裁剪几毫米纤芯。一些专业工具如激光光纤剥离器、陶瓷剪刀可以用来处理光纤。但是也有一项体外研究表明，无论采用何种方法剥离光纤，都可能破坏包层，影响碎石效果[15]。

8.3.5　可重复性对比

目前市面上的光纤种类众多，有一次性使用的，也有可重复使用的。可重复使用的光纤价格通常更加昂贵，但是分摊到整个光纤使用寿命中，费效往往比一次性光纤更有优势 [16]。部分厂家声称他们的可重复使用光纤优于一次性使用光纤，但是一般而言，这两者的性能差别不大 [9,10]。近几年，一些厂家开始着眼于制造高成本一次性光纤，例如 Boston Scientific 的 Flexiva TracTip 200 光纤，其价位很高，但性能优异 [17]。

8.4　输尿管镜中光纤的使用

输尿管镜碎石手术中，钬激光的优势在于可以击碎任何成分的结石。推进光纤时应格外小心，碎石过程中要保持光纤尖端时刻处于视野范围内。光纤尖端要抵住结石，以保证有效碎石。如果看不到光纤尖端，有可能是光纤退回镜鞘，此时如果贸然使用激光，单个脉冲引起的空穴效应也足以损坏输尿管镜。有学者提出"安全距离概念"，即推进光纤到屏幕 1/4 的位置，可以避免激光产生的气泡接触输尿管软镜而造成镜体损伤 [18]。

8.4.1　钬激光碎石效果

钬激光碎石的初步经验显示出如下结果 [2]：首先，钬激光治疗泌尿系结石是有效的，21 例患者中净石率可达 92%；第二，钬激光可以处理泌尿系任何部位的结石，特别是在经皮肾镜碎石术中可以使用输尿管软镜处理远离肾造瘘管的肾盏结石；第三，钬激光可以处理任何成分的结石，包括其他方法难以处理的胱氨酸结石和一水草酸钙结石。此外，该研究显示钬激光是安全的，只有 1 例患者发生输尿管穿孔，该例患者碎石时使用荧光镜引导，而非直视下碎石。

一项纳入了超过 500 例患者的研究证实了钬激光碎石的安全性和有效性：钬激光的净石率可达 90% 以上，并发症（包括输尿管穿孔和输尿管狭窄）发病率 <1% [19,20]。

随着钬激光碎石技术的不断成熟，人们开始着眼于其在特殊患者中的应用，如肥胖 [21]、有出血倾向 [22,23]、异位肾 [24] 患者以及孕妇 [25]、儿童 [26] 等，均取得了良好的结果。此外，偏转角度更大的细输尿管镜与钬激光技术完美结合后，使得很多先前需要行经皮肾镜手术甚至开放手术的患者可以采用更加微创的方式进行治疗 [27,28]。

需要注意的是，大多数研究使用腹部平片或肾脏超声来评估结石清除情况，这有可能高估净石率；如果使用 CT 评估，净石率仅能达到约50%[29]（表 8-2）。一项多中心回顾性临床试验结果显示：232 例行输尿管镜碎石术的患者接受了平均 16.8 个月的随访，其中 44% 的患者经历了结石相关事件，包括结石生长、排石过程、再次干预和结石相关并发症（症状、急诊就诊、入院和肾功能恶化）；29% 的患者需要二次手术；15% 的患者出现并发症，但不需要二次手术。此外，残石直径 >4mm 的患者相比 <4mm 者更容易出现并发症、结石生长或再干预 [30]。

截至目前，输尿管镜仍是尿石症最安全有效的治疗方法。但是手术过程需要进一步优化，以减少残石，降低术后复发率。

8.4.2　碎块化还是粉末化

传统碎石是将激光参数设置为高功率（0.6~1J）、低频率（6~15Hz），将结石碎块化，然后使用套石篮取出结石。近些年，粉末化碎石技术越来越受到外科医生的喜爱，即使用低功率（0.2~0.4J）、高频率（50~80Hz）的激光，将结石击碎成细小的粉末，不再需要套石篮取石。这一新技术也意味着不再需要使用输尿管通道鞘作为进出肾脏的通道。

目前，很多激光器支持改变脉宽或调制脉冲来改变激光的性能。一项体外研究显示，长脉宽可以更好地实现结石粉末化，减少光纤尖端损坏，减少结石后移 [31]。科医人有限公司为 Pulse™ 120Hz 开发了一种脉冲，称为"摩西效应（Moses effect）"，尽管其详细工作原理尚未公布，但工作时产生双脉冲进行碎石。第一个脉冲在光纤尖端与结石之间形成一条蒸汽通道，第二个脉冲接触结石并碎石。研究显示，相比于标准短脉冲模式，

表 8-2　输尿管镜碎石术结局——KUB/ 肾脏超声与 CT 对比

研究	病例数	随访时间	评估方式	净石率
Sofer 等（2002）	598	6~12 周	KUB/ 肾脏超声	97%
Jiang 等（2007）	697	2~4 周	KUB/ 肾脏超声	92%
Rippel 等（2012）	265	30~90d	CT	62%
Portis 等（2006）	58	30d	CT	54%
Macejko 等（2009）	92	1d 至 16.9 个月（平均 3 个月）	CT	50%

摩西效应可以减少结石后退，碎石效果更佳[7]。

腔内泌尿外科精进（(Endourology Disease Group for Excellence, EDGE)研究联盟进行了一项前瞻性多中心研究，对比了钬激光碎石粉末化和碎块化两种技术的净石率和并发症情况[32]。结石直径在5~20mm，84例患者被纳入网篮取石组，75例患者被纳入粉末化碎石组。单因素分析显示，网篮取石组的净石率显著高于粉末化碎石组（74.3% *vs.* 58.2%，*P*=0.04）；但在多因素分析中，两组间的净石率没有显著差异[OR=1.9，95%CI（0.9~4.3），*P*=0.11]。网篮取石组的手术时间比粉末化碎石组长37.7min[95%CI（23.8~51.7），*P*<0.001]。两组之间的并发症发生率、再入院率、再次手术等方面没有显著差异。

最后的结论是，这两种碎石技术都是可行的，可以根据具体情况在两者之间切换（表8-3）。

8.4.3 安全性

钬激光碎石术是一种安全有效的治疗手段，其安全性在儿童、老人、孕妇、肾移植患者和抗凝剂使用者中已得到了验证[23]。但是，关于钬激光碎石还有一些问题需要注意：首先，钬激光碎石很少造成输尿管穿孔，但是据报道至少有3例患者因术中出现输尿管穿孔而死亡（原因是未按照规定进行操作）[33]；第二，钬激光处理尿酸结石时，可能通过光热效应产生

表 8-3 激光参数推荐表

结石部位	碎块化 *vs.* 粉末化	参数设置	脉冲宽度
肾脏	碎块化	能量：0.6~1.0J	短脉宽
		频率：6~10Hz	
	粉末化	能量：0.2~0.4J	长脉宽或脉冲调制模式
		频率：40~80Hz[a]	
输尿管	碎块化	能量：0.6~0.8J	短脉宽
		频率：6~8Hz	
	粉末化	能量：0.2~0.4J	长脉宽或脉冲调制模式
		频率：40~80Hz[a]	
膀胱	混合模式（使用 Elik 冲洗器清理残石）	能量：1.5~2.0J	长脉宽或脉冲调制模式
		频率：50Hz[a]	

a 如果激光器没有高频设置，可以使用较低的频率，但会增加手术时间

氰化物，但产生量很少，临床上可忽略[34]；第三，在体外试验中，无保护情况下钬激光可以造成角膜不同程度的损伤，损伤程度可以从浅表灼伤到全层坏死，与脉冲能量和暴露时间呈正相关，与离眼距离呈负相关，当离眼距离 >5cm 时，钬激光不再对角膜造成损伤，另外证明眼镜与激光防护眼镜有相同的防护效果。

最近，随着新型高功率激光器的应用，碎石区域局部温度快速升高的问题逐渐显现，在缺少冲洗的情况下该问题更加凸显[35,36]。激光参数设置为 1J、10Hz 时，可以在 60s 内使周围温度上升至 60℃；即便 43℃ 的高温也可以引起输尿管周围组织和肾实质组织蛋白变性造成结构性破坏。水冲洗可以延缓升温过程，因此在操作中应注意保证充足的水流，间断使用激光，谨防热损伤。如果肾盏梗阻，冲洗水流受限，则更应小心局部升温效应[35-37]。

8.5　结　论

基于钬激光的安全性和有效性，其已成为目前输尿管镜腔内碎石术的金标准。光纤种类繁多，在柔韧性和耐久性上各不相同。新型高功率激光器可以提供更高的能量和频率，碎石效率显著提高。一些新技术如调制脉宽、摩西脉冲调制技术可以改良激光器的性能。

（韩冠鹏　译，张　鹏　审）

参考文献

[1] Erhard MJ, Bagley DH. Urologic applications of the holmium laser: preliminary experience. J Endourol,1995,9(5):383-386.

[2] Denstedt JD, Razvi HA, Sales JL, et al. Preliminary experience with holmium: YAG laser lithotripsy. J Endourol, 1995,9(3):255-258.

[3] Matsuoka K, Iida S, Nakanami M, et al. Holmium: yttriumaluminum-garnet laser for endoscopic lithotripsy. Urology, 1995,45(6):947-952.

[4] Marks AJ, Teichman JM. Lasers in clinical urology: state of the art and new horizons. World J Urol, 2007,25(3):227-233.

[5] Chan KF, Pfefer TJ, Teichman JM, et al. A perspective on laser lithotripsy: the fragmentation processes. J Endourol, 2001,15(3):257-273.

[6] Vassar GJ, Chan KF, Teichman JM, et al. Holmium: YAG lithotripsy: photothermal mechanism. J Endourol, 1999,13(3):181-190.

[7] Elhilali MM, Badaan S, Ibrahim A, et al. Use of the moses technology to improve

holmium laser lithotripsy outcomes: a preclinical study. J Endourol, 2017,31(6):598-604.

[8] Akar EC, Knudsen BE. Evaluation of 16 new holmium:yttrium-aluminum-garnet laser optical fibers for ureteroscopy. Urology, 2015,86(2):230-235.

[9] Mues AC, Teichman JM, Knudsen BE. Evaluation of 24 holmium:YAG laser optical fibers for flexible ureteroscopy. J Urol, 2009,182(1):348-354.

[10] Knudsen BE, Glickman RD, Stallman KJ, et al. Performance and safety of holmium: YAG laser optical fibers. J Endourol, 2005,19(9):1092-1097.

[11] Auge BK, Dahm P, Wu NZ, et al. Ureteroscopic management of lower-pole renal calculi: technique of calculus displacement. J Endourol, 2001,15(8):835-838.

[12] Wolf JS Jr. Ureteroscopic treatment of lower pole calculi: comparison of lithotripsy in situ and after displacement. Int Braz J Urol, 2002,28(4):367-368.

[13] Kronenberg P, Traxer O. Lithotripsy performance of specially designed laser fiber tips. J Urol, 2016,195(5):1606-1612.

[14] Shin RH, Lautz JM, Cabrera FJ, et al. Evaluation of novel ball-tip holmium laser fiber: impact on ureteroscope performance and fragmentation efficiency. J Endourol, 2016,30(2):189-194.

[15] Kronenberg P, Traxer O. Are we all doing it wrong? Influence of stripping and cleaving methods of laser fibers on laser lithotripsy performance. J Urol, 2015,193(3):1030-1035.

[16] Knudsen BE, Pedro R, Hinck B, et al. Durability of reusable holmium:YAG laser fibers: a multicenter study. J Urol,2011,185(1):160-163.

[17] Khemees TA, Shore DM, Antiporda M, et al. Evaluation of a new 240-mum single-use holmium:YAG optical fiber for flexible ureteroscopy. J Endourol, 2013,27(4):475-479.

[18] Talso M, Emiliani E, Haddad M, et al. Laser Fiber and flexible Ureterorenoscopy: the safety distance concept. J Endourol, 2016,30(12):1269-1274.

[19] Sofer M, Watterson JD, Wollin TA, et al. Holmium:YAG laser lithotripsy for upper urinary tract calculi in 598 patients. J Urol, 2002,167(1):31-34.

[20] Jiang H, Wu Z, Ding Q, et al. Ureteroscopic treatment of ureteral calculi with holmium: YAG laser lithotripsy. J Endourol,2007,21(2):151-154.

[21] Doizi S, Letendre J, Bonneau C, et al. Comparative study of the treatment of renal stones with flexible ureterorenoscopy in normal weight, obese, and morbidly obese patients. Urology, 2015,85(1):38-44.

[22] Watterson JD, Girvan AR, Cook AJ, et al. Safety and efficacy of holmium: YAG laser lithotripsy in patients with bleeding diatheses. J Urol, 2002,168(2):442-445.

[23] Sharaf A, Amer T, Somani BK, et al. Ureteroscopy in patients with bleeding diatheses, anticoagulated, and on anti-platelet agents: a systematic review and meta-analysis of the literature. J Endourol, 2017,31(12):1217-1225.

[24] Weizer AZ, Springhart WP, Ekeruo WO, et al. Ureteroscopic management of renal calculi in anomalous kidneys. Urology, 2005,65(2):265-269.

[25] Bozkurt Y, Soylemez H, Atar M, et al. Effectiveness and safety of ureteroscopy in pregnant women: a comparative study. Urolithiasis, 2013,41(1):37-42.

[26] Xiao J, Wang X, Li J, et al. Treatment of upper urinary tract stones with flexible ureteroscopy in children. Can Urol Assoc J,2019,13:E78.

[27] Aboumarzouk OM, Monga M, Kata SG, et al. Flexible ureteroscopy and laser lithotripsy for stones >2cm: a systematic review and meta-analysis. J Endourol, 2012,26(10):1257-1263.

[28] Pevzner M, Stisser BC, Luskin J, et al. Alternative management of complex renal stones. Int Urol Nephrol,2011,43(3):631-638.

[29] Pearle MS. Is ureteroscopy as good as we think. J Urol, 2016,195(4 Pt 1):823-824.

[30] Chew BH, Brotherhood HL, Sur RL, et al. Natural history, complications and re-intervention rates of asymptomatic residual stone fragments after ureteroscopy: a report from the EDGE Research Consortium. J Urol,2016,195(4 Pt 1):982-986.

[31] Wollin DA, Ackerman A, Yang C, et al. Variable pulse duration from a new holmium:YAG laser: the effect on stone comminution, fiber tip degradation, and retropulsion in a dusting model. Urology, 2017,103:47-51.

[32] Humphreys MR, Shah OD, Monga M, et al. Dusting versus basketing during ureteroscopy-which technique is more efficacious? A prospective multicenter trial from the EDGE Research Consortium. J Urol,2018,199(5):1272-1276.

[33] Althunayan AM, Elkoushy MA, Elhilali MM, et al. Adverse events resulting from lasers used in urology. J Endourol, 2014,28(2):256-260.

[34] Zagone RL, Waldmann TM, Conlin MJ. Fragmentation of uric acid calculi with the holmium: YAG laser produces cyanide. Lasers Surg Med, 2002,31(4):230-232.

[35] Sourial MW, Ebel J, Francois N, et al. Holmium-YAG laser: impact of pulse energy and frequency on local fluid temperature in an in-vitro obstructed kidney calyx model. J Biomed Opt, 2018,23(10):1-4.

[36] Aldoukhi AH, Ghani KR, Hall TL, et al. Thermal response to high-power holmium laser lithotripsy. J Endourol, 2017,31(12):1308-1312.

[37] Wollin DA, Carlos EC, Tom WR, et al. Effect of laser settings and irrigation rates on ureteral temperature during holmium laser lithotripsy, an in vitro model. J Endourol, 2018,32(1):59-63.

Karen L. Stern, Manoj Monga

9.1 输尿管鞘

输尿管鞘已成为泌尿外科医生在内镜治疗上尿路结石中使用越来越多的工具，其优点包括输尿管镜等器械可反复进出上尿路、增加灌注量、减少肾内压等[1]。输尿管鞘由 Takayasu 和 Aso 于 1974 年率先报道，用来辅助输尿管硬镜进入上段输尿管[2]。20 世纪 80 年代有报道其输尿管穿孔率高达 19%，从而限制了鞘的使用[3]。随着输尿管鞘的不断改进，包括亲水涂层的覆盖、扩张器及外鞘的自锁结构、鞘体抗扭设计，衍生出各种临床常用的直径和长度的不同型号，输尿管鞘再次成为治疗上尿路结石的有力工具[1,3,4]。

正常人的输尿管直径为 9~10Fr[5]，经过扩张后可置入最大外径为 18Fr 的输尿管鞘[4]。一般来说，输尿管鞘由一个尖端呈椎体的内扩张器和亲水性外鞘组成，可以无创通过输尿管管腔直达上段输尿管及肾盂。放置在位的输尿管鞘允许多次通过输尿管镜，同时可降低最多 57%~75% 的肾内压力[3,6]。肾内压力升高可导致术后尿源性脓毒血症，肾内压的降低有助于避免细菌回流，降低脓毒血症的发生率[7]。输尿管鞘的使用增加了手术费用，但实际上可以节省医疗成本[1]。输尿管鞘比球囊扩张套件便宜，可以提高净石率，缩短手术时间，从而节省大量医疗成本[1,3]。此外，相关报

K. L. Stern
Department of Urology, Cleveland Clinic Foundation, Cleveland, OH, USA

M. Monga (✉)
Glickman Urologic and Kidney Institute, The Cleveland Clinic, Cleveland, OH, USA
e-mail: mongam@ccf.org

© Springer Nature Switzerland AG 2020
B. F. Schwartz, J. D. Denstedt (eds.), *Ureteroscopy*,
https://doi.org/10.1007/978-3-030-26649-3_9

道已证明使用输尿管鞘可以减少输尿管镜尖端的应力，有助于延长输尿管镜 / 输尿管软镜的使用寿命 [3]。Pietrow 等报道输尿管鞘可以将输尿管软镜的平均使用寿命从 6~15 例次手术增加到 27.5 例次手术 [8]。

　　研究人员设计了许多实验来评估各种类型的输尿管鞘。Monga 等研究了置入输尿管鞘所需的插入力，测试范围包括不同品牌的输尿管鞘。他们发现泌尿科住院医师施加的最大力量（4.84N）明显低于上级医师（6.55N）[9]。扩张输尿管的力量范围为 4.7~7.6N，但是临床使用的外鞘通常会在 3~6N 时弯曲 [9]。从现有的产品来看，Cook Flexor 外鞘最抗弯曲，ACMI UroPass 则最耐扭曲 [10]。最近对包括 Glideway、Pathway 和 Navigator HD 在内的新型输尿管鞘的研究表明，Boston Scientific Navigator HD（图 9-1）的性能更好，安全性更高 [11]。与其他两种输尿管鞘相比，Boston Scientific Navigator 的内部扩张器较钝，具有更大的尖端扩张力，同时需要较小的推送力，而且不透射线，从理论上讲，使用 X 线等透视导航引导更容易将鞘放置到位 [11]。

　　使用者们对应用输尿管鞘的净石率数据存在争议。L'Esperance 等将 173 例使用输尿管鞘的病例与 83 例不使用者进行比较，发现使用输尿管鞘的净石率更高，两组的净石率分别为 79% 和 67% [12]。与此相反，Berquet 等回顾性分析了 280 例输尿管镜碎石病例（157 例使用输尿管鞘，123 例未使用），发现两组在净石率方面没有显著差异 [13]。在多变量分析中，唯一影响净石率的因素是结石直径 [13]。最近一项包括 3 099 例患者和 3 127 例结石手术的荟萃分析发现，使用输尿管鞘的患者与未使用者之间的净石率没有显著差异（$P=0.45$）[14]。但是与其他多个研究类似，这些研究都未使用 CT 扫描来确定术后的结石残留情况。

　　目前针对输尿管鞘导致输尿管血流量减少以及组织炎症坏死等方面的研究主要来自动物猪模型的研究数据。Lallas 等研究了使用输尿管鞘后流向输尿管的血流变化：将 10/12Fr，12/14Fr 或 14/16Fr 鞘置于输尿管 70min 后，用多普勒超声测量流向猪输尿管的血流量 [15]。Lallas 等发现输尿管血流量最初明显减少，随后逐渐向基线靠拢；手术结束时，留置 10/12Fr 鞘的输尿管血流变化最小，平均血流量为基线的 75%；12/14Fr 和 14/16Fr 的血流量类似，分别为基线的 34.6% 和 34.4%，较粗的鞘导致输尿管血流量更低，且血流恢复速度更慢 [15]。Lallas 还在术后即刻、48h 和 72h 这 3 个时间点研究了输尿管的组织病理学。总体而言，输尿管组织存在炎症变化，但没有证据显示深部固有肌层有缺血性坏死[15]。另一项研究也观察了在输尿管中置入 9.5 /11.5Fr 鞘 30min 和 60min 后输尿管的远期组织病理学变化[16]。该作者也发现输尿管存在炎症改变，远端输尿管比近端炎症更明显，术后 2 周输尿管近、远端的炎症差异已不明显。置鞘30min 后的输尿管在 2 周内未出现炎症反应，置鞘 60min 的输尿管在上皮完整的情况下出现轻微的炎症反应[16]。Lildal 等发现使用 13/15Fr 鞘后，输尿管组织中 COX-2 和 TNF-α mRNA 升高，远端输尿管比近端升高更明显[17]。虽然这些标志物的表达与炎症及尿路梗阻等有关，但临床意义尚不清楚。另外，这项研究没有设计对照组，比如单纯置入输尿管镜是否会有类似的变化。

输尿管鞘相关的输尿管损伤也是值得注意的问题之一。虽然没有证据表明使用或不使用输尿管鞘的患者在围手术期输尿管损伤方面存在差异，但是有统计数据显示，使用输尿管鞘的输尿管损伤率为 46.5%[5,14]。

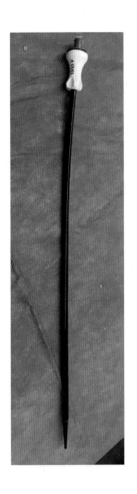

图 9-1　Boston Scientific Navigator™ HD 输尿管鞘

Traxer输尿管损伤范围量表常用来评估输尿管的损伤程度和等级（表9-1），低级别损伤分类为0级或1级损伤，高级别损伤分类为2、3或4级[5]。Traxer研究了359例接受输尿管镜检查并使用12/14Fr输尿管鞘的患者：在46.5%的可见输尿管损伤中，有86.6%是低级别损伤。高级别输尿管损伤在男性和老年患者中更为常见。预先置入输尿管支架可将严重损伤的风险降低7倍。尽管输尿管损伤较为常见，但这种损伤的远期预后尚可[18,19]。有研究报道使用输尿管鞘的术后输尿管狭窄率为1%~2%，这与未使用输尿管鞘的发生率无显著差异[18]。在其他手术并发症方面，两者之间也无显著差异，但是一些数据表明使用输尿管鞘的术后感染发生率较低[20,21]。

如上所述，预先置入输尿管支架可降低输尿管损伤发生率，提高置入输尿管鞘的成功率[22]，并可提高净石率，减少手术并发症等[21]。对于术后是否留置输尿管支架，学术界争论较多。Torricelli等[23]选取102例预埋输尿管支架的患者纳入研究，将51例术后留置支架的患者与51例术后未留置支架的患者进行对比，无支架组患者的术后疼痛明显增加，计划外事件也更多。但是两组的住院次数、总体并发症率、尿路感染及血尿发生率等方面无显著差异，预先置入支架或输尿管鞘的尺寸也不是影响因素[23]。Astroza等研究了预先置入输尿管支架的患者在进行包含输尿管鞘的手术后是否需要留置支架[24]。他们发现术后是否留置支架在手术时间、急诊事件、泌尿系统感染或肾绞痛等方面无显著差异，因此表明预先置入支架的患者不需要术后置入支架，从而节省了拔除支架的手术费用[24]。

使用较大直径的输尿管鞘是否会带来临床受益还存在争议。较大直径的输尿管鞘可以扩大术野，增加液体灌注量，提高取石效率。输尿管镜/输尿管软镜的截面呈椭圆形，而输尿管鞘的截面是正圆型，因此，尽管输尿管镜的直径小于输尿管鞘，也有可能无法通过。总体而言，直径 ≥ 12Fr

表 9-1 　 内镜下输尿管损伤分级系统

分级	输尿管壁
0级	无输尿管损伤或仅有黏膜淤血
1级	无平滑肌损伤的黏膜层损伤
2级	黏膜层及肌层均损伤，但不涉及外膜
3级	全层输尿管穿孔
4级	输尿管撕脱、输尿管连续性丧失

的输尿管鞘可以容纳大多数输尿管软镜[25]。虽然 11/13Fr 输尿管鞘可以通过所有输尿管软镜，但 Olympus 电子输尿管软镜的操作阻力更高，可操作性更低[25]。那么，输尿管鞘的直径越大越好吗？Tracy 等研究发现，使用 14/16Fr 与 12/14Fr 输尿管鞘相比，前者的取石效率提高 30% 以上，但两者的总净石率及并发症方面无显著差异[21]。

研究儿科患者使用输尿管鞘的文献有限，据报道存在输尿管反流和损伤的风险。Wang 等回顾性分析了 40 例年龄 <21 岁的患者，他们均接受了包含输尿管鞘的输尿管镜手术[26]。研究发现其手术并发症和术后支架置入率明显升高，结石负荷高及有结石手术史的患者使用输尿管鞘的概率更高。7 例患者行术后影像学检查，4 例发现存在肾积水，其中 3 例为无梗阻的肾盂扩张，没有发现临床意义上的输尿管狭窄。未使用输尿管鞘的患者似乎有更高的净石率，但术后几乎没有患者行影像学检查[26]。另一项研究专门针对体重 <20kg 的预先置入输尿管支架的学龄前儿童，发现 93.8% 的患儿可顺利置入输尿管鞘，且无明显长期并发症[27]。因此，虽然在儿童患者中使用输尿管鞘并没有明显的优势，但相对安全，没有长期并发症。

输尿管鞘的使用范围不单限于上尿路结石的治疗。临床医生在行肾输尿管根治切除之前必须明确病理为上尿路上皮癌（UTUC）。诊断 UTUC 的局限性之一是难以获得足够的活检标本。理论上讲，输尿管鞘可以允许输尿管镜多次进出并取得较多的活检组织。鉴于该疾病的患病率较低，目前尚无临床研究报道输尿管鞘在 UTUC 诊断上的区别。Gorin 等发表了一项包含 88 例经输尿管鞘诊断或治疗的 UTUC 患者的研究，发现在 88.6% 的患者中，活检标本的肿瘤等级与最终手术切除标本的肿瘤等级相一致，两者的诊断一致性很高[28]。

在实际操作中，我们经常在输尿管镜检查和经皮肾镜取石术中使用输尿管鞘，并根据输尿管镜进镜情况或逆行肾盂造影中的输尿管粗细来决定要使用的鞘管直径。如果患者预先置入输尿管支架，那么置入直径更大的输尿管鞘会变得容易许多。我们认为输尿管鞘可以让输尿管镜更容易地进入上尿路，提高取石效率。手术结束时，退出输尿管鞘的同时需要观察输尿管有无损伤。若发现严重的输尿管损伤，我们的常规做法是放置输尿管支架 7~10d。根据我们的患者资料，即使存在由于输尿管鞘导致的严重输尿管损伤，输尿管的远期长期狭窄率也极低。

9.2　冲洗设备

在输尿管镜检查中，清晰的视野至关重要。加压冲洗对于保持尿路充分扩张和术野清晰必不可少[29]。临床上有多种冲洗设备可供使用，从重力压力袋到脚踏泵，从各种手动设备到自动化设备。最理想的冲洗设备会限制反冲，同时有足够的压力清除碎屑和血块，以保持最佳的视野。此外，冲洗设备还必须符合人体工程学，以降低手术医生和助手的疲劳程度。

多项临床研究比较了这些冲洗设备。2008 年，Hendlin 等比较了重力加压冲洗与 EMS Peditrol 脚踏泵、Cook 输尿管镜冲洗系统、ACMI Irri-Flo 系统、Boston Scientific 单动泵（SAP）手动泵（图 9-2）和 Kosin 背负式冲洗系统（UPIS）。在手动操作系统中，为保持清晰术野，SAP 每秒需要的泵动数最少，Peditrol 最多。相对于手动或脚踏泵装置，重力灌注系统的最大灌注量最少[30]。2012 年，Hedlin 等将 Boston Scientific SAP

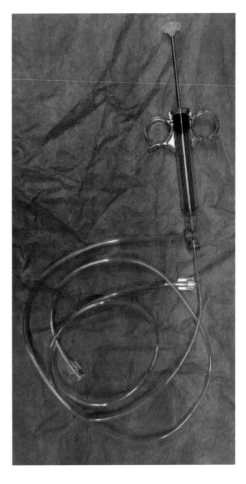

图 9-2　Boston Scientific 单动泵（SAP）
手动泵

与 NuVista Medical Flo-Assist 脚踏泵进行了比较，两者在维持清晰术野的泵动数量方面相当；然而，SAP 产生的泵动冲击能量较低，理论上减少了反冲力[31]。最近，Tarplin 等将 SAP 与 Pathfinder Plus 手动泵进行了比较（图 9-3），SAP 的灌注流速显著大于 Pathfinder，最大流速约为后者的 3 倍。但是，SAP 在运行 10min 时的握持度显著下降，而 Pathfinder 并不会，后者明显减轻了术者的疲劳[29]。尽管无法精确测量加压冲洗系统（如 Thermedx）的压力和流量，但它们有助于减少手术时间，增加净石率[32,33]。

笔者科室有多种冲洗设备，每位医生根据自己的偏好选择使用，其中 3 位主诊泌尿外科医生选择使用 3 种不同类型的冲洗设备：一位使用 SAP，另一位使用全自动灌注设备，第三位使用 Pathfinder。

9.3 结 论

不同输尿管镜手术患者之间都存在差异，为获得最佳手术效果所使用的设备、器械等也不尽相同。手术中使用或不使用输尿管鞘，选择何种冲洗设备等，取决于泌尿外科医生的偏好及对这些设备优缺点的认识。本章我们概述了

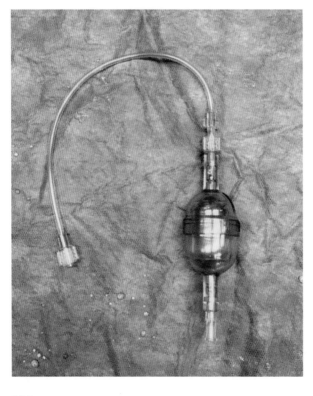

图 9-3 Pathfinder Plus 手动泵

输尿管鞘的优缺点以及冲洗设备的基本原理，泌尿科医生可以利用这些知识来提高输尿管镜/输尿管软镜手术的疗效和效率，同时可以启发对未来医疗设备的研究。

（吴　岩　译，朱宏建　冯宁翰　审）

参考文献

[1] Yong C, Knudsen BE. Ureteroscopy: accessory devices//Humphreys M, editor. Ureteroscopy for stone disease. MUN. Italy: Minerva Medica, 2016:55-70.

[2] Takayasu H, Aso Y. Recent development for pyeloureteroscopy: guide tube method for its introduction into the ureter. J Urol,1974,112:176-178.

[3] Rizkala ER, Monga M. Controversies in ureteroscopy: wire, basket, and sheath. Indian J Urol, 2013,29:244-248.

[4] Kaplan AG, Lipkin ME, Scales CD, et al. Use of ureteral access sheaths in ureteroscopy. Nat Rev Urol, 2016,13:135-140.

[5] Traxer O, Thomas A. Prospective evaluation and classification of ureteral wall injuries resulting from insertion of a ureteral access sheath during retrograde intrarenal surgery. J Urol, 2013,189:580-584.

[6] Auge BK, Pietrow PK, Lallas CD, et al. Ureteral access sheath provides protection against elevated renal pressures during routine flexible ureteroscopic stone manipulation. J Endourol, 2004,18:33-36.

[7] Breda A, Territo A, Lopez-Martinez JM. Benefits and risks of ureteral access sheaths for retrograde renal access. Curr Opin Urol, 2016,26:70-75.

[8] Pietrow PK, Auge BK, Delvecchio FC, et al. Techniques to maximize flexible ureteroscope longevity. Urology,2002,60:784-788.

[9] Pedro RN, Weiland D, Reardon S, et al. Ureteral access sheath insertion forces: implications for design and training. Urol Res, 2007,35:107-109.

[10] Pedro RN, Hendlin K, Durfee WK, et al. Physical characteristics of next-generation ureteral access sheaths: buckling and kinking. Urology, 2007,70:440-442.

[11] Patel N, Monga M. Ureteral access sheaths: a comprehensive comparison of physical and mechanical properties. Int Braz J Urol, 2017,44:524-535.

[12] L'esperance JO, Ekeruo WO, Scales CD, et al. Effect of ureteral access sheath on stone-free rates in patients undergoing ureteroscopic management of renal calculi. Urology,2005,66:252-255.

[13] Berquet G, Prunel P, Verhoest G, et al. The use of a ureteral access sheath does not improve stone-free rate after ureteroscopy for upper urinary tract stones. World J Urol, 2014,32:229-232.

[14] Huang J, Zhao Z, Alsmadi JK, et al. Use of the ureteral access sheath during ureteroscopy: a systematic review and meta-analysis. PLoS One, 2018,13:e0193600.

[15] Lallas CD, Auge BK, Raj GV, et al. Laser Doppler flowmetric determination of ureteral blood flow after ureteral access sheath placement. J Endourol, 2002,16:583-590.

[16] Ozsoy M, Kyriazis I, Vrettos T, et al. Histological changes caused by the prolonged placement of ureteral access sheaths: an experimental study in porcine model.

Urolithiasis, 2018,46(4):397-404.

[17] Lidal SK, Norregaard R, Andreassen KH, et al. Ureteral access sheath influence on the ureteral wall evaluated by cyclooxygenase-2 and tumor necrosis factor-α in a porcine model. J Endourol, 2017,31:307-313.

[18] Delvecchio FC, Auge BK, Brizuela RM, et al. Assessment of stricture formation with the ureteral access sheath. Urology, 2003,61:518-522.

[19] Patel RM, Okhunov Zhamshid O, Kaler K, et al. Aftermath of grade 3 ureteral injury from passage of a ureteral access sheath: disaster or deliverance.J Endourol Case Rep, 2016,21:169-171.

[20] Traxer O, Wendt-Nordahl G, Sodha H, et al. Differences in renal stone treatment and outcomes for patients treated either with or without the support of a ureteral access sheath: the Clinical Research Office of the Endourological Society Ureteroscopy Global Study. World J Urol, 2015,33:2137-2144.

[21] Tracy CR, Ghareeb GM, Paul CJ, et al. Increasing the size of ureteral access sheath during retrograde intrarenal surgery improves surgical efficiency without increasing complications. World J Urol,2018,36:971.

[22] Mogilevkin Y, Sofer M, Margel D, et al. Predicting an effective ureteral access sheath insertion: a bicenter prospective study. J Endourol,2014,28:1414-1417.

[23] Torricelli FC, De S, Hinck B, et al. Flexible ureteroscopy with a ureteral access sheath: when to stent. Urology, 2014,83:278-281.

[24] Astroza G, Catalan M, Consigliere L,et al. Is a ureteral stent required after use of a ureteral access sheath in prestented patients who undergo flexible ureteroscopy. Cent Eur J Urol, 2017,70:88-92.

[25] Al-Qahtani SM, Letendre J, Thomas A, et al. Which ureteral access sheath is compatible with your flexible ureteroscope.J Endourol, 2014,28:286-290.

[26] Wang HH, Huang L, Routh JC, et al. Use of the ureteral access sheath during ureteroscopy in children. J Urol, 2011,186:1728-1733.

[27] Berrettin A, Boeri L, Montanari E, et al. Retrograde intrarenal surgery using ureteral access sheaths is a safe and effective treatment for renal stones in children weight <20 kg. J Pediatr Urol, 2018,14:59.e1-6.

[28] Gorin M, Cortes JA, Kyle CC, et al. Initial clinical experience with use of ureteral access sheaths in the diagnosis and treatment of upper tract urothelial carcinoma. Urology, 2011,78:523-527.

[29] Tarplin S, Byrne M, Farrell N, et al. Endoscopic valves and irrigation devices for flexible ureteroscopy: is there a difference.J Endourol,2015,29:983-992.

[30] Hendlin K, Weiland D, Monga M. Impact of irrigation systems on stone migration. J Endourol, 2008,22:453-458.

[31] Hendlin K, Sarkissian C, Duffey B, et al. Systematic evaluation of a novel foot-pump ureteroscopic irrigation system. J Endourol, 2012,26:126-129.

[32] Lechevallier E, Luciani M, Nahon O, et al. Transurethral ureteronolithotripsy using new automated irrigation/suction system controlling pressure and flow compared to standard irrigation: a randomized pilot study. J Endourol,2003,17:97-101.

[33] De S, Miranda TF, Sarkissian C, et al. Evaluating the automated Thermedx fluid management system in a ureteroscopy model. J Endourol,2014,28:549-553.

输尿管镜术后患者的生活质量

第10章

Blake Anderson, Joshua M. Heiman, Amy Krambeck

10.1 引 言

　　行输尿管手术的患者脑海中最先出现的问题除了手术疗效——例如输尿管镜手术的净石率（stone-free rate for ureteroscopy，URS），就是手术会对他们的生活质量产生怎样的影响。在内镜下治疗结石的过程中，患者经常会问到：什么时候能够重返工作岗位？治疗过程中需要承受多大的痛苦？目前已有几个工具可以帮助泌尿外科医生量化输尿管镜术后患者的生活质量。既往研究已经证实生活质量评价的结果有助于泌尿外科医生指导患者术后如何康复[1-4]。通过评估患者在接受 URS 手术、术后留置支架和尿石症治疗中的体验，患者问卷不断完善并行之有效。例如，输尿管支架症状问卷（Ureteral Stent Symptom Questionnaire，USSQ）是一个用于评估输尿管支架相关症状的有效问卷[5]。威斯康星结石生活质量问卷（Wisconsin Stone Quality of Life Questionnaire，WISQOL）是另一个常用的结石相关症状问卷，旨在了解肾结石患者的生活质量（图 10-1）[6,7]。本章将应用最新的研究证据从 URS 术后生活质量的角度帮助泌尿外科医生指导患者术后如何康复。

B. Anderson (✉) • J. M. Heiman • A. Krambeck
Department of Urology, Indiana University School of Medicine, IU Health Urology
Methodist Hospital, Indianapolis, IN, USA

© Springer Nature Switzerland AG 2020
B. F. Schwartz, J. D. Denstedt (eds.), *Ureteroscopy*,
https://doi.org/10.1007/978-3-030-26649-3_10

威斯康星结石生活质量问卷（WISQOL）

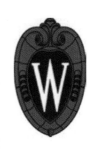

威斯康星"肾结石患者生活调查"问卷

本问卷旨在了解肾结石患者的生活质量。下面的问题是关于过去 1 个月内肾结石对您有何影响。有些问题可能看起来非常相似，但实际是有区别的，请如实回答。虽然您可能有许多身体或药物方面的问题，请尽量只考虑肾结石相关的问题。所有信息都是保密的。谢谢您的配合！

1. 在过去的 4 周内，您觉得下面的描述哪项符合？

	总是	大部分	有时候	偶尔	从来不
A. 白天时状态比以前差	1	2	3	4	5
B. 感到劳累或疲倦	1	2	3	4	5
C. 活动受限	1	2	3	4	5

2. 因为肾结石，在过去的 4 周内，您是否存在以下问题？

	总是	大部分	有时候	偶尔	从来不
A. 难以入睡或刚入睡时惊醒	1	2	3	4	5
B. 睡觉时要经常起床小便	1	2	3	4	5
C. 睡眠质量差或睡眠后感觉不到休息	1	2	3	4	5
D. 醒后再难入睡	1	2	3	4	5

3. 因为肾结石，在过去的 4 周内，您是否存在以下问题？

	总是	大部分	有时候	偶尔	从来不
A. 不敢旅行或参加社交活动	1	2	3	4	5
B. 强迫自己去工作、上学、锻炼或完成其他任务	1	2	3	4	5
C. 失去了工作、家庭或休闲娱乐时间	1	2	3	4	5
D. 需要经常调整日程安排	1	2	3	4	5
E. 不能像往常一样专注于工作、家庭或兴趣爱好	1	2	3	4	5

4. 因为肾结石，在过去的 4 周内，您是否经历过以下情况？

	总是	大部分	有时候	偶尔	从来不
A. 正常饮食出现问题或困难	1	2	3	4	5
B. 痛苦不堪，遵嘱服用处方药物	1	2	3	4	5
C. 关注自身健康	1	2	3	4	5

图 10-1　威斯康星结石生活质量问卷（经允许使用，请浏览该网络 www.urology. wisc.edu/wisqol 并注册以获得使用 WISQOL 的更多信息）

5. 以下是一些可能与肾结石有关的症状。在过去的 4 周内，这些症状您出现了多少次？

	总是	大部分	有时候	偶尔	从来不
A. 恶心、胃部不适或痉挛	1	2	3	4	5
B. 躯体痛	1	2	3	4	5
C. 尿频（感觉去厕所次数多于平常）	1	2	3	4	5
D. 尿急（突然或无法阻止的排尿冲动）	1	2	3	4	5

6. 因为肾结石，在过去的 4 周内，您是否存在以下问题？

	总是	大部分	有时候	偶尔	从来不
A. 对性的兴趣和性接触减少	1	2	3	4	5
B. 旅行时需要特别安排	1	2	3	4	5
C. 对社交或者与人交流的兴趣减少	1	2	3	4	5

7. 在过去的 4 周内，因为肾结石，您有以下哪些感觉？

	总是	大部分	有时候	偶尔	从来不
A. 对目前的状态感到沮丧	1	2	3	4	5
B. 担心现在出现问题	1	2	3	4	5
C. 对将来可能出现的问题感到焦虑或紧张	1	2	3	4	5
D. 对目前的麻烦和不便感到恼火	1	2	3	4	5
E. 与平常相比，处理日常事务能力下降	1	2	3	4	5
F. 易怒	1	2	3	4	5

在过去的 4 周内，关于您的几个问题（请圈出您的答案）：

	是	否	不确定
（1）您是否有泌尿系统结石？			
（2）您目前是否有任何与肾结石相关的疼痛或症状？			
（3）您是否因为肾结石去急诊室或急诊处理过？			
（4）在过去的 4 周内，您是否经历过创伤或令人不安的生活事件？			
（5）您是否因与肾结石无关的健康问题住院或受到其他严重影响？			
（6）性别（圈出）：　　　　男　　　　女			
（7）年龄：			

（续）图 10-1

10.2 URS 术后镇痛与麻醉的应用

由于麻醉药品泛滥以及麻醉止痛药的多种不良反应，泌尿外科医生和患者都在考虑其他治疗方案控制术后疼痛（表 10-1）。自 1999 年以来，处方麻醉止痛药导致的死亡人数增加了 2 倍，2013 年报告的死亡人数达到惊人的 16 235 人[8]。阿片类止痛药的常见副作用包括便秘、恶心、呕吐、躯体依赖、耐药、头晕、镇静和呼吸抑制。氨酚氢可酮的"黑框警告"包括成瘾、滥用、误用、呼吸抑制、意外摄入、新生儿阿片类戒断综合征、CYP4503A4 相互作用、与苯二氮䓬类或中枢神经系统抑制剂共存的风险（如镇静、呼吸抑制、昏迷、死亡）和肝脏毒性[9]。幸运的是，URS 术后患者可以选择使用或不使用麻醉药物。有证据表明，使用其他类型的止痛药物如非甾体抗炎药（nonsteroidal anti-inflammatory drug，NSAID）是有效的、没有成瘾风险。对于肾绞痛，一项随机对照试验表明，肌内注射双氯芬酸优于静脉注射对乙酰氨基酚和吗啡[10]。Sobel 等在 2018 年 AUA 年会上提供的数据显示，73%（151/206）的患者在输尿管镜检查后即可出院，无须使用麻醉性止痛药[11]。

作者研究发现，BMI 升高、慢性肾病和纤维肌痛与术后麻醉需求有关。在这项研究中，双氯芬酸作为麻醉剂的替代品，服用双氯芬酸的患者打电话和再次开药的比例较低。告知患者 NSAIDs 的风险很重要。例如，双氯芬酸的黑框警告包括心血管（如脑卒中、心肌梗死）和胃肠道风险（如溃疡、出血、胃穿孔）。然而，双氯芬酸的副作用比阿司匹林小，仅比安慰剂多 7%，与布洛芬相似，在一项骨关节炎的研究中，双氯芬酸的使用剂量（每天 3 次，每次 50mg）与输尿管镜检查术后相同，而使用时间达 4~6 周或更长[12]。在一些关于肾绞痛的研究中，静脉注射对乙酰氨基酚显示了良好的应用前景，但是数据互相矛盾且有限[13]。此外，静脉注射对乙酰氨基酚不能常规使用，因会增加经济成本（1 克小瓶价格为 42.48 美元）[14]。对 NSAIDs 有禁忌证的患者，短期服用阿片类止痛药会受益，但泌尿外科医生必须谨慎用药，避免过度开药。最近一项对 74 例连续患者的研究发现，URS 术后阿片类药物的开药量中位数为 10d，但术后第 6 天患者就无需服用了，说明患者仅使用了处方药物总数的一半[15]。对于 NSAIDs 禁忌的患者，可选用的阿片类药物是曲马多。曲马多是一种中枢性镇痛药，有两种不同的作用机制：第一，它是一种弱 μ 阿片类受体激动剂；第二，它可抑制去甲肾上腺素和 5- 羟色胺再摄取，激活单胺类神经下行脊髓疼痛抑制通路[16]。静脉注射曲马多和口服曲马多对中度或重度术后疼痛患者均有效，不良反应最小，这可能是其双重作用机制的结果[17]。据报道，副作用发生率为 1.6%~6.1%，最常见的副作用包括恶心、头晕、嗜睡、出汗、呕吐和口干。重要的是，曲马多在成人或儿童患者的推荐剂量下没有明显的心脏或呼吸系统副作用，不太可能导致滥用或依赖。对于因过敏、肾功能不全、心脏病或出血倾向而不能服用 NSAIDs 的患者，我们的做法是在 URS 术后使用少量曲马多片剂。

除了 NSAIDs 和麻醉性止痛药外，对 URS 后放置输尿管支架的患者使用 α 受体阻滞剂可以减少 LUTS 症状和腰痛[18]。在一项研究中，患者分别口服 0.2mg、0.4mg 和 0.6mg 坦索罗辛，耐受性均良好，仅 0~3% 的患者出现乏力（即虚弱），1%~2% 的患者出现头晕，并且发现和安慰剂相比，口服 0.4mg 的疗效最佳[19]。然而，对于可能需要眼科手术的白内障患者，由于虹膜松弛综合征的风险，应避免使用坦索罗辛，这种副作用在坦索罗辛的发生率要远高于其他 α 受体阻滞剂，如阿呋唑嗪[20]。然而，幸运的是，一项小样本研究发现，坦索罗辛对镇痛药物选择有限的孕妇是安全的[21]。

另一种在 URS 和输尿管支架置入术后对患者有益的药物是抗胆碱能药，如奥昔布宁。应提醒患者注意奥昔布宁等药物的抗胆碱能副作用，典型症状包括口干（最常见的副作用）、眼干和便秘[22]。由于该类药物对中枢神经系统的副作用，老年患者应避免服用抗胆碱能药，只有一个药物例外，即 Trospium，Trospium 具有抗胆碱能特性，但在抗胆碱能类药物中对血脑屏障的渗透性最低，因此许多老年患者可以耐受[23]。对于患有良性前列腺增生（benign prostatic hyperplasia，BPH）和下尿路症状（lower urinary tract symptoms，LUTS）以及合并残余尿量增加（即 >150mL）的男性患者来说，抗胆碱能药也不是首选，因为理论上可诱发尿潴留。颠茄和阿片类栓剂虽然不是抗胆碱能药，但其疗效与抗胆碱能药类似，还可以通过局部麻醉作用抑制膀胱收缩和痉挛。最近的一项随机、双盲安慰剂对照研究表明，术后即刻使用颠茄和阿片类栓剂确实可以改善 URS 和输尿管支架置入术后患者的生活质量和泌尿系统症状[24]。许多研究结果也显示，结石患者在应用 β3 受体激动剂，如米拉贝隆后获益。既往研究证实：β1、β2 和 β3 这三种肾上腺素能受体存在于人输尿管平滑肌中，刺激 β2 和 β3 受体可引起输尿管平滑肌松弛[25,26]。目前正在进行多项前瞻性随机对照试验（NCT02744430、NCT02095665、NCT02462837），以评估米拉贝隆在药物排石治疗或缓解输尿管支架相关症状方面的疗效。有趣的是，我们也发现这种药物治疗输尿管支架置入术后的不适症状是有效的，其副作用较小，但会升高血压，对于高血压控制不佳的患者应慎用[27]。

最后一种药物是非那吡啶，它可以通过局部麻醉作用改善 URS 和输尿管支架置入术后出现的排尿困难。有研究发现，与抗生素同服两天后，该类药物的麻醉效果就不再对患者有益，但是这些研究主要集中在尿路感染的患者[28]。非那吡啶的耐受性良好，但应告知患者，它是一种偶氮染料[28]，会导致体液（眼泪、唾液、尿液）变成橙色。我们的做法是对 URS 术后留置支架的患者给予 3d 的非那吡啶。

表 10-1　URS 术后的推荐用药

药物名称	应用范围	作用机制	主要副作用	剂量
双氯芬酸（Voltaren）[64]	URS 和输尿管支架置入术后的止痛药物	是一种非甾体抗炎药：抑制环氧化酶	减少前列腺素和血栓素合成，可诱发脑卒中，心肌梗死，胃肠道溃疡和出血，胃穿孔	口服，每天3次，每次50mg
曲马多（Ultram）[65]	用于对非甾体抗炎药有禁忌的患者	具有中枢阿片类激动剂和弱的抑制去甲肾上腺素/5-羟色胺再摄取	恶心，头晕，嗜睡，出汗，呕吐，口干等副作用	口服，每6h一次，每次50mg
坦索罗辛（Flomax）[66]	用于留置支架后止痛，可与非甾体抗炎药同时使用	α-1a 肾上腺素受体拮抗剂，可松弛平滑肌，提高尿流率	直立性低血压，虹膜松弛综合征，晕厥，头晕，射精异常等	口服，每天1次，每次0.4mg
奥昔布宁（oxybutinin）[67]	留置支架后相关的膀胱痉挛	M 受体拮抗剂，可松弛膀胱平滑肌，抑制逼尿肌的不自主收缩	口干，眼干，便秘等	口服，每天1次，每次10mg
非那吡啶（Pyridium）[28]	用于 URS 和留置支架术后的排尿困难	尿路局部的镇痛作用	体液可呈橙色	口服，每天3次，每次1.5mg
羟考酮-乙酰氨基酚（Norco）[9]	用于难治性疼痛和其他药物禁忌使用时	阿片类激动剂，可产生镇痛和镇静作用	成瘾，呼吸抑制，肝毒性，便秘等	口服，每4~6h一次，每次2.5~10mg

10.3　支架对 URS 术后患者生活质量的影响

　　输尿管支架的副作用很常见，有时会致患者虚弱，影响 80% 的患者健康相关的生活质量，导致 32% 的患者性功能障碍[5]。输尿管支架引起疼痛和泌尿系统症状的病因目前尚不完全清楚。已有研究表明，在使用标准双 J 输尿管支架的患者中，有很高比例的患者在排尿膀胱尿道造影时出现膀胱输尿管返流（vesicoureteral reflux，VUR），63% 的患者在充盈期出现 VUR，80% 的患者在排尿期出现 VUR[29]。与留置输尿管支架相关的 VUR 很可能导致排尿时疼痛，尤其是在高压排尿者如前列腺增生患者中。有趣的是，Damanio 等已经证明输尿管支架的直径与症状严重程度无关，在另一项研究中，输尿管支架的留置时间长短不会影响疼痛评分[30,31]。而一些研究发现输尿管支架的远端卷曲情况与并发症发生率有关。Ho 等发现，增加输尿管支架长度会影响远端卷曲位置（而不是近端），支架越长，尿频、尿急的发生率越高[32]。多项研究表明，如果输尿管支架的卷曲远端超过身体正中线，患者的输尿管支架相关症状会更严重[33]。然而，留置输尿管支架是必需的吗？我们能否不留置输尿管支架来避免 URS 术后疼痛呢？

　　总体而言，URS 术后患者经历疼痛的多少是否与留置输尿管支架有关，目前的文献结果还不一致。多项研究发现，对比留置输尿管支架与未留置的患者，麻醉或镇痛药的使用没有显著差异[1,34,35]。然而，一项随机对照研究显示，输尿管下段结石患者行非复杂的 URS 术后，不留置输尿管支架可减少麻醉药物使用量[2]。在留置输尿管支架的患者中，URS 术后的 LUTS 症状比未留置输尿管支架的患者更常见[1]。与留置输尿管支架的患者相比，未留置输尿管支架的患者在 URS 术后第 6 天发生腰痛或耻骨上疼痛的概率更低[3]。然而，也有研究显示，在 URS 术后不留置输尿管支架似乎并不能完全降低术后并发症，因为 URS 术后不留置输尿管支架的患者二次住院的可能性较大[1,2,34]。Schuster 等报告了 322 例 URS 术后结果，返回急诊室的概率为 13.3%[4]。这些患者的平均手术时间超过 13min，但与是否留置输尿管支架无关。

　　所留置输尿管支架的材质似乎对患者的舒适度影响不大。既往有研究比较了软性和硬性材质的输尿管支架，发现术后 1 周和 4 周的 USSQ 评分无显著差异[5]。Lee 等对 5 种不同类型的输尿管支架进行了随机研究，发现 Bard 的 Inlay 输尿管支架在 USSQ 评分中泌尿系统症状较少，但在疼痛、一般症状评分或麻醉药使用方面没有差异[36]。另一项研究发现，较软的远端膀胱内呈螺旋状的输尿管支架（Polaris™）不会导致疼痛评分降低[37]。Krambeck 等的一项随机多中心研究发现，与标准输尿管支架相比，使用酮洛酸涂层输尿管支架的患者在紧急咨询医生、更换止痛药物或提前拔除支架方面没有差异[38]。对于三氯生涂层输尿管支架的研究发现，其可以减少患者活动时的疼痛和尿路症状，但当患者休息时就无明显差异[39]。在这项研究中，采用了独特的症状问卷，而不是经过验证的 USSQ，也没有评估止痛药的使用。总而言之，一个完美的输尿管支架尚待研发。

除了决定是否留置输尿管支架及其尺寸 / 材料，泌尿外科医生还需要考虑 URS 术后的另一个问题，即是否保留可以体外拔除支架的丝线，如果去除丝线，日后就需要通过膀胱镜来拔除输尿管支架。保留丝线利于取出输尿管支架，而无需使用膀胱镜拔除。然而，反对者认为丝线会增加患者的不适感和支架移位的可能，因此建议取掉拔管的丝线。Barnes 等最近的一项研究发现，在 USSQ 支架相关的生活质量评分、急诊就诊或电话咨询次数以及 UTI 发生率方面，带有拔管丝线的患者与没有丝线而需用膀胱镜拔管的患者之间没有显著差异[40]。我们的做法是：所有非复杂的 URS 手术患者保留拔管丝线，以减少患者的就诊和不便。

截至目前，如何避免 URS 术后疼痛和不适还没有明确的指导意见。手术医生会根据术中具体情况决定是否置入输尿管支架。有许多因素决定输尿管支架的留置，包括输尿管管腔大小、通道鞘的使用、输尿管水肿、输尿管损伤、结石嵌顿、手术时间长、孤立肾、肾衰竭、感染、患者的选择以及术者的经验。即使不留置输尿管支架，也不能保证患者的疼痛一定会减轻或需要更少的止痛药。相反，即使放置输尿管支架，也没有理想的支架形状、材质、放置时间或取出方法来减轻疼痛。

10.4 手术因素对 URS 术后患者生活质量的影响

不同患者的手术情况千差万别，这些情况会影响患者的术后疼痛和不适程度。最终的结果是，虽然 URS 手术相同，但因术中情况不同，使得术后一些患者的耐受性比其他患者要好。为了明确接受输尿管扩张的患者是否有更多疼痛，Hosking 等研究了 93 例 URS 术后未放置支架的患者，其中

88% 的患者进行了远端输尿管球囊扩张，结果是无论是否使用球囊扩张，患者在口服药物控制下疼痛时间少于 1d[41]。其他研究者发现，为治疗非复杂的输尿管下段结石而扩张远端输尿管后，无需常规留置输尿管支架；如果留置输尿管支架，会增加患者的疼痛、尿路刺激症状和麻醉药的使用[2]。因此，对于不能耐受输尿管支架的患者，使用 URS 治疗非复杂的输尿管下段结石时，不留置输尿管支架也很安全，并能提高患者的术后生活质量。

已经证明同期双侧 URS 手术是安全有效的，疼痛、并发症发生率和净石率与单侧或分期手术相似[42]。一项研究评估了 95 例双侧 URS 患者，术后随访 1 个月[43]，结果显示 9.7% 的患者出现术后并发症，但仅有 5.3% 的患者因疼痛需要急诊就诊或再住院，最后的结论是：同期行双侧 URS 是有效和安全的；尽管大多数并发症轻微，但与单侧手术相比，其发生率可能略高。Ingimarsson 等研究了 117 例同期双侧输尿管镜手术的结果，并与 134 例单侧输尿管镜手术进行比较[44]，结果发现双侧 URS 的近期并发症发生率为 16.2%，其中最常见的是输尿管支架引起的疼痛和不适，发生率为 5%。这个结果与单侧 URS 相当，单侧 URS 有 6% 的患者出现支架疼痛和不适。71.8% 的患者随访至 6 周，未发现远期并发症。腹部 X 线和超声检查显示患者的净石率分别为 91.4% 和 84.2%，并通过 CT 扫描成像验证。双侧 URS 和单侧 URS 在并发症和再住院率方面无统计学差异。最后得出结论：同期双侧 URS 可以作为双侧结石患者的标准治疗方式。

URS 手术常会使用输尿管镜鞘，与不使用镜鞘相比，使用镜鞘时肾内压力更低，也被认为更安全[45]。在所有 URS 手术中降低肾内压都很重要，尤其对于感染性结石或尿路上皮癌病史患者，避免肾内高压可减少肾盂静脉或肾盂淋巴的回流。输尿管镜鞘还允许取石篮的反复通过，从而提高净石率和改善视野[46]。然而，使用输尿管镜鞘可导致输尿管暂时性水肿，在某些情况下还会导致输尿管穿孔，从而必须留置输尿管支架。既往的一项研究表明，术中使用镜鞘的 URS 患者术后不留置支架的急诊就诊率增加了 1 倍以上（37% vs. 14%）[47]。Torricelli 等的一项研究结果表明，在预先留置输尿管支架的患者中，使用镜鞘进行非复杂输尿管镜手术后，不留置支架的患者比留置支架者的疼痛更少[48]。因此，尽管置入输尿管支架及其对 URS 术后恢复的影响是复杂的，但是似乎如果使用输尿管镜鞘，留置输尿管支架通常是有利的，除了某些特殊情况，如预先留置支架的输尿管、巨输尿管。

有学者推测手术时间越长，术后疼痛可能越明显。Ahn 等报告了 2008—2010 年连续治疗的 143 例患者，观察了 URS 术后急性疼痛的情况，结果发现年轻、有精神疾病、尿路感染史、使用取石篮、结石较大和手术时间长与疼痛增加相关[49]。与研究预期相同，手术时间长、结石较大和使用取石篮这些因素会增加疼痛程度。卓越泌尿系统疾病组（Endourologic Disease Group for Excellence，EDGE）研究联合会最近的一项研究发现，使用取石篮与粉末化结石相比，取石篮组的手术时间明显延长（67.4 ± 53.3min $vs.$ 35.9 ± 17.8min；$P<0.001$）[50]；但在术后并发症以及需要其他手术干预方面，两组无明显差异。影响手术时间的还有置入输尿管支架，据报道平均时间为 12min[3]。因此，当使用 URS 治疗结石负荷较大的患者时，主治医生应考虑到手术时间长是增加术后疼痛的一个潜在危险因素。

10.5 患者因素和 URS 术后急诊就诊、再入院及电话咨询的概率

患者的某些特征因素可以影响 URS 术后的恢复。患者在 URS 术后显著疼痛的特定危险因素包括较年轻、精神病史和尿路感染[49]。Penniston 等的一项研究表明，在肾结石患者接受 URS 治疗后，女性的生活质量低于男性[51]。作者们也坦承了该研究的局限性，即男女之间结石严重程度具有差异，这可能会影响最终的结果。同时，他们也指出，患有抑郁症和肌肉骨骼疾病的女性比男性更多，这可能会影响生活质量评分的某些部分（如身体功能、一般健康、活力和心理健康），而这部分本身就男女有别。然而，Ozsoy 等最近发表的一篇文章表明，URS 术后成功率或并发症发生率没有性别差异[52]。如前所述，与使用输尿管镜鞘、留置输尿管支架的患者相比，使用镜鞘但未留置输尿管支架的患者的急诊就诊率是前者的 2.5 倍[47]。通过对 10 项不同研究、共 891 名受试者的荟萃分析，置入输尿管支架患者的泌尿系统并发症发生率降低了 4%，但无统计学差异（$P=0.175$）[53]。Morgan 等报告，URS 术后有 2/3 的患者联系了医疗机构，其中 79% 的患者主诉疼痛[54]。在多变量因素分析中，年轻和使用较粗的输尿管镜鞘是术后联系医疗机构的预测因素。作者在同一项研究中比较了 URS 和 TURBT 术后与疼痛相关的并发症发生率，结果显示 URS 是 TURBT 的 2.5 倍。这

些结果表明，在某些特定患者中，无论手术因素如何，URS 术后患者的生活质量都显著下降。

10.6 恢复期情况

针对有症状的结石选择何种治疗方案，完全康复、重返工作或恢复日常活动所需的时间通常是患者考虑的主要决定因素。一项系统回顾性荟萃分析将 URS 与体外冲击波碎石术（ESWL）和经皮肾镜取石术（PCNL）进行了对比。Pearle 等对接受 URS 或 ESWL 的小于 10mm 的肾下盏结石患者进行比较，结果发现后者的生活质量更高，恢复时间较短，以及止痛需求较少（5.6 片 *vs.* 14.7 片止痛药，P=0.015）[55]。URS 和 ESWL 组的平均康复时间均较低，但 ESWL 更优：恢复驾驶的时间为 5.3 ± 6.1d *vs.* 1.9 ± 1.7d，恢复轻度体力活动的时间为 7.9 ± 9.8d *vs.* 3.2 ± 3d，恢复工作的时间为 8.5 ± 8.3d *vs.* 3.3 ± 2.7d，完全恢复的时间为 15.6 ± 11.6d *vs.* 8.1 ± 10.8d。与 URS 相比，更多患者愿意接受 ESWL 治疗（90% *vs.* 63%，P=0.031）。值得注意的是，URS 组有 89% 的患者留置了输尿管支架。Singh 等也得出了类似的研究结果，URS 组的患者满意度高于 ESWL，更多患者愿意接受重复 URS 治疗（84% *vs.* 50%，P=0.002）[56]。在 Singh 的研究中，URS 优于 ESWL，可能是因为 URS 患者有较高的净石率（83% *vs.* 49%），并且手术是在硬膜外或脊髓麻醉下进行的，按诊疗常规术后 1d 才能出院。Park 等对 65 例接受 ESWL 治疗与 95 例接受 URS 治疗的患者进行了前瞻性研究，所有患者均为单侧输尿管结石，结石大小 4~15mm[57]。URS 组患者术后留置 6Fr 双 J 管 2 周。两种治疗的患者满意度以及再次接受手术的意愿没有显著差异（ESWL 64.6% *vs.* URS 51.6%）。然而，与 URS 组相比，ESWL 组患者重返工作的速度明显更快（3.02 ± 1.20d *vs.* 2.48 ± 1.12d）。作者认为留置输尿管支架是延长 URS 组恢复时间的主要因素。另一项前瞻性研究将 91 例输尿管上段巨大嵌顿性结石（结石大小 > 1cm）的患者随机分组，进行了顺行（44 例 PCNL）或逆行（47 例）输尿管镜碎石术。术后两组均留置输尿管支架约 3 周。逆行组与顺行组相比，恢复正常活动的时间显著缩短（2.7 ± 0.6d *vs.* 7.8 ± 0.7）。综上所述，虽然 URS 看似比 ESWL 的恢复期更长，但实际明显短于 PCNL。

10.7 性功能的恢复

URS 手术和留置输尿管支架对性功能的影响也得到了广泛研究。在一项报道中，URS 术后性功能可能会下降，并且在留置输尿管支架后，性功能没有随时间延长而改善。作者推测，与 USSQ 评估的其他方面相比，性功能的恢复可能需要更长时间[59]。另一项研究使用国际勃起功能指数 –5 和女性性功能指数来评估输尿管支架置入对性功能的影响。在多变量分析中，男性性别和较长的支架留置时间与其性功能评分较低相关[60]。

Joshi 等使用 USSQ 评分系统研究了 85 例留置单侧输尿管支架的成年患者。结果显示，在输尿管支架取出后 4 周，35% 的性活跃患者在性生活时出现疼痛（24% 为轻度疼痛，11% 为中、重度疼痛）。在性活跃患者中，70% 的患者出现暂时性功能障碍，14% 的患者出现完全性功能障碍。患者的自我评价结果显示，18% 的患者无法评价总体性生活满意度，14% 的患者在留置输尿管支架 4 周时对性功能完全不满意[5]。

Eryildirim 等评估了 URS 术后患者的性功能。共有 102 例性活跃患者（男性 60 例，女性 42 例）因输尿管结石接受了诊断和（或）治疗性 URS[61]。这些患者术后均未留置输尿管支架。采用男性国际勃起功能指数（International Index of Erectile Function，IIEF）和女性性功能指数（Female Sexual Function Index，FSFI）对患者术前及术后 1 个月时的性功能进行评价。男性平均年龄为 42.07 ± 1.83 岁，而女性平均年龄为 43.67 ± 2.14 岁。男性患者术前和术后总体性功能无差异，但细究该指数的具体方面，在 URS 术后 1 个月时患者对性功能的不满意度具有统计学差异（IIEF-IS 9.32 ± 0.46 *vs.* 6.66 ± 051）。女性患者在性功能方面总体没有差异，在细分方面也没有差异。作者认为，男性和女性之间满意度的差异可能归因于神经丰富的膀胱三角区黏膜受刺激引起男性下尿路症状、焦虑、失眠及导致性功能障碍的抑郁症。

10.8 患者宣教和共同决策的重要性

患者管理在医学的各个方面都至关重要，尤其是对 URS。由于 URS 是一种微创手术，患者可能会认为疼痛应该很轻甚至没有，但事实上，许多患者术后可能会经历明显不适，需要进一步治疗。虽然 URS 是在内镜下完成的无切口的微创手术，但必须向患者强调 URS 可能会引起一定程度的疼痛。术前让患者充分了解肾脏和输尿管的结构功能有助于降低患者的术后预期。一项研究发现，经历过肾绞痛和分娩的妇女认为肾绞痛比分娩更为痛苦[62]，这个结果有助于患者更直观地了解肾输尿管的敏感特性。输尿管支架对患者也有很大影响，如果术前没有充分告知患者术后可能出现的症状，会导致大量患者术后再次就医。一个对泌尿外科医生有用的工具是密歇根泌尿学会改进协作组（Michigan Urological Society Improvement Collaborative，MUSIC）制作的输尿管支架手册（图 10-2）。MUSIC 手册和其他健康教育工具可作为患者术后康复的宣教资料，在术前就提供给患者。

导致患者对 URS 期望过高的另一个原因是大多数 URS 手术是在门诊完成的。患者可能会觉得如果能回家，说明手术不大，继而认为应该很快就能恢复工作。有些患者确实如此，但有些患者可能需要 1 周左右才能恢复。每个患者的情况包括解剖结构、结石情况、疼痛阈值、工作种类以及医疗条件和环境都有差异。因此，临床医生除了完成 URS 手术，还应该提醒患者尽可能做好各项准备。

条件允许的话，推荐让患者参与决策输尿管支架的留置。留置输尿管支架的绝对适应证包括孤立肾、移植肾、输尿管损伤和肾衰竭。相对适应证包括使用输尿管镜鞘，手术时间长，近期尿路感染或考虑到输尿管炎症，水肿，手术或结石嵌顿引起的损伤。与输尿管支架极有可能引起不适相比，一些具有相对适应证的患者可能不留置支架感到更舒适，而再入院或额外操作（支架置入）的可能性仅有轻微增加。一些患者对输尿管支架的耐受性明显好于其他患者，这可能取决于个人的身体状况。患者参与决策的另一议题为是否保留拔除输尿管支架的丝线。一些患者一想到留有丝线就感觉不舒服，并担心会不小心把线拽出来，这些患者更适合通过门诊膀胱镜来拔除输尿管支架。相反，有些患者认为门诊膀胱镜拔除输尿管支架会比之前的 URS 手术更痛苦，因此他们更愿意保留拔管的丝线[63]。

10.9 结 论

非复杂 URS 术后患者的生活质量会因疼痛、性满意度下降和恢复期延长而显著降低。手术因素如手术时间、使用输尿管镜鞘、留置输尿管支架以及处方止痛药的类型，会极大地影响 URS 术后患者不适的程度。患

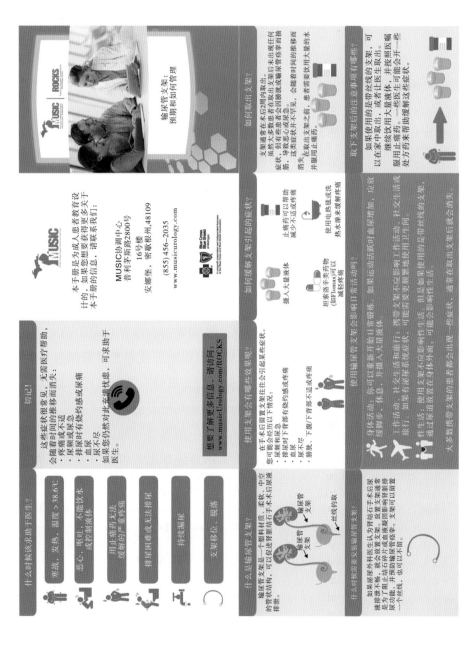

图 10-2 密歇根泌尿外科学会改进协作组（MUSIC）的输尿管支架手册（由密歇根泌尿外科学会改进协作组提供）

者因素包括年轻和患有精神疾病，会导致术后满意度下降。但是，通过充分的健康宣教，与患者共同决策，以及尽可能调整患者的合理预期，将有助于改善患者的整体满意度。

（张登翔 译，黄 晨 审）

参考文献

[1] Denstedt JD, Wollin TA, Sofer M, et al. A prospective randomized controlled trial comparing nonstented versus stented ureteroscopic lithotripsy. J Urol,2001,165(5):1419-1422.

[2] Borboroglu PG, Amling CL, Schenkman NS, et al. Ureteral stenting after ureteroscopy for distal ureteral calculi: a multi-institutional prospective randomized controlled study assessing pain, outcomes and complications. J Urol, 2001,166(5):1651-1657.

[3] Byrne RR, Auge BK, Kourambas J, et al. Routine ureteral stenting is not necessary after ureteroscopy and ureteropyeloscopy: a randomized trial. J Endourol,2002,16(1):9-13.

[4] Schuster TG, Hollenbeck BK, Faerber GJ, et al. Complications of ureteroscopy: analysis of predictive factors. J Urol, 2001,166(2):538-540.

[5] Joshi HB, Newns N, Stainthorpe A,et al. Ureteral stent symptom questionnaire: development and validation of a multidimensional quality of life measure. J Urol, 2003, 169(3):1060-1064.

[6] Penniston KL, Nakada SY. Development of an instrument to assess the health related quality of life of kidney stone formers. J Urol, 2013,189(3):921-930.

[7] Penniston KL, Antonelli JA, Viprakasit DP, et al. Validation and reliability of the Wisconsin stone quality of life questionnaire. J Urol, 2017,197(5):1280-1288.

[8] Nelson LS, Juurlink DN, Perrone J. Addressing the opioid epidemic. JAMA, 2015, 314(14):1453-1454.

[9] Hydrocodone/acetaminophen [Internet]. Epocrates. Available from: https://online. epocrates. com/drugs/12210/hydrocodone-acetaminophen/Monograph.

[10] Pathan SA, Mitra B, Straney LD, et al. Delivering safe and effective analgesia for management of renal colic in the emergency department: a doubleblind, multigroup, randomised controlled trial. Lancet, 2016,387(10032):1999-2007.

[11] Sobel D, Cisu T, Pham A, et al. PD53-07 the feasibility of discharging patients without opioids after ureteroscopy. J Urol, 2018,199(4):e1048-e1049.

[12] Caldwell JR. Efficacy and safety of diclofenac sodium in rheumatoid arthritis. Experience in the United States. Am J Med, 1986,80(4B):43-47.

[13] Masoumi K, Forouzan A, Asgari Darian A, et al. Comparison of clinical efficacy of intravenous acetaminophen with intravenous morphine in acute renal colic: a randomized, double-blind, controlled trial. Emerg Med Int,2014,2014:571326.

[14] Sin B, Koop K, Liu M, et al. Intravenous acetaminophen for renal colic in the emergency department: where do we stand. Am J Ther, 2017,24(1):e12-e19.

[15] Flynn K, Guidos P, Francis S, et al. MP80-05 outcomes from a text messaging study performed to better predict post-ureteroscopy opioid use. J Urol, 2018,199(4):

e1090-e1091.

[16] Raffa RB, Friderichs E, Reimann W,et al. Complementary and synergistic antinociceptive interaction between the enantiomers of tramadol. J Pharmacol Exp Ther,1993,267(1):331-340.

[17] Scott LJ, Perry CM. Tramadol: a review of its use in perioperative pain. Drugs, 2000, 60(1):139-176.

[18] Lamb AD, Vowler SL, Johnston R, et al. Meta-analysis showing the beneficial effect of alpha-blockers on ureteric stent discomfort. BJU Int, 2011,108(11):1894-1902.

[19] Abrams P, Speakman M, Stott M, et al. A dose-ranging study of the efficacy and safety of tamsulosin, the first prostate-selective alpha 1A-adrenoceptor antagonist, in patients with benign prostatic obstruction (symptomatic benign prostatic hyperplasia). Br J Urol, 1997,80(4):587-596.

[20] Cheung CM, Awan MA, Sandramouli S. Prevalence and clinical findings of tamsulosinassociated intraoperative floppy-iris syndrome. J Cataract Refract Surg, 2006,32(8):1336-1339.

[21] Bailey G, Vaughan L, Rose C,et al. Perinatal outcomes with Tamsulosin therapy for symptomatic urolithiasis. J Urol, 2016,195(1):99-103.

[22] Baigrie RJ, Kelleher JP,et al. Oxybutynin: is it safe. Br J Urol, 1988,62(4):319-322.

[23] Scheife R, Takeda M. Central nervous system safety of anticholinergic drugs for the treatment of overactive bladder in the elderly. Clin Ther, 2005,27(2):144-153.

[24] Lee FC, Holt SK, Hsi RS, et al. Preoperative belladonna and opium suppository for ureteral stent pain: a randomized, double-blinded. Placebo-Control Stud Urol, 2017,100:27-32.

[25] Park YC, Tomiyama Y, Hayakawa K, et al. Existence of a beta3-adrenoceptro and its functional role in the human ureter. J Urol, 2000,164(4):1364-1370.

[26] Matsumoto R, Otsuka A, Suzuki T,et al. Expression and functional role of beta3-adrenoceptors in the human ureter. Int J Urol, 2013,20(10):1007-1014.

[27] Nitti VW, Khullar V, van Kerrebroeck P, et al. Mirabegron for the treatment of overactive bladder: a prespecified pooled efficacy analysis and pooled safety analysis of three randomised, double-blind, placebo-controlled, phase III studies. Int J Clin Pract, 2013,67(7):619-632.

[28] Phenazopyridine hydrochloride [Internet]. Epocrates. Available from: https://online. epocrates. com/drugs/1160/Pyridium.

[29] Mosli HA, Farsi HM, Al-Zimaity MF, et al. Vesicoureteral reflux in patients with double pigtail stents. J Urol, 1991,146(4):966-969.

[30] Damiano R, Autorino R, De Sio M, et al. Does the size of ureteral stent impact urinary symptoms and quality of life? A prospective randomized study. Eur Urol, 2005,48(4):673-678.

[31] Irani J, Siquier J, Pires C,et al. Symptom characteristics and the development of tolerance with time in patients with indwelling double-pigtail ureteric stents. BJU Int, 1999,84(3):276-279.

[32] Ho CH, Chen SC, Chung SD, et al. Determining the appropriate length of a double-pigtail ureteral stent by both stent configurations and related symptoms. J Endourol, 2008,22(7):1427-1431.

[33] Rane A, Saleemi A, Cahill D, et al. Have stent-related symptoms anything to do with placement technique. J Endourol,2001,15(7):741-745.

[34] Chen YT, Chen J, Wong WY, et al. Is ureteral stenting necessary after uncomplicated ureteroscopic lithotripsy.A prospective, randomized controlled trial. J Urol, 2002,167(5):1977-1980.

[35] Netto NR Jr, Ikonomidis J, Zillo C. Routine ureteral stenting after ureteroscopy for ureteral lithiasis: is it really necessary. J Urol, 2001,166(4):1252-1254.

[36] Lee C, Kuskowski M, Premoli J, et al. Randomized evaluation of ureteral stents using validated symptom questionnaire. J Endourol, 2005,19(8):990-993.

[37] Lingeman JE, Preminger GM, Goldfischer ER, et al. Assessing the impact of ureteral stent design on patient comfort. J Urol, 2009,181(6):2581-2587.

[38] Krambeck AE, Walsh RS, Denstedt JD, et al. A novel drug eluting ureteral stent: a prospective, randomized, multicenter clinical trial to evaluate the safety and effectiveness of a ketorolac loaded ureteral stent. J Urol,2010,183(3):1037-1042.

[39] Mendez-Probst CE, Goneau LW, MacDonald KW,et al. The use of triclosan eluting stents effectively reduces ureteral stent symptoms: a prospective randomized trial. BJU Int, 2012,110(5):749-754.

[40] Barnes KT, Bing MT, Tracy CR. Do ureteric stent extraction strings affect stent-related quality of life or complications after ureteroscopy for urolithiasis: a prospective randomised control trial. BJU Int, 2014,113(4):605-609.

[41] Hosking DH, McColm SE, Smith WE. Is stenting following ureteroscopy for removal of distal ureteral calculi necessary.J Urol, 1999,161(1):48-50.

[42] Mushtaque M, Gupta CL, Shah I, et al. Outcome of bilateral ureteroscopic retrieval of stones in a single session. Urol Ann, 2012,4(3):158-161.

[43] Watson JM, Chang C, Pattaras JG, et al. Same session bilateral ureteroscopy is safe and efficacious. J Urol, 2011,185(1):170-174.

[44] Ingimarsson JP, Rivera M, Knoedler JJ, et al. Same-session bilateral ureteroscopy: safety and outcomes. Urology, 2017,108:29-33.

[45] Auge BK, Pietrow PK, Lallas CD, et al. Ureteral access sheath provides protection against elevated renal pressures during routine flexible ureteroscopic stone manipulation. J Endourol, 2004,18(1):33-36.

[46] Kaplan AG, Lipkin ME, Scales CD Jr, et al. Use of ureteral access sheaths in ureteroscopy. Nat Rev Urol, 2015,13:135.

[47] Rapoport D, Perks AE, Teichman JM. Ureteral access sheath use and stenting in ureteroscopy: effect on unplanned emergency room visits and cost. J Endourol, 2007,21(9):993-997.

[48] Torricelli FC, De S, Hinck B, et al. Flexible ureteroscopy with a ureteral access sheath: when to stent. Urology,2014,83(2):278-281.

[49] Ahn ST, Kim JH, Park JY, et al. Acute postoperative pain after ureteroscopic removal of stone: incidence and risk factors. Korean J Urol,2012,53(1):34-39.

[50] Humphreys MR, Shah OD, Monga M, et al. Dusting versus basketing during ureteroscopy-which technique is more efficacious. A prospective multicenter trial from the EDGE research consortium. J Urol, 2018,199(5):1272-1276.

[51] Penniston KL, Nakada SY. Health related quality of life differs between male and female stone formers. J Urol, 2007,178(6):2435-2440; discussion 40.

[52] Ozsoy M, Acar O, Sarica K, et al. Impact of gender on success and complication rates after ureteroscopy. World J Urol, 2015,33(9): 1297-1302.

[53] Makarov DV, Trock BJ, Allaf ME,et al. The effect of ureteral stent placement on postureteroscopy complications: a meta-analysis. Urology,2008,71(5):796-800.

[54] Morgan MS, Antonelli JA, Lotan Y, et al. Use of an electronic medical record to assess patient-reported morbidity following ureteroscopy. J Endourol, 2016,30(Suppl 1):S46-51.

[55] Pearle MS, Lingeman JE, Leveillee R, et al. Prospective randomized trial comparing shock wave lithotripsy and ureteroscopy for lower pole caliceal calculi 1 cm or less. J Urol,2008,179(5 Suppl):S69-73.

[56] Singh BP, Prakash J, Sankhwar SN, et al. Retrograde intrarenal surgery vs extracorporeal shock wave lithotripsy for intermediate size inferior pole calculi: a prospective assessment of objective and subjective outcomes. Urology, 2014,83(5): 1016-1022.

[57] Park J, Shin DW, Chung JH, et al. Shock wave lithotripsy versus ureteroscopy for ureteral calculi: a prospective assessment of patient-reported outcomes. World J Urol, 2013,31(6):1569-1574.

[58] Sun X, Xia S, Lu J, et al. Treatment of large impacted proximal ureteral stones: randomized comparison of percutaneous antegrade ureterolithotripsy versus retrograde ureterolithotripsy. J Endourol, 2008,22(5):913-917.

[59] Giannarini G, Keeley FX Jr, Valent F, et al. Predictors of morbidity in patients with indwelling ureteric stents: results of a prospective study using the validated Ureteric Stent Symptoms Questionnaire. BJU Int, 2011,107(4):648-654.

[60] Sighinolfi MC, Micali S, De Stefani S, et al. Indwelling ureteral stents and sexual health: a prospective, multivariate analysis. J Urol, 2007,178(1):229-231.

[61] Eryildirim B, Tuncer M, Sahin C, et al. Evaluation of sexual function in patients submitted to ureteroscopic procedures. Int Braz J Urol, 2015,41(4):791-795.

[62] Miah S, Gunner C, Clayton L, et al. Renal colic and childbirth pain: female experience versus male perception. J Pain Res,2017,10:1553-1554.

[63] Stoller ML, Wolf JS Jr, Hofmann R, et al. Ureteroscopy without routine balloon dilation: an outcome assessment. J Urol, 1992,147(5):1238-1242.

[64] Voltaren. Epocrates. https://online.epocrates.com/drugs/1407/Voltaren-XR.

[65] Ultram. Epocrates. https://online.epocrates.com/drugs/1347/Ultram.

[66] Tamsulosin. Epocrates. https://online.epocrates.com/drugs/754/tamsulosin.

[67] Ditropan. Epocrates. https://online.epocrates.com/drugs/652/Ditropan-XL.

第11章

输尿管镜手术患者的术后护理

Itay M. Sabler, Ioannis Katafygiotis, Mordechai Duvdevani

缩 写

CT	Computer tomography，计算机断层扫描
DJS	Double-J stent，双J管
MET	Medical expulsive therapy，药物排石疗法
NSAIDs	Nonsteroidal anti-inflammatory drugs，非甾体抗炎药
PCNL	Percutaneous nephrolithotomy，经皮肾镜取石术
PRH	Perirenal hematoma，肾周血肿
SFR	Stone-free rate，净石率
SWL	Shock wave lithotripsy，冲击波碎石术
UC	Ureter catheter，输尿管导管
URS	Ureteroscopy，输尿管镜

11.1 引 言

输尿管镜（ureteroscopy，URS）是治疗输尿管结石和肾结石的一线方法，净石率可高达90%~100%。输尿管镜下碎石术在世界各地广泛开展，甚至在很多医学中心的门诊均可完成[1,2]。

输尿管镜下碎石具有净石率高和设备简便灵活等优势，但输尿管镜术后并发症的发生仍然是一个主要问题。在西方国家，URS后并发症导致的

I. M. Sabler • I. Katafygiotis • M. Duvdevani (✉)
Department of Urology, Hadassah Hebrew University Medical Center, Jerusalem, Israel

© Springer Nature Switzerland AG 2020
B. F. Schwartz, J. D. Denstedt (eds.), *Ureteroscopy*,
https://doi.org/10.1007/978-3-030-26649-3_11

非计划入院率为 1.5%~14.3%，其中术后疼痛是主要原因[3,4]。

输尿管镜术后常见的并发症还有感染和脓毒血症。在内镜检查过程中向集合系统注入液体会提高肾内压力，当合并感染性结石时，可导致脓毒血症甚至危及生命。因此，必须在围手术期预防性应用抗生素并根据情况进行上尿路引流，本章将着重讨论输尿管镜术后的相关问题[5]。

11.2 术后急症

设备和技术的进步使腔内泌尿外科医生能够对上尿路结石采用越来越复杂的手术治疗，可通过 URS 处理的结石的直径越来越大，且并发症发生率在可接受的范围内。据报道，URS 有很高的净石率，且并发症发生率相对较低。腔内泌尿外科协会临床研究办公室（CROES）报道 11 885 例接受输尿管镜碎石的患者并发症发生率为 7.4%，最常见的并发症是出血、发热和尿路感染[6]。

11.2.1 全身炎症反应综合征（SIRS）和脓毒血症

11.2.1.1 危险因素

尿源性脓毒血症是指由泌尿生殖系统感染引起的脓毒血症。成人尿源性脓毒血症约占所有脓毒血症的 25%。严重脓毒血症 / 感染性休克可危及生命，死亡率高达 20%~40%。尿源性脓毒血症的主要危险因素是尿路梗阻，最常见的原因是尿石症[7]。尿源性脓毒血症的治疗主要包括 4 个方面：①早期诊断；②早期目标导向治疗，包括维持血液及尿液中合适的敏感抗生素浓度；③识别和控制尿路并发症相关的复杂因素；④特异性脓毒血症的治疗。早期充分的组织氧合、充分的初始抗生素治疗以及快速识别和控制尿路感染是成功治疗尿路感染患者的关键步骤，早期影像检查，以及急诊科、泌尿外科和重症医学科的多学科诊治也是重要的诊治手段。早期诊断对患者的生存和临床预后改善至关重要。集合系统紧急减压是梗阻性尿路结石以及输尿管镜碎石术（URS）后水肿所致尿毒症的标准治疗方法。逆行输尿管支架置入术和经皮肾造瘘引流术均可有效缓解临床病情[8]。在给予适当的抗生素后，应对是否需要集合系统减压进行判断，如果存在梗阻，必须通过支架或肾造瘘管进行引流。

术前尿培养阳性、术中上尿路尿培养以及结石培养阳性均是术后感染的主要危险因素。女性、术前引流、输尿管肾积水、结石巨大 / 复杂、冲洗液量、手术时间延长、年龄和免疫状态等均与术后感染的风险增加有关。相比于择期 URS 患者，既往有尿源性脓毒血症者更推荐住院治疗并在术后使用抗生素[9]。

11.2.1.2　初始治疗

腔内泌尿外科手术后尿源性脓毒血症的初始症状是心动过速、腰痛和发热，如果未及时发现或治疗，可能发生感染性休克，继发组织缺血缺氧导致心血管疾病。如果初步诊断性检查提示有梗阻迹象，建议禁食并积极准备有创治疗 NPO 侵入性手术；对患者进行全面的实验室检查，包括尿培养和血培养；密切监测患者的生命体征和液体平衡，应尽快给予静脉输液和广谱抗生素；此外，留置导尿管可帮助降低尿路压力。

11.2.1.3　初始影像学检查

超声可作为初始影像学检查，泌尿生殖器官的超声检查可以在急诊室进行。由于上尿路梗阻是术后尿源性脓毒血症的主要原因，因此先对患者行肾脏超声检查以排除肾盂扩张。如果没有提前插入导尿管，建议行膀胱超声检查以排除尿潴留。当超声检查结果与临床表现不一致时，可以进行泌尿系统平扫 CT 检查，以识别并处理梗阻相关病因。

建议对脓毒血症和影像学检查证实的上尿路梗阻病例进行通畅的引流。

11.2.2　肾周血肿

肾周血肿的形成与围手术期出血密切相关，围手术期出血可能由多种易感因素引起。肾周血肿通常发生在经皮肾镜碎石术或冲击波碎石术后，很少见于输尿管镜碎石。接受抗凝治疗的患者发生肾周血肿的风险会增加。虽然 URS 后肾周血肿非常罕见，但病程急、危险性高，应引起足够重视并进行适当的处理，以避免远期并发症。Whitehurst 等在系统综述中调查了肾周血肿和其远期并发症的发病率及常见易感因素，并提出了最佳的预防措施和最合适的处理方案。全球范围内肾周血肿的发病率为 0.15%~8.9%[10]。易感因素包括中重度肾积水、肾皮质较薄、长时间手术、高血压、女性和尿路感染。其他危险因素包括灌注压较高，结石较大，既往有慢性肾脏疾病，术前 / 术后使用输尿管支架，使用输尿管鞘，以及既往曾行肾脏手术或冲击波碎石术。肾周血肿患者的结石通常较大，平均直径为 1.7cm。关于体重指数（BMI）与肾周血肿的发生尚无统一结论，一些作者表示低 BMI 是肾周血肿的危险因素之一，也有学者进行相反的报道[10]。

保守治疗被认为是肾周血肿最好的初步治疗方法，包括输血和抗生素治疗。50% 的肾周血肿患者需要临床干预，剩余的病例可以进行经皮肾脏穿刺引流、急诊血管造影栓塞和开放手术清除血凝块，对于情况不稳定的患者甚至需要进行肾切除术。关于肾周血肿导致死亡的情况也有一例病例报道[10]。总之，控制血压、预防和治疗泌尿系统感染、术中维持较低的集合系统压力、缩短手术时间是肾周血肿的主要预防措施。

对于肾周血肿患者，大多数情况下可推荐保守治疗，手术干预一般用于特定的体征不稳定患者[7]。急性期患者应强制卧床休息。

11.3 术后疼痛

术后疼痛作为主要并发症之一，即使是在恢复室，也需要给予对症治疗。疼痛原因复杂，包括结石碎片和上尿路梗阻引起的肾绞痛（输尿管镜术后不留置支架或无操作输尿管镜后，或者支架相关的腰部或下腹疼痛）。非甾体抗炎药（NSAIDs，包括安乃近）和扑热息痛对急性肾绞痛有效，镇痛效果优于阿片类药物[11]，这也是欧洲泌尿外科协会（EAU）指南中建议的急性肾绞痛的一线治疗药物。接受 NSAIDs 治疗的肾绞痛患者一般不需要进一步镇痛。对有充血性心力衰竭的患者给予双氯芬酸和布洛芬可能会引起冠状动脉事件并增加心脏前负荷[12,13]。肾功能损伤也是治疗肾绞痛时需要考虑的因素。NSAIDs 会随着肾盂内压的升高而降低肾血流量，而且随着治疗剂量的增加和时间的持续，该风险也会增加，因此，应在最短的持续时间内使用最低的有效剂量[14]。综上所述，对于预计会自然排出输尿管内残留结石碎片且肾功能正常的患者给予 NSAIDs（如双氯芬酸钠，100~150mg/d，3~10d）可能有助于减少炎症和疼痛复发的风险[15]。

解痉剂控制疼痛的效果不好，不建议用于肾绞痛的治疗[12]。

阿片类药物，尤其是哌替啶，被广泛用于治疗肾绞痛，与 NSAIDs 相比，这些药物很少出现严重的疼痛复发，一般也不需要使用额外的止痛药物，但可导致更高概率的恶心和呕吐[11]。

在使用 NSAIDs、皮质类固醇或阿片类药物缓解疼痛的同时，可以通过药物排石疗法促进输尿管结石的排出。治疗目标是尽可能避免二次干预，在 URS 后残留碎片、梗阻和疼痛的情况下，仅给予止痛药可能不足以缓解症状，药物排石疗法可以帮助自发排石和缓解疼痛。2016 年 Hollingsworth 等的一项荟萃分析结果显示，药物排石疗法能够有效减少输尿管结石患者的疼痛发作。但有趣的是，研究没有观察到药物排石疗法对较小输尿管结石的益处。与对照组相比，存在较大结石的患者排出结石的概率超过 57%。结石直径每增加 1mm，排出结石的风险比（risk ratio，RR）增加 9.8%[16]。

Hamidi 等对 397 例接受 URS 后未留置输尿管支架的患者进行了回顾性研究，结果显示，在不留置支架的 URS 后使用皮质类固醇可缓解术后早期疼痛、肾绞痛发作以及减少止痛药的总需求量[17]。

综上所述，所有的腔内泌尿外科都应该制定标准化的术后疼痛控制方案。如果仅用药物不能达到止痛效果，或者有证据表明上尿路梗阻 / 肾功能恶化，则建议采用支架置入、经皮肾造瘘术或再次手术取出结石[12]。

11.4 术后上尿路引流

术中上尿路引流也会影响术后恢复。引流可以选择临时放置输尿管导管，或者输尿管单 J 管，也可使用长期放置的双 J 管。根据 EAU 指南，在 URS 前不需要常规置入输尿管支架，但是提前置管可以提高净石率，减少术中并发症[18]。前瞻性随机临床试验发现，在操作简单的 URS 或术中确定结石完全清除时，没有必要常规置入支架，因为支架的置入也可能增加术后并发症的风险[19]。但是对于并发症发生风险较高的患者，包括术中输尿管明显损伤、疑有残余结石碎片、出血、有脓毒血症病史以及其他可疑情况，应置入输尿管支架，以避免出现严重并发症。术后理想的支架保留时间尚不清楚，大多数泌尿外科医生倾向于 URS 后保留支架 1~2 周，其他医生则建议术后 4~6 周经 CT 检查确认无结石才取出支架。这两种不同的支架保留方案可能与不同的结石处理方式有关，即碎片化或粉末化，后者在取出支架前需要确保结石全部排出。输尿管支架可能是发生术后远期并发症的重要因素，包括腰部或耻骨上疼痛以及下尿路症状，并且输尿管支架需要采用额外的有创操作取出。

支持操作简单的 URS 后不放置支架的学者们表示，使用或不使用输尿管支架的患者术后肾功能恢复情况相似，均能获得令人满意的症状缓解，且后者的刺激性症状较少。因此他们建议，没有必要常规放置支架，特别是在治疗直径 <1cm 的结石时 [20]；同时建议将输尿管支架的留置时间缩短（1d），这与长时间留置的效果相似。同样地，放置输尿管导管时需要同时留置导尿管，然而导尿管在 URS 术后不放置支架或留置双 J 管的患者中是不必要的。再者，留置输尿管导管可能会延长住院时间，引起本可以避免的并发症，但是术后引流时间通常较短，下尿路症状几天后就会消退。

术后放置双 J 管或输尿管导管的主要目的是避免疼痛，促进结石碎片排出，防止感染和输尿管狭窄形成 [4]，而且还可以预防因术中操作继发于输尿管壁内水肿的上尿路梗阻 [21]。各项研究表明，置入输尿管支架与下尿路症状和术后疼痛有关，且在净石率、感染率、并发症发生率和减轻疼痛方面没有益处。因此在简单的内镜下碎石术后，不需要常规留置输尿管支架 [22-24]。高达 50% 的病例在应用更小型号器械后支架相关症状减少，由此得出结论：对于操作简单的输尿管镜下碎石且结石完全清除的患者，没有必要留置输尿管支架 [25]。URS 后不放置支架的患者可以当天出院，而且不用再次接受有创操作取出支架。有研究表明术后第 1 天，支架组和非支架组患者的尿频、尿急或排尿困难发生率没有显著差异，非支架组患者的所有上述症状在之后都显著减轻。Wang 等对 22 项随机对照试验进行了荟萃分析，结果显示，支架置入不仅未提高净石率，反而导致了额外的并发症 [26]。但是，输尿管支架的置入有助于预防再次入院。在另一项研究中，支架组和非支架组在视觉模拟评分（visual analog scale，VAS）、狭窄形成、发热或住院时间方面没有显著差异，置入支架与结石的大小和位置无关 [27]。因此应根据每个病例的具体情况决定是否置入支架和进行适当的术后监护 [28]。综上所述，随着支架技术的进步，我们应重点关注支架相关并发症的性质和来源，最终减少令人烦恼的症状和提高 URS 后的手术护理效果。

11.5 围手术期抗生素治疗

诊断性和治疗性上尿路内镜手术，尤其是结石治疗手术，会增加尿路感染和尿源性脓毒血症的风险。危险因素包括黏膜损伤、出血量大、手术持续时间长、肾内压力升高，以及对感染性物质和结石的操作或切除。

Knopf 等描述了氟喹诺酮类药物可以显著减少输尿管结石和术前无菌健康患者的术后尿路感染的发生率[29]。如果怀疑合并感染或感染性物质，建议在手术前对患者进行细菌培养以及在围手术期给予适当的抗菌药物治疗。

泌尿外科手术后感染性心内膜炎（infectious endocarditis，IE）的发生风险较低。美国心脏协会（American Heart Association，AHA）的指南曾建议泌尿外科手术后常规预防 IE，但目前的指南不推荐仅为预防 IE 而预防性应用抗生素。胃肠道内的器械操作可能导致一过性肠球菌菌血症[30]，但是没有数据证明菌血症和 IE 之间的关系或服用抗菌药物可以预防 IE。指南建议，对于有特定合并症的患者（如人工心脏瓣膜、既往有感染性心内膜炎、先天性心脏病或心脏移植）以及计划接受胃肠道操作的活动性感染或细菌定植的患者，可以预防性应用抗生素；阿莫西林或氨苄青霉素经常作为这些患者治疗肠球菌的一线抗生素，如有过敏可选择万古霉素，或根据药敏试验结果选用敏感抗生素[30]。

如果计划取石，指南建议积极治疗尿路感染。有明确感染症状和梗阻的患者，应在取石前进行几天的引流，并在治疗前进行尿液培养[31]。

尚无明确的证据显示需要对经 URS 和经皮取石患者进行术后感染的预防。在一项行经皮肾镜手术治疗结石的大样本综述中，对基线尿培养阴性的患者术后预防性使用抗生素显著降低了发热和其他并发症的发生率[32]。

术后是否需要预防性使用抗生素目前仍充满争议。即使术前细菌培养阴性，各医疗中心也倾向于术后预防性使用抗生素，使用时间一般为 3~5d，这取决于当地的微生物条件。常用的治疗泌尿系统感染的抗生素包括喹诺酮类、头孢菌素类和甲氧苄啶/磺胺甲恶唑单药治疗，或者联用青霉素（阿莫西林）。这些抗生素无配伍禁忌，可有效抑制尿液细菌生长。根据目前的指南，术前单次剂量给药即可，每位腔内泌尿外科医生都可以选择适当的预防性抗生素。术前有尿路感染的患者应根据尿液培养结果和药敏试验尽快给予抗生素治疗，术后至少持续应用抗生素 3d。

应积极治疗术后脓毒血症，检查项目包括尿培养、血培养、肾功能、全血细胞计数（CBC）、C 反应蛋白（CRP），以及下尿路和上尿路最大引流量，治疗方案有静脉输液和给予抗生素。对脓毒血症急性期患者应进行全面的心电监护、保证适当的容量负荷及液体平衡，必要时转至重症监护室治疗。

11.6 结 论

多个因素决定了 URS 患者的术后护理方案，主要包括器械的类型（硬性、软性），输尿管镜的型号，手术类型（对结石或肿瘤的诊断、治疗），手术部位（输尿管或肾脏），手术持续时间，是否使用上尿路引流，以及最终的术中并发症。所有这些因素都必须考虑在内，无论指南如何，对接受输尿管镜手术患者的术后随访应制订个体化方案。除了对抗生素和支架的使用，对 URS 患者的术后护理还没有具体的指南，需要进行更多的研究以制订出标准化的方案。URS 是一种临床常用且非常重要的手术，需要专门的腔内泌尿外科医生使用精密器械进行操作，术后护理也非常关键，需要持续到拔除输尿管支架后或手术后 4~6 周。

（夏漫城　李志华　译，贯　华　李新飞　审）

参考文献

[1] Tan HJ, Strope SA, He C, et al. Jr immediate unplanned hospital admission after outpatient ureteroscopy for stone disease. J Urol, 2011,185:2181-2185.

[2] Pearle MS, Calhoun EA, Curhan GC, et al. Urologic diseases in America project: urolithiasis. J Urol, 2005,173:848-857.

[3] Cheung MC, Lee F, Leung YL, et al. Outpatient ureterscopy: predictive factors for postoperative events. Urology, 2001,58:914-918.

[4] Bromwich EJ, Lockyer R, Keoghane SR. Day-case rigid and flexible ureteroscopy. Ann R Coll Surg Engl, 2007,89:526-528.

[5] Lo CW, et al. Effectiveness of prophylactic antibiotics against post-ureteroscopic lithotripsy infections: systematic review and meta-analysis. Surg Infect (Larchmt), 2015,16:415-420.

[6] Wagenlehner FM, Lichtenstern C, Rolfes C, et al. Diagnosis and management for urosepsis. Int J Urol, 2013,20:963-970.

[7] Somani BK, Giusti G, Sun Y, et al. Complications associated with ureterorenoscopy (URS) related to the treatment of urolithiasis: the clinical research office of endourological society URS global study. World J Urol, 2017,35(4):675-681.

[8] Pearle MS, Pierce HL, Miller GL, et al. Optimal method of urgent decompression of the collecting system for obstruction and infection due to ureteral calculi. J Urol, 1998,160:1260-1264.

[9] Ramy F, Youssef MD, Andreas Neisius MD, Zachariah G, et al. Clinical outcomes after ureteroscopic lithotripsy in patients who initially presented with urosepsis: matched pair comparison with elective ureteroscopy. J Endourol, 2014,28(12):1439-1443.

[10] Whitehurst LA, Somani BK. Perirenal hematoma after ureteroscopy: a systematic review. J Endourol,2017,31(5):438-445.

[11] Pathan SA, et al. Delivering safe and effective analgesia for management of renal colic in the emergency department: a double-blind, multigroup, randomised controlled trial. Lancet, 2016,387(10032):1999-2007.

[12] Türk C, Neisius A, Petrik A, et al. EUA Nephrolithiasis guidelines ,2017.

[13] Krum H, et al. Blood pressure and cardiovascular outcomes in patients taking nonsteroidalnti-inflammatory drugs. Cardiovasc Ther,2012,30(6):342-350.

[14] Bhala N, et al. Vascular and upper gastrointestinal effects of non-steroidal anti-inflammatory drugs: meta-analyses of individual participant data from randomised trials. Lancet, 2013,382(9894):769-779.

[15] Holdgate A, et al. Systematic review of the relative efficacy of non-steroidal anti-inflammatory drugs and opioids in the treatment of acute renal colic. BMJ, 2004, 328(7453):1401.

[16] Hollingsworth JM, et al. Alpha blockers for treatment of ureteric stones: systematic review and meta-analysis. BMJ, 2016,355:i6112.

[17] Hamidi N, Ozturk E, Yikilmaz TN, et al. The effect of corticosteroid on postoperative early pain, renal colic and total analgesic consumption after uncomplicated and unstented ureteroscopy: a matched-pair analysis. World J Urol, 2018,36(6):979-984.

[18] Assimos D, et al. Preoperative JJ stent placement in ureteric and renal stone treatment: results from the Clinical Research Office of Endourological Society (CROES) ureteroscopy (URS) Global Study. BJU Int, 2016,117:648.

[19] Song T, et al. Meta-analysis of postoperatively stenting or not in patients underwent ureteroscopic lithotripsy. Urol Res, 2012,40(1):67-77.

[20] Chen YT, Chen J, Wong WY, et al. Is ureteral stenting necessary after uncomplicated ureteroscopic lithotripsy. A prospective, randomized controlled trial. J Urol, 2002,167(5):1977-1980.

[21] Gettman MT, Segura JW. Management of ureteric stones: issues and controversies. BJU Int, 2005,95:85-93.

[22] Gunlusoy B, Degermenci T, Arslan M, et al. Is ureteral catheterization necessary after ureteroscopic lithotripsy for uncomplicated upper ureteral stones. J Endourol, 2008,22:1645.

[23] Shen P, Li Y, Yang J, et al. The results of ureteral stenting after uretroscopic lithotripsy for ureteral calculi: a systematic review and meta-analysis. J Urol, 2011,186:1904-1909.

[24] Denstedt JD, Wollin TA, Sofer M, et al. A prospective randomized controlled trial comparing nonstented versus stented ureteroscopic lithotripsy. J Urol, 2001,165:1419-1422.

[25] Pengfei S, Yutao L, Jie Y, et al. The results of ureteral stenting after ureteroscopic lithotripsy for ureteral calculi: a systematic review and meta-analysis. J Urol, 2011,186:1904-1909.

[26] Knudsen BE, Beiko DT, Denstedt JD, et al. Stenting after ureteroscopy: pros and cons. Urol Clin North Am,2004,31:173-180.

[27] Wang H, Man L, Li G, et al. Meta-analysis of stenting versus non-stenting for the treatment of ureteral stones. PLoS One,2017,12(1):e0167670.

[28] Sabler IM, et al. Does retrograde treatment of upper urinary tract stones necessitate postoperative upper urinary tract drainage? Conclusions from over 500 single center consecutive cases. J Endourol,2018,32(6):477-481.

[29] Knopf HJ, Graff HJ, Schulze H. Perioperative antibiotic prophylaxis in ureteroscopic

stone removal. Eur Urol, 2003,44(1):115-118.

[30] Wilson W, Taubert K, Gewitz M, et al. Prevention of Infective Endocarditis: guidelines from the American Heart Association: a guideline from the American Heart Association Rheumatic Fever, Endocarditis, and Kawasaki Disease Committee, Council on Cardiovascular Disease in the Young, and the Council on Clinical Cardiology, Council on Cardiovascular Surgery and Anesthesia, and the Quality of Care and Outcomes Research Interdisciplinary Working Group. Circulation,2007,116:1736-1754.

[31] Mariappan P, et al. Stone and pelvic urine culture and sensitivity are better than bladder urine as predictors of urosepsis following percutaneous nephrolithotomy: a prospective clinical study. J Urol, 2005,173:1610.

[32] Gravas S, et al. Postoperative infection rates in low risk patients undergoing percutaneous nephrolithotomy with and without antibiotic prophylaxis: a matched case control study. J Urol, 2012,188:843.

输尿管镜手术并发症

Vincent De Coninck, Etienne Xavier Keller, Olivier Traxer

12.1 并发症分类系统

输尿管镜手术并发症可根据改良的 Clavien 分类系统（modified Clavien classification system，MCCS）和 Satava 分类系统进行分类[1-3]。为了对不同的研究进行结果比较和荟萃分析，有必要采用标准化分类系统对并发症进行分类（表 12-1、12-2）。

12.2 术中并发症

12.2.1 输尿管撕脱

输尿管撕脱是输尿管镜检查中最严重的并发症之一，相对少见，文献报道发生率约为 0.4%，常见的原因是输尿管局部肌层薄弱，多发生于输尿管上段，输尿管撕脱与结石在输尿管中的位置是否相关目前尚未被证实[4]。

输尿管撕脱最常发生在采用套石网篮清除碎石时，当结石体积过大不能通过输尿管腔时，如果牵拉力量过大则容易发生撕脱，因此，为了避免撕脱，应将大的碎石块进一步碎片化后再套入套石网篮。

当套石网篮嵌顿在输尿管内时，应松开套石网篮并轻轻推离输尿管壁

V. De Coninck • E. X. Keller • O. Traxer (✉)
Sorbonne Université, Service d'Urologie, AP-HP, Hôpital Tenon, Paris, France

Sorbonne Université, GRC n°20, Groupe de Recherche Clinique sur la Lithiase Urinaire,
Hôpital Tenon, Paris, France
e-mail: olivier.traxer@aphp.fr

© Springer Nature Switzerland AG 2020
B. F. Schwartz, J. D. Denstedt (eds.), *Ureteroscopy*,
https://doi.org/10.1007/978-3-030-26649-3_12

表 12-1　Clavien 分级系统

· Ⅰ级并发症：任何偏离正常术后恢复过程的情况，且不需要药物、手术、内镜或放射干预。治疗方案包括：止呕药、退热药、镇痛药、利尿剂、电解质类及物理治疗，有时需要在床边敞开感染的伤口

· Ⅱ级并发症：采用除 Ⅰ级并发症允许使用的药物以外的药物治疗，还包括输血和全肠外营养

· Ⅲ级并发症：需要给予药物、手术、内镜或放射干预
　– Ⅲa级：干预措施无需在全身麻醉下进行
　– Ⅲb级：干预措施需要在全身麻醉下进行

· Ⅳ级并发症：威胁生命的并发症，包括中枢神经系统并发症，需要进入 ICU 治疗
　– Ⅳa级：单器官功能障碍（包括透析）
　– Ⅳb级：多器官功能障碍

· Ⅴ级并发症：患者死亡

（获得 Wolters Kluwer Health 公司许可，由 Dindo 等修改 [3]）

表 12-2　Satava 分级系统

· 1 级并发症：无严重后果

· 2 级并发症：需要内镜手术干预
　– 2a 级并发症：需要术中内镜手术干预
　– 2b 级并发症：需要再次内镜手术干预

· 3 级并发症：需要开放或腹腔镜手术干预

（获得 Springer Nature 公司许可，由 Tepeler 等修改 [1]）

以释放结石。如果失败，应通过工作通道置入激光光纤，以减小结石碎片体积；另一种方案是切断网篮的牵引线或拆除网篮把手。

　　一种更少见的并发症是两点或"鞘"状输尿管撕脱，即输尿管镜楔形嵌入壁内段输尿管。由于输尿管的近端和远端均断裂，当拔出输尿管镜时，断裂的输尿管黏膜可套贴在输尿管镜上而形成鞘 [5-7]。作者将这一并发症归因于内镜的锥形设计，其中管径较粗的输尿管镜近端紧紧地嵌入壁内段输尿管。在拔出被抱镜的输尿管镜时可能发生鞘状输尿管撕脱。当输尿管软镜在极度弯曲的状态下通过狭窄的肾盂漏斗时也可能发生这种情况 [8,9]。一旦发生输尿管软镜锁定的情况，可以尝试在输尿管镜旁置入同轴扩张器手动拉直输尿管镜 [8]。如果失败，在不损伤尿路系统的前提下，也可切断输尿管软镜的手柄或通过经皮途径切断输尿管软镜远端部分并取出。为避免这一灾难性的并发症，泌尿科医生应通过 X 线透视随时关注输尿管软镜

在泌尿集合系统内的位置。

一旦发生输尿管撕脱应立即修复，或在与患者讨论治疗方案后二期修复。如果选择二期修复，应通过输尿管支架或肾造瘘管确保尿液充分引流。最终的手术选择包括根据撕脱的程度采用不同类型的输尿管再植术，或者回肠代输尿管或自体肾移植。

12.2.2　黏膜破损、黏膜下假道和输尿管穿孔

输尿管壁在术中极易受到损伤。2013 年 Thomas 和 Traxer 提出了一种使用输尿管鞘后输尿管壁损伤的内镜下分类方法（表 12-3，图 12-1）[10]。在使用 12/14Fr 输尿管鞘后，他们发现 46% 的患者有输尿管壁损伤，13% 的患者出现累及平滑肌肌层的严重损伤。术前未留置支架是引起输尿管鞘相关的输尿管严重损伤最重要的危险因素，其次是男性和年龄增长。同年，Schoentaler 等提出了输尿管镜检后输尿管损伤的简单分级系统（表 12-4）[11]。来自不同国家的泌尿科医生通过基于手术视频的多中心研究验证了该量表的可行性。

输尿管黏膜破损、假道（或黏膜下隧道）和输尿管穿孔通常发生在碎石、取石、输尿管进镜、输尿管壁内段扩张或导丝引导下放置输尿管鞘的过程中。据报道，输尿管镜手术后黏膜破损和假道的发生率高达 10%。在输尿管镜手术中，穿孔发生率高达 7%，并可能引起灌注液或尿液外渗，据报道其发生率高达 4%[12-14]（图 12-2）。Schuster 等报道，输尿管穿孔与手术时间延长相关[15]。

一些学者认为假道更多发生于输尿管远端的内侧和后侧壁，是由于输尿管远端较厚的移行上皮层、局部肌层较厚和输尿管斜行插入膀胱所致。撕脱伤更常发生在输尿管近端，因为局部的肌层较薄弱，但是这一假设尚未得到证实[4]。

表 12-3　输尿管软镜碎石术后输尿管鞘相关的输尿管壁损伤的内镜下分类[10]

0 级（低）：没有损伤或只有黏膜出血点
1 级（低）：输尿管黏膜破损，没有平滑肌损伤
2 级（高）：输尿管壁损伤，包括黏膜和平滑肌，外膜完整（未见输尿管周围脂肪）
3 级（高）：输尿管壁损伤，包括黏膜和平滑肌，伴有外膜穿孔（见输尿管周围脂肪）
4 级（高）：输尿管撕脱

（引自 Traxer 和 Thomas[10]，获得 Wolters Kluwer Health 公司许可）

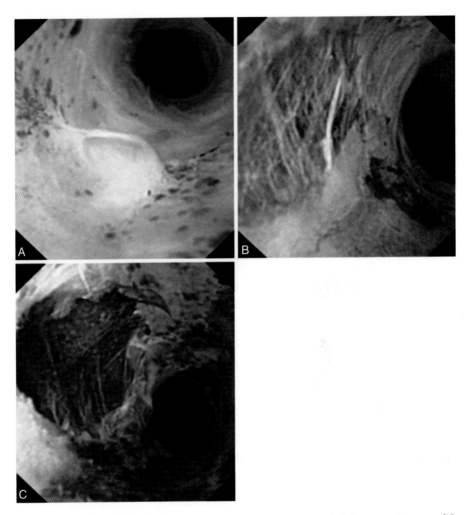

图 12-1 输尿管壁损伤的内镜下图片。A.1 级。B.2 级。C.3 级（引自 Traxer 和 Thomas[10]，获得 Wolters Kluwer Health 公司许可）

表 12-4 输尿管镜术后损伤分级[11]

0 级：没有损伤（简单的 URS）
1 级：浅表黏膜损伤和（或）明显的黏膜水肿 / 血肿
2 级：黏膜下损伤
3 级：面积小于横断面 50% 的输尿管穿孔
4 级：面积大于横断面 50% 的输尿管穿孔
5 级：完全断裂

（引自 Schoenthaler 等[11]，获得 Springer Nature 公司许可）

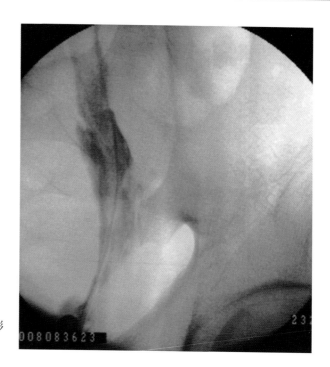

图 12-2　逆行输尿管造影证实输尿管穿孔

输尿管黏膜破损、假道形成和输尿管穿孔也可能进一步引起结石移位至输尿管黏膜下或输尿管壁外，Georgescu 等报道了输尿管硬镜碎石术后其发生率达 0.15%[16]。理想状态下，应尽一切努力清除残留的黏膜下结石碎片，以防止术后输尿管狭窄的发生。

多数医生建议即使输尿管有损伤仍可继续进行输尿管镜手术，但碎石手术后需顺行或逆行留置输尿管支架。如果是广泛的外渗，可以采用外引流、输尿管支架置入和缝合输尿管等方法进行干预 [12,16-18]。

12.2.3　输尿管内切开或肾盂内切开后出血

输尿管内切开或肾盂内切开是治疗输尿管狭窄或肾盂输尿管交界处狭窄的一种简单有效的方法。这类手术可以通过激光切开或使用 Acucise 球囊进行。为避免出血，应谨慎选择切开部位，避免损伤邻近血管（图 12-3）。最重要的是在术前进行增强 CT 检查，评估输尿管与血管之间的关系。在切开前可以注射空气以确定输尿管前壁（12 点钟方向），特别是在使用电子输尿管镜或非钟摆式摄像头时。当存在异位血管或在错误的部位切开时可导致危及生命的出血 [19,20]。根据所损伤血管的不同，治疗包括急诊血管内栓塞、血管内治疗或开放修复。

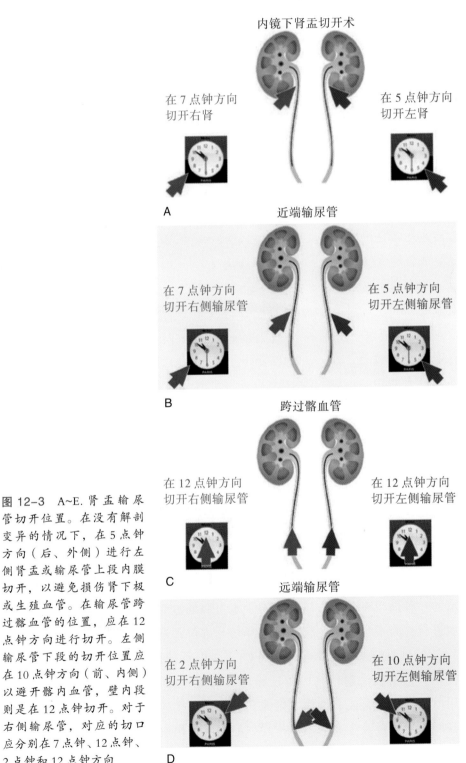

内镜下肾盂切开术

A 在7点钟方向切开右肾　在5点钟方向切开左肾

近端输尿管

B 在7点钟方向切开右侧输尿管　在5点钟方向切开左侧输尿管

跨过髂血管

C 在12点钟方向切开右侧输尿管　在12点钟方向切开左侧输尿管

远端输尿管

D 在2点钟方向切开右侧输尿管　在10点钟方向切开左侧输尿管

图 12-3　A~E. 肾盂输尿管切开位置。在没有解剖变异的情况下，在5点钟方向（后、外侧）进行左侧肾盂或输尿管上段内膜切开，以避免损伤肾下极或生殖血管。在输尿管跨过髂血管的位置，应在12点钟方向进行切开。左侧输尿管下段的切开位置应在10点钟方向（前、内侧）以避开髂内血管，壁内段则是在12点钟切开。对于右侧输尿管，对应的切口应分别在7点钟、12点钟、2点钟和12点钟方向

12.2.4　设备故障或破损

据报道设备故障或破损的发生率高达 5%。设备破损的类型和原因将决定相关并发症的级别。在大多数情况下，能量发生器故障、扩张球囊破裂或视野丢失对患者的影响不大。如果是碎石杆、激光光纤、套石篮、取石钳或输尿管镜断裂（图 12-4），应尽最大努力用最安全的方式取出破损的器械（图 12-5）。

12.2.5　出　　血

输尿管镜手术常发生术中出血。输尿管壁损伤通常是因器械使用不当所致的医源性损伤，也可能是由于肾盂内压增高导致穹隆部破裂所致。轻微出血通常在低压灌注几分钟后自动停止。如因出血导致术野持续不清，最好放置输尿管支架并延期手术。

根据 Clavien 术后并发症分级系统，小于 6h 的出血不认为是并发症。血尿在 48h 自行消退视为一过性血尿[2]。持续性血尿的定义为持续时间超过 48h，需要进一步药物治疗或干预。一过性血尿和持续性血尿的发生率分别高达 20% 和 3%。这可能导致输尿管内血凝块形成。输尿管镜手术中需要输血的病例达到 1%[4]。当出现少见的危及生命的出血时，往往需要

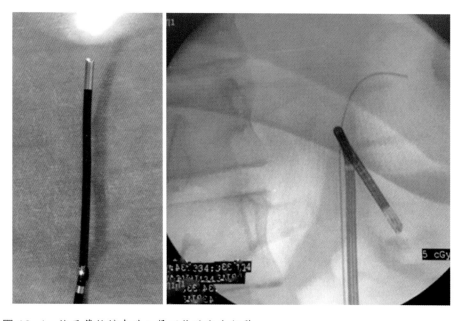

图 12-4　输尿管软镜在进入肾下盏时发生断裂

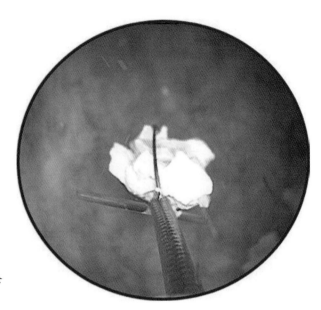

图 12-5 利用套石篮移除断裂的激光光纤

借助腔内血管造影技术进行干预[21]。

为防止输尿管黏膜撕裂、黏膜下损伤和更为严重的输尿管损伤，建议使用更小号的输尿管镜和镜鞘。使用的手术器械应根据患者的解剖特点而调整，而非相反。一旦发现输尿管狭窄，建议放置输尿管支架，并至少延迟手术1周以上，让输尿管得以被动扩张[22]。套石篮应在直视下小心使用，输尿管结石应从中心向周围碎块或者粉末化，以减少因激光产生的输尿管黏膜意外损伤。使用低能量、低频率和长脉冲的激光，术中采用"无接触技术"气化治疗上尿路移行细胞癌，可减少手术出血的风险。

通过低压灌注和使用输尿管鞘尽量降低肾盂内压力（低于40cmH$_2$O或者30mmHg）可减少因肾盂内高压引起的穹窿破裂出血。肾盂内压力的降低速度取决于输尿管镜的外径和输尿管鞘的内径大小[22]。术中出血时增加灌注压可能会使出血进一步增多。同样应避免主动抽吸，因为肾盂内负压也会诱发术中出血。

Westerman 等研究了抗凝药和抗血小板药物对输尿管镜术后出血相关并发症的影响。他们发现慢性病患者给予持续抗血小板药物治疗并不会增加出血相关并发症[23]，而持续或桥接抗凝治疗会增加输尿管镜围手术期出血风险[24]。

12.3 术后早期并发症

12.3.1 死 亡

虽然输尿管镜手术被普遍认为是一种相对安全的手术，但仍可能发生死亡事件。输尿管镜术后死亡最常见的原因是尿源性脓毒血症[25]，其他原因包括多器官衰竭、心律失常、心血管意外和肺栓塞。这些致命的并发症往往是继发于一些初始轻微的并发症，如泌尿系统感染、出血或者肾周血肿[15,21,26]。Chang 等报道了一种输尿管镜术后空气栓塞造成的死亡，其机制可能包括：钬激光在碎石中产生了气泡；随着反复地进镜和出镜空气进入上尿路；灌注时混有气泡；外周静脉导管相关性空气栓塞。

12.3.2 肾脏假性动脉瘤

肾脏假性动脉瘤是一种罕见但严重的并发症，它是由于动脉穿孔被结缔组织和血肿包裹引起，当动脉压力超过包裹组织的承受压力时，可发生动脉瘤破裂，甚至危及生命。据报道，应用输尿管硬镜或软镜进行肾盂切开或者各种能量器械碎石（激光和液电碎石），不管是否使用输尿管鞘，均可发生肾脏假性动脉瘤。假性动脉瘤可以没有症状，或表现为不能解释的贫血、腹痛、发热或血尿，通过增强 CT 或者血管造影可明确诊断。治疗方法包括肾动脉栓塞术，而难治性出血则可能需要手术治疗[28-32]。

12.3.3 动静脉瘘

有少数学者报道了钬激光碎石或液电碎石后出现的肾脏动静脉瘘。这些瘘可能是继发于输尿管镜碎石过程中损伤了肾组织及叶间小动脉和静脉，导致高压动脉和低压静脉之间发生了交通。发生动静脉瘘的患者表现为血尿，并可通过血管栓塞进行治疗[33-35]。

12.3.4 尿性囊肿，肾周脓肿和被膜下、肾周及腹膜后血肿

尿性囊肿、肾周脓肿和被膜下、肾周及腹膜后血肿的发生常常是由于输尿管镜术中肾盂内压力过高和肾盂、肾盏的医源性损伤所致。患者可能表现为腰痛、肉眼血尿、发热、感染性休克和低血容量性休克等症状。诊断通常采用增强 CT 和血管造影（图 12-6）。根据临床实际情况，可采取保守治疗、放置引流管、选择性血管栓塞或者手术修复破裂的肾盂集合系

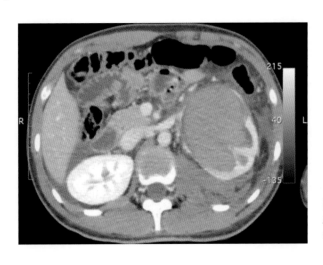

图 12-6　左肾中盏结石激光
碎石术 1d，增强 CT 提示左
肾被膜下血肿

统后再留置引流管等方法。极少数患者需要行肾脏切除术 [17,33,36]。

12.3.5　尿源性脓毒血症

输尿管镜术后尿源性脓毒血症的发生率约为 4%。在极少数情况下，甚至可能成为致命性并发症，尤其在没有及时给予支持治疗、有效的抗生素治疗和合适的引流或肾集合系统有效减压的情况下 [33,37]。输尿管镜术后的尿源性脓毒血症通常是由大肠杆菌、变形杆菌、假单胞菌、沙雷菌、B型链球菌和白色念珠菌引起的泌尿系统感染所致，其危险因素包括免疫力低下（如移植术后、糖尿病），高龄，集合系统畸形，近期尿路感染，术前输尿管支架放置时间过长，以及感染性结石等 [41-43]。

对脓毒败血症的诊断有赖于对其相关症状的识别。术中结石培养可能比术前尿液培养更有参考价值 [44]。降钙素原是系统性炎症反应的生物标志物，能准确提示是否存在菌血症和细菌负荷，在缺少血培养结果时是一个有用的标志物 [45]。治疗原则包括早期诊断、及时抢救、合适的引流控制感染源以及基于细菌培养的抗生素治疗。预防措施应包括术前治疗尿路感染、术前预防性使用抗生素 [46-48] 和结石细菌培养。

12.3.6　输尿管支架移位

输尿管支架采用猪尾或双 J 形状设计以防止发生移位。然而，文献报道输尿管支架发生移位的发生率高达 4%。移位的原因主要是支架置入位置不恰当、支架尺寸不合适和输尿管发生蠕动。术后输尿管支架移位常需要干预处理，处理措施包括重新放置输尿管支架或者直接移除。预防措施包括选择足够长度的支架、将支架近端弯曲置于肾盂而不是肾上盏以及支架远端在膀胱内有适当的弯曲形态。

12.3.7　早　产

妊娠期肾结石和肾绞痛可能导致女性患者发生产科并发症，如高达10% 的孕妇出现提前宫缩和先兆早产 [51]，可能最终发展成早产分娩 [52]。建议对怀孕患者采取包含胎儿监测和产妇管理的多学科综合治疗措施。

12.3.8　结石移位和残余碎片

既往文献报道，输尿管镜手术中结石移位的发生率约为 7%。当结石残余碎片大于 4mm 时，可能与结石增长、并发症发生和需要再次干预有关 [53]。通过低压灌注、应用钬激光代替气压弹道碎石和使用防结石逃逸装置可以减少结石移位的发生 [54-56]。激光碎石后需要仔细检查整个肾盂肾盏和尿路系统以减少残余碎片。

12.3.9　发热和尿路感染

输尿管镜术后患者发热和尿路感染的发生率约为 15%[2]。少数患者由于未得到适当治疗可能会进展为尿源性脓毒血症。感染和发热的危险因素包括女性、克罗恩病、心血管疾病、ASA 评分≥Ⅱ级、术前菌尿、肾积水、鸟粪石、输尿管上段结石、结石负荷重、留置导尿管、输尿管支架及经皮肾造瘘术 [57,58]。

术前预防性使用抗生素可以减少输尿管镜术后脓尿的发生，但是并不能显著减少菌尿、术后尿路感染和发热 [58,59]。尽管如此，EAU 和 AUA 指南还是推荐输尿管镜术前使用单一剂量抗生素。额外的术后抗生素使用似乎并不能减少输尿管镜碎石后的感染发生率 [48]。

12.3.10　疼痛和肾绞痛

上尿路扩张刺激输尿管和肾的机械感受器可引起疼痛 [60]。输尿管镜术后疼痛通常位于侧腹部和下腹部。大多数情况下可以使用止痛药来进行保守治疗。约 2% 的输尿管镜术后患者仅使用止痛药是不够的，需要放置输尿管支架来减轻疼痛。逆行肾盂内手术后早期严重疼痛的相关因素包括：女性、较大的结石负荷和较长的输尿管鞘留置时间。

12.3.11 输尿管支架放置后的不适感

腔内泌尿外科协会临床研究办公室（CROES）曾报道约1%的病例出现了输尿管支架放置后的不适感。与该研究相反，有研究称高达88%的病例出现支架相关症状（如腹痛、尿急、排尿困难等），其中约70%的患者需要使用止痛药[62,63]。这些支架相关症状和增加的医疗费用引发了这一争论：在不复杂的输尿管镜碎石术后是否必须常规放置输尿管支架？可能需要放置输尿管支架的情况包括：结石体积大、手术时间长、既往同侧输尿管镜手术史和复发性肾绞痛。使用输尿管鞘本身似乎与术后肾积水无关，并不需要常规放置输尿管支架[36,64]。

12.4 术后远期并发症

12.4.1 输尿管狭窄

约3%的患者在输尿管镜术后出现输尿管狭窄。狭窄形成的机制仍有待阐明。可能的机制包括输尿管壁的直接机械损伤或穿孔（如导丝、碎石器械、输尿管镜），热损伤（如激光），局部缺血（如嵌顿性结石），感染（如血吸虫病），以及导致输尿管壁炎症的发生。输尿管镜术后出现肾功能减退、腹痛或肾积水时应考虑到输尿管狭窄的可能。输尿管狭窄的治疗措施包括输尿管腔内扩张、内切开、狭窄段切除和输尿管再植。根据输尿管狭窄形成的可能机制，使用更细的输尿管镜器械也许可以减少术后狭窄发生率。为了减少慢性炎症导致的输尿管狭窄，我们应完全去除嵌顿性结石。

12.4.2 输尿管镜相关并发症的危险因素

Sugihara等的研究发现输尿管镜术后严重并发症的发生与手术时间延长（>90min），医院病例数少（每年输尿管镜手术小于15台），女性，高龄（>80岁），Charlson合并症指数>1，全身麻醉，以及急诊入院有关；其他危险因素包括嵌顿性结石、外科医生的经验和先天性肾脏畸形。

12.5 结 论

大多数输尿管镜相关并发症都较轻微，无需额外干预，少数情况下可导致严重后果。因此，每一个泌尿外科医生都应该清楚地了解可能的并发症，以避免并在遇到时知道如何正确处理。

对每一例计划行输尿管镜手术的患者都应该进行术前尿常规检查和尿培养。如果尿培养阳性，应及时给予合适的抗生素治疗和进行适当的引流，并推迟手术。

为了预防并发症，我们推荐在每次手术中使用安全的导丝，因为它们不会带来额外的伤害，并且可以防止部分并发症加重。我们可以把导丝看作一条"安全带"——尽管只能在某些特定的情况下起作用，但每位手术医生都很希望在遇到事故时能拥有一条这样的"安全带"。出现并发症后再去放置导丝可能会非常困难。

在进行内镜操作时，动作一定要轻柔，绝不能暴力。当输尿管镜不能轻易通过输尿管口时，我们推荐放置输尿管支架以扩张输尿管，并推迟手术至少 1 周以上，如此可减少输尿管壁的损伤，进而减少可能发生的输尿管狭窄。当放置输尿管支架后仍持续狭窄，可通过输尿管逆行造影或使用最细的输尿管镜在导丝引导下行输尿管镜探查以排除嵌顿性结石或者肿瘤。万不得已时，可以进行最小程度的输尿管扩张以匹配输尿管镜的尺寸。

许多研究已经证实输尿管鞘可以降低肾盂压力，增加灌注液体的排出，但是关于输尿管鞘对输尿管镜手术相关并发症（如输尿管镜体损伤、术后疼痛、发热、败血症、输尿管狭窄），净石率，以及成本效益的影响目前尚无定论。因此，置入输尿管鞘不应该是输尿管软镜手术的一个常规步骤，而应该根据患者的具体情况来决定。

使用套石篮取出结石碎片时应该在直视下进行。如果发生套石篮嵌顿，应将碎石释放或者将其碎成更小的石块以避免损伤输尿管。

结束输尿管镜手术前应该检查整个尿路系统以排除出血，黏膜壁损伤，残余结石或嵌入结石，以及输尿管狭窄，以便提前采取预防措施，避免术后并发症的发生。

在简单的输尿管镜手术后留置输尿管支架并不能减少术后并发症的发生，而且会增加患者的治疗费用和再次入院率，并可能导致输尿管支架相关并发症。因此，只有在术后并发症的发生风险增加时才考虑放置输尿管支架。

（赖彩永 译，余霄腾 审）

参考文献

[1] Tepeler A, Resorlu B, Sahin T, et al. Categorization of intraoperative ureteroscopy complications using modified Satava classification system. World J Urol,2014,32:131-136.

[2] Mandal S, Goel A, Singh MK, et al. Clavien classification of semirigid ureteroscopy complications: a prospective study. Urology, 2012,80:995-1001.

[3] Dindo D, Demartines N, Clavien PA. Classification of surgical complications: a new proposal with evaluation in a cohort of 6336 patients and results of a survey. Ann Surg, 2004,240:205-213.

[4] Perez Castro E, Osther PJ, Jinga V, et al. Differences in ureteroscopic stone treatment and outcomes for distal, mid-,proximal, or multiple ureteral locations: the Clinical Research Office of the Endourological Society ureteroscopy global study. Eur Urol, 2014,66:102-109.

[5] Ordon M, Schuler TD, Honey RJ. Ureteral avulsion during contemporary ureteroscopic stone management: "the scabbard avulsion". J Endourol, 2011,25:1259-1262.

[6] Tanimoto R, Cleary RC, Bagley DH,et al. Ureteral avulsion associated with ureteroscopy: insights from the MAUDE database. J Endourol,2016,30:257-261.

[7] Gaizauskas A, Markevicius M, Gaizauskas S, Zelvys A. Possible complications of ureteroscopy in modern endourological era: two-point or "scabbard" avulsion. Case Rep Urol, 2014,2014:308093.

[8] Hubosky SG, Raval AJ, Bagley DH. Locked deflection during flexible ureteroscopy: incidence and elucidation of the mechanism of an underreported complication. J Endourol, 2015,29:907-912.

[9] Anderson JK, Lavers A, Hulbert JC, et al. The fractured flexible ureteroscope with locked deflection. J Urol, 2004,171:335.

[10] Traxer O, Thomas A. Prospective evaluation and classification of ureteral wall injuries resulting from insertion of a ureteral access sheath during retrograde intrarenal surgery. J Urol, 2013,189:580-584.

[11] Schoenthaler M, Buchholz N, Farin E, et al. The Post-Ureteroscopic Lesion Scale (PULS): a multicenter video-based evaluation of inter-rater reliability. World J Urol,2014,32:1033-1040.

[12] El-Nahas AR, El-Tabey NA, Eraky I, et al. Semirigid ureteroscopy for ureteral stones: a multivariate analysis of unfavorable results. J Urol, 2009,181:1158-1162.

[13] Mursi K, Elsheemy MS, Morsi HA, et al. Semi-rigid ureteroscopy for ureteric and renal pelvic calculi: predictive factors for complications and success. Arab J Urol, 2013,11:136-141.

[14] Salem HK. A prospective randomized study comparing shock wave lithotripsy and semirigid ureteroscopy for the management of proximal ureteral calculi. Urology, 2009,74:1216-1221.

[15] Schuster TG, Hollenbeck BK, Faerber GJ, et al. Complications of ureteroscopy: analysis of predictive factors. J Urol, 2001,166:538-540.

[16] Georgescu D, Multescu R, Geavlete B, et al. Intraoperative complications after 8150 semirigid ureteroscopies for ureteral lithiasis: risk analysis and management. Chirurgia (Bucur),2014,109:369-374.

[17] Geavlete P, Georgescu D, Nita G, et al. Complications of 2735 retrograde semirigid ureteroscopy procedures: a single-center experience. J Endourol, 2006,20:179-185.

[18] Ibrahim AK. Reporting ureteroscopy complications using the modified clavien classification system. Urol Ann, 2015,7:53-57.

[19] Kim FJ, Herrell SD, Jahoda AE, et al. Complications of acucise endopyelotomy. J Endourol, 1998,12:433-436.

[20] Lopes RI, Torricelli FC, Gomes CM, et al. Endovascular repair of a nearly fatal iliac artery injury after endoureterotomy. Scand J Urol,2013,47:437-439.

[21] Somani BK, Giusti G, Sun Y, et al. Complications associated with ureterorenoscopy (URS) related to treatment of urolithiasis: the Clinical Research Office of Endourological Society URS Global study. World J Urol, 2017,35:675-681.

[22] De Coninck V, Keller EX, Rodriguez-Monsalve M, et al. Systematic review of ureteral access sheaths: facts and myths. BJU Int, 2018,122:959-969.

[23] Westerman ME, Sharma V, Scales J, et al. The effect of antiplatelet agents on bleeding-related complications after ureteroscopy. J Endourol, 2016,30:1073-1078.

[24] Westerman ME, Scales JA, Sharma V, et al. The effect of anticoagulation on bleeding-related complications following ureteroscopy. Urology, 2017,100:45-52.

[25] Cindolo L, Castellan P, Scoffone CM, et al. Mortality and flexible ureteroscopy: analysis of six cases. World J Urol, 2016,34:305-310.

[26] de la Rosette J, Denstedt J, Geavlete P, et al. The clinical research office of the endourological society ureteroscopy global study: indications, complications, and outcomes in 11 885 patients. J Endourol, 2014,28:131-139.

[27] Chang CP, Liou CC, Yang YL, Sun MS. Fatal gas embolism during ureteroscopic holmium: yttrium-aluminium-garnet laser lithotripsy under spinal anesthesia-a case report. Minim Invasive Ther Allied Technol, 2008,17:259-261.

[28] Jubber I, Patel PR, Hori S, et al. Renal pseudoaneurysm: a rare and potentially fatal complication following ureteroscopy and laser fragmentation of stones. Ann R Coll Surg Engl, 2018,100:e51-52.

[29] Aston W, Whiting R, Bultitude M,et al. Pseudoaneurysm formation after flexible ureterorenoscopy and electrohydraulic lithotripsy. Int J Clin Pract, 2004,58:310-311.

[30] Angelsen A, Talseth T, Mjones JG, et al. Hypertension and pseudoaneurism on the renal artery following retrograde endopyelotomy (Acucise). Scand J Urol Nephrol, 2000,34:79-80.

[31] Durner L, El Howairis MEF, Buchholz N. Renal pseudoaneurysm after flexible ureterorenoscopy-an unusual complication. Urol Int, 2017,99:484-486.

[32] Ngo TC, Lee JJ, Gonzalgo ML. Renal pseudoaneurysm: an overview. Nat Rev Urol, 2010,7:619-625.

[33] Cindolo L, Castellan P, Primiceri G, et al. Life-threatening complications after ureteroscopy for urinary stones: survey and systematic literature review. Minerva Urol Nefrol, 2017,69:421-431.

[34] Rudnick DM, Dretler SP. Intrarenal pseudoaneurysm following ureterorenoscopy and electrohydraulic lithotripsy. J Urol, 1998,159:1290-1291.

[35] Tiplitsky SI, Milhoua PM, Patel MB,et al. Case report: intrarenal arteriovenous fistula after ureteroscopic stone extraction with holmium laser lithotripsy. J Endourol, 2007,21:530-532.

[36] Bas O, Tuygun C, Dede O, et al. Factors affecting complication rates of retrograde flexible ureterorenoscopy: analysis of 1571 procedures-a single-center experience. World J Urol, 2017,35:819-826.

[37] Ferrer R, Martin-Loeches I, Phillips G, et al. Empiric antibiotic treatment reduces mortality in severe sepsis and septic shock from the first hour: results from a guideline-based performance improvement program. Crit Care Med, 2014,42:1749-1755.

[38] Scotland KB, Lange D. Prevention and management of urosepsis triggered by ureteroscopy. Res Rep Urol, 2018,10:43-49.

[39] Gautam G, Singh AK, Kumar R, et al. Beware! Fungal urosepsis may follow endoscopic intervention for prolonged indwelling ureteral stent. J Endourol,2006,20:522-524.

[40] Blackmur JP, Maitra NU, Marri RR, et al. Analysis of factors' association with risk of postoperative urosepsis in patients undergoing ureteroscopy for treatment of stone disease. J Endourol, 2016,30:963-969.

[41] Bloom J, Fox C, Fullerton S, Matthews G, et al. Sepsis after elective ureteroscopy. Can J Urol,2017,24:9017-9023.

[42] Nevo A, Mano R, Baniel J, et al. Ureteric stent dwelling time: a risk factor for postureteroscopy sepsis. BJU Int, 2017,120:117-122.

[43] Mitsuzuka K, Nakano O, Takahashi N, et al. Identification of factors associated with postoperative febrile urinary tract infection after ureteroscopy for urinary stones. Urolithiasis, 2016,44:257-262.

[44] Eswara JR, Shariftabrizi A, Sacco D. Positive stone culture is associated with a higher rate of sepsis after endourological procedures. Urolithiasis, 2013,41:411-414.

[45] van Nieuwkoop C, Bonten TN, van't Wout JW, et al. Procalcitonin reflects bacteremia and bacterial load in urosepsis syndrome: a prospective observational study. Crit Care, 2010,14:R206.

[46] Qiao LD, Chen S, Lin YH, et al. Evaluation of perioperative prophylaxis with fosfomycin tromethamine in ureteroscopic stone removal: an investigator-driven prospective, multicenter, randomized, controlled study. Int Urol Nephrol,2018,50:427-432.

[47] Knopf HJ, Graff HJ, Schulze H. Perioperative antibiotic prophylaxis in ureteroscopic stone removal. Eur Urol, 2003,44:115-118.

[48] Chew BH, Flannigan R, Kurtz M, et al. A single dose of intraoperative antibiotics is sufficient to prevent urinary tract infection during ureteroscopy. J Endourol, 2016,30:63-68.

[49] Cheung MC, Lee F, Leung YL, et al. Outpatient ureteroscopy: predictive factors for postoperative events. Urology,2001,58:914-918.

[50] Slaton JW, Kropp KA. Proximal ureteral stent migration: an avoidable complication. J Urol, 1996,155:58-61.

[51] Zhang S, Liu G, Duo Y, et al. Application of ureteroscope in emergency treatment with persistent renal colic patients during pregnancy. PLoS One, 2016,11:e0146597.

[52] Johnson EB, Krambeck AE, White WM, et al. Obstetric complications of ureteroscopy during pregnancy. J Urol, 2012,188:151-154.

[53] Chew BH, Brotherhood HL, Sur RL, et al. Natural history, complications and re-intervention rates of asymptomatic residual stone fragments after ureteroscopy: a report from the EDGE Research Consortium. J Urol,2016,195:982-986.

[54] Maghsoudi R, Amjadi M, Norizadeh D, et al. Treatment of ureteral stones: a prospective randomized controlled trial on comparison of Ho:YAG laser and pneumatic lithotripsy. Indian J Urol, 2008,24:352-354.

[55] Hendlin K, Weiland D, Monga M. Impact of irrigation systems on stone migration. J Endourol, 2008,22:453-458.

[56] Kroczak T, Ghiculete D, Sowerby R, et al. Dual usage of a stone basket: stone capture and retropulsion prevention. Can Urol Assoc J,2018,12:280-283.

[57] Sohn DW, Kim SW, Hong CG, et al. Risk factors of infectious complication after ureteroscopic procedures of the upper urinary tract. J Infect Chemother, 2013,19:1102-1108.

[58] Hsieh CH, Yang SS, Lin CD, et al. Are prophylactic antibiotics necessary in patients with preoperative sterile urine undergoing ureterorenoscopic lithotripsy. BJU Int, 2014,113:275-280.

[59] Martov A, Gravas S, Etemadian M, et al. Postoperative infection rates in patients with a negative baseline urine culture undergoing ureteroscopic stone removal: a matched casecontrol analysis on antibiotic prophylaxis from the CROES URS global study. J Endourol,2015,29:171-180.

[60] Pedersen KV, Drewes AM, Frimodt-Moller PC,et al. Visceral pain originating from the upper urinary tract. Urol Res, 2010,38:345-355.

[61] Oguz U, Sahin T, Senocak C, et al. Factors associated with postoperative pain after retrograde intrarenal surgery for kidney stones. Turk J Urol, 2017,43:303-308.

[62] Al-Kandari AM, Al-Shaiji TF, Shaaban H, et al. Effects of proximal and distal ends of double-J ureteral stent position on postprocedural symptoms and quality of life: a randomized clinical trial. J Endourol,2007,21:698-702.

[63] Giannarini G, Keeley FX Jr, Valent F, et al. Predictors of morbidity in patients with indwelling ureteric stents: results of a prospective study using the validated Ureteric Stent Symptoms Questionnaire. BJU Int, 2011,107:648-654.

[64] Barbour ML, Raman JD. Incidence and predictors for ipsilateral hydronephrosis following ureteroscopic lithotripsy. Urology, 2015,86:465-471.

[65] Roberts WW, Cadeddu JA, Micali S, et al. Ureteral stricture formation after removal of impacted calculi. J Urol, 1998,159:723-726.

[66] Sharfi AR, Rayis AB. The continuing challenge of bilharzial ureteric stricture. Scand J Urol Nephrol,1989,23:123-126.

[67] Elashry OM, Elgamasy AK, Sabaa MA, et al. Ureteroscopic management of lower ureteric calculi: a 15-year single-centre experience. BJU Int, 2008,102:1010-1017.

[68] Fuganti PE, Pires S, Branco R,et al. Predictive factors for intraoperative complications in semirigid ureteroscopy: analysis of 1235 ballistic ureterolithotripsies. Urology, 2008,72:770-774.

[69] Sugihara T, Yasunaga H, Horiguchi H, et al. A nomogram predicting severe adverse events after ureteroscopic lithotripsy: 12 372 patients in a Japanese national series. BJU Int, 2013,111:459-466.

妊娠期尿石症

第 13 章

Jennifer Bjazevic, John D. Denstedt

13.1 引 言

妊娠期尿石症是临床上复杂且具有挑战的疾病。由于孕妇和胎儿在这种疾病状态下均面临较高的风险，因此需要更加谨慎和个体化的诊断和治疗策略。为了提供安全和优质的患者管理，需要建立由泌尿科、影像科、产科、新生儿科和麻醉科医生组成的多学科团队。随着诊断技术、腔镜泌尿外科技术和设备、胎儿监护、产科护理等的发展，患有尿石症孕妇的预后已有显著改善。在过去的 20 年中，急性妊娠期尿石症的治疗方式已发生了显著改变。输尿管镜治疗现已成为期待疗法（expectant management）失败患者的首选治疗选择，而临时置入输尿管支架或肾造瘘管引流是二线治疗方案。

13.2 流行病学

尿石症在人群中的发病率较高，约为 10%，近来的研究显示全世界范围内泌尿系统结石的发病率都在增加[1-5]，其中女性肾结石的发病率升高更加明显。例如，在过去的 30 年中，美国女性泌尿系统结石的发病率每年增加 1.9%，因泌尿系统结石住院治疗的女性患者增加了 52%[6,7]。

J. Bjazevic • J. D. Denstedt (✉)
Department of Surgery, Division of Urology, Schulich School of Medicine & Dentistry,
Western University, London, ON, Canada
e-mail: John.Denstedt@sjhc.london.on.ca

© Springer Nature Switzerland ΛG 2020
B. F. Schwartz, J. D. Denstedt (eds.), *Ureteroscopy*,
https://doi.org/10.1007/978-3-030-26649-3_13

妊娠期尿石症的发病率尚未有统一的数字，估计发生率为1：1 500（0.07%），文献报道的发病率差异很大，范围为1/（200~3 800）例妊娠女性[8,9]。最近的研究显示，在过去的20年中，妊娠期泌尿系统结石的发病率没有变化[10]。总体而言，相同年龄段及人口学特征的女性中，妊娠期女性与非妊娠期女性发生泌尿系统结石的风险相同[11]。美国国家健康和营养调查（National Health and Nutrition Examination Survey，NHANES）的最新结果表明，既往有怀孕史的育龄期女性的泌尿系统结石患病率显著增加，并且与先前的怀孕次数相关[12]。尽管妊娠期尿石症并不常见，但鉴于孕妇和胎儿都可能面临严重风险，因此对其诊断和治疗都需慎重考量。

13.3 病因学

妊娠期泌尿生殖系统的解剖结构和生理发生明显变化，可能会成为潜在的结石形成原因，例如尿液淤滞和尿液成分的改变。妊娠期肾积水十分常见，尤其是妊娠晚期，发生率高达90%[13]。妊娠期肾积水的发生由多种因素导致，如激素水平的改变、肾排泌功能升高和明显的妊娠子宫压迫。妊娠期孕激素水平升高会导致集合系统的平滑肌松弛并减少蠕动，从而引起肾盂、肾盏和输尿管扩张[14]。此外，肾功能在妊娠早期明显增加，肾小球滤过率（glomerular filtration rate，GFR）可增加40%~65%，这是由于心排血量和循环血量增加以及全身血管阻力降低所致[15]。妊娠子宫在骨盆水平对输尿管的压迫是导致妊娠期肾积水的最重要因素[13]。因此，输尿管扩张不易发生于骨盆平面以下[16]。通常，由于子宫右旋以及乙状结肠对左侧输尿管的遮挡，右侧肾积水程度更严重[17]。

妊娠期生理性肾积水最早可在妊娠6周时发生，并可持续至产后6周[13]。妊娠性生理性肾积水通常不伴有明显的梗阻，并且无症状，但是在某些情况下，它可能引起严重的腰痛，甚至导致肾穹窿破裂[13]。妊娠期肾积水引起的尿液淤滞和尿液中成石性物质接触时间延长可增加结石形成的概率。此外，扩张的集合系统可使肾结石更容易排到输尿管，这可能是妊娠期输尿管结石是肾结石发病率2倍的原因[18]。

妊娠期肾脏生理也发生显著变化，进一步使尿液环境发生重要变化。如前所述，在孕早期，随着肾小球滤过率明显增加，尿液中的多种成石性成分相应增加，包括钙、草酸盐、尿酸和钠[19,20]。胎盘中1,25-二羟胆钙化醇的产生可抑制甲状旁腺激素水平，并增加胃肠道对钙的吸收和钙的骨吸收而导致尿钙增多[9,19]。1,25- 二羟胆钙化醇的上述作用会使钙在肾脏中的过滤增加的同时吸收减少，从而引起高钙尿症[19]。此外，已有证据表明，妊娠期补充钙剂可降低早产、先兆子痫和孕产妇病死率的风险[21]，但同时，妊娠期补钙会增加结石的患病风险[22]。未来还需要进行更多高质量的研究以了解补钙对妊娠期患结石以及孕妇和胎儿结局风险的影响。目前，妊娠期补钙的风险和获益仍需个性化权衡，特别是对泌尿系统结石高危女性。

尽管妊娠期肾脏生理的许多变化导致结石形成的风险增加，但也有一些相应的抑制机制来保持平衡。例如，GFR 的增加会增加尿量，降低结石的发生风险[23]。尿液中成石性物质增加的同时，许多抑制结石形成的物质（如柠檬酸盐、镁、糖胺聚糖、肾钙蛋白、尿调节蛋白和硫代硫酸盐）也会增加，抑制了结晶的生长和聚集[24]。尿液中柠檬酸水平的升高也会升高尿液的 pH 值，防止草酸钙和尿酸结石的形成[20]。然而，尿液的这种碱化会增加磷酸钙结石的形成风险，有确切的研究显示在妊娠期尿石症中磷酸钙结石的比例上升[25]。虽然整个妊娠期孕妇的肾脏解剖结构和生理都会发生许多复杂的变化，但是这些变化的最终结果是，孕妇与普通女性发生泌尿系统结石的整体风险没有显著差异。

13.4 临床表现

由于妊娠期会频繁发生与急性肾绞痛相似的症状，因此妊娠期尿石症的诊断较为困难[26]。正常孕妇在怀孕期间也会出现腰痛、腹痛、恶心、呕吐、血尿和下尿路刺激症状。高达 84% 的孕妇由于韧带和肌肉组织的牵拉出现腰痛和腹痛[18]。孕早期由于孕激素水平升高经常引起恶心和呕吐，有时可持续整个妊娠期[18]。52% 的有镜下或肉眼血尿的孕妇没有泌尿系统结石，原因可能是肾脏肿大引起的小肾静脉破裂[27]。有高达 30% 的妊娠期尿石症被漏诊，因此一旦怀疑，须迅速而准确地诊断[27]。

妊娠期尿石症最常见于妊娠中期（39%）和妊娠晚期（45%）[25]。大约 30% 的患者有尿石症病史，有 3.7% 的患者在怀孕期间曾经历过结石发作[25]，最常见的症状包括腰痛或腹痛（85%），镜下血尿（95%）或肉眼血尿（20%），脓尿（42%）和下尿路症状加重[26,28]。患者也可出现由泌尿系统结石引起的并发症，包括尿毒症、继发性高血压、先兆子痫、胎膜早破、早产和流产，这些情况发生的频率较低[29]。既往文献报道的妊娠期泌尿系统结石并发症的发生率为 0~67%。多项研究表明，妊娠期急性肾绞痛与围产期不良结局之间没有关联[29,30]。

13.5 检　查

对所有表现出肾绞痛症状的孕妇均应进行详细的病史询问和体格检查。实验室检查应包括全血细胞分析、血电解质、尿素氮和肌酐。此外，也可以检查血尿酸和钙离子水平，因为这些成分的升高可能会进一步促进尿石症的发展。留取尿液分析和尿液培养也很重要。鉴于孕妇因妊娠性肾积水和尿液淤滞而发展为肾盂肾炎的风险较高，因此对妊娠期无症状菌尿也应进行治疗[31]。如果需要完善如 24 小时尿液分析等代谢评估检查，应安排在妊娠结束和终止母乳喂养之后，因为这期间激素的变化可能会明显改变尿液的化学性质[9]。

仅靠病史和体格检查不能准确诊断妊娠期肾绞痛，需要影像学检查帮助明确诊断。目前已有多种影像学检查方法可用于妊娠期尿石症的诊断，包括超声、泌尿系统 X 线片（X-ray of kidneys, ureters, and bladder，KUB）、静脉肾盂造影（intravenous pyelogram，IVP）、CT 和泌尿系统核磁（magnetic resonance urography，MRU）。CT 虽然是普通人群诊断尿路结石的金标准，但是应用于孕妇会将孕妇和发育中的胎儿暴露于有潜在有害的电离辐射中[32,33]，因此，使用前必须仔细权衡及时诊断的需求和辐射对孕妇和胎儿的潜在风险。

常用影像学检查的胎儿辐射剂量从超声和核磁的 0mGy 到常规 CT 扫描的 49mGy 不等（表 13-1）[33]。美国妇产科医师学院（American College of Obstetricians and Gynecologists，ACOG）建议，怀孕期间暴露于小于 50mGy 的辐射剂量对胎儿是安全的，不会增加流产或胎儿发育异常的风险[34]。尽管 CT 的辐射剂量较小，在妊娠期间选择性使用可能是安全的，但仍应尽力使孕妇的辐射暴露降至最低，并应尽可能使用无电离辐射的检查方式。

对于有可疑肾绞痛的孕妇，超声是首选的初始影像学检查方法。超声检查具有许多优点，包括价格低廉，可及性强，没有电离辐射以及对孕妇和胎儿均安全。然而，超声在妊娠期间检出泌尿系统结石的敏感性上具有很强的主观性，敏感度变异很大，范围为 34%~86%，特异度为 86%[26]。

妊娠性肾积水可能使诊断复杂化，因为如果看不到明确的结石，很难区分急性输尿管梗阻和生理性肾积水（图 13-1）[8,14]。对孕妇行超声检查面临的另一个困难是，患者的体位、胎位以及输尿管内结石的特定位置均会对图像造成影响。输尿管肾盂积水的位置可以帮助区分病理性和生理性阻塞，

表 13-1 常用影像学检查的辐射剂量以及检出尿石症的敏感度和特异度[26,42,46]

影像学检查	辐射剂量	敏感度	特异度
超声	0mGy	34%~86%	86%
IVP（3 次摄影）	1.7~10mGy	87%	94%
KUB	1.4~4.2mGy	44%~77%	80%~87%
常规 CT	8~49mGy	>96%	>98%
低剂量 CT	≤ 7mGy	>96%	>96%
MRU	0	84%	100%

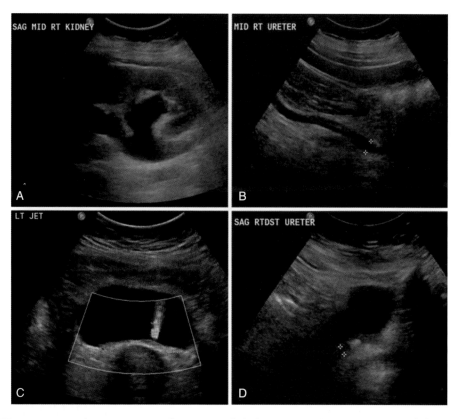

图 13-1 妊娠期右侧远端输尿管结石的超声影像。A. 右侧肾积水的后腹膜超声表现。B. 右侧近端输尿管的超声表现。C. 经阴道超声显示右侧输尿管喷尿消失。D. 经阴道超声见右侧远端输尿管结石强回声，合并结石近端输尿管扩张

例如，严重的左肾积水或髂血管远端的输尿管积水提示结石导致的急性输尿管阻塞[35]。

为了提高超声检查的准确性，可采取多种辅助技术，包括观测喷尿情况、阴道超声和血管阻力指数（resistive indices，RI）。若未能观测到输尿管口喷尿，则可能存在泌尿系统结石梗阻（图 13-1C）。但是高达 13% 的正常孕妇也无法在超声中观测到喷尿，右侧输尿管喷尿更不易探及[36]。因此，建议患者在接受超声检查前预先补水使泌尿系统结构在超声下更为清晰[37]。65% 的尿石症患者可出现患侧与健侧喷尿的不对称性，原因尚不明确[38,39]。阴道超声可以帮助显示远端输尿管结石和喷尿情况，但在胎膜脱垂或破裂时禁行此检查（图 13-1D）[35]。

用多普勒超声测量 RI 可用于区分生理性和病理性梗阻。RI 的算式为（收缩期峰值速度 – 舒张期峰值速度）÷ 收缩期峰值速度，当 RI ≥ 0.70 时，提示存在病理性梗阻[40]。但是 RI 是一种非特异性测量方法，对其诊断梗阻的精确标准仍存在争议。此外，RI 在正常的肾脏中也可能升高，且在梗阻的早期阶段，肾血流量增加，肾血管扩张，RI 也可以正常[41]。将 RI 升高和喷尿消失加入超声诊断可以将泌尿系统结石的诊断准确度从 56.2% 提高到 71.9%[40]。

有些病例仅凭病史、体格检查和超声检查不能明确尿石症诊断，需进一步采用其他影像学检查方法。尽管原则上应使孕妇的电离辐射暴露降至最低，但当临床诊断强烈需要时 X 线检查也是可行的。当超声检查未能做出明确的诊断时，一般可将 KUB 或 IVP 作为二线检查方法，如今随着低剂量 CT 技术的出现，KUB 和 IVP 不再是优先选项。低剂量 CT 对泌尿系统结石的诊断有高度敏感度和特异度（>96%），同时辐射暴露量与 KUB 或 IVP 大致相当（图 13-2）[42]。而且低剂量 CT 不需要碘造影剂，避免了因应用碘造影剂导致胎儿甲状腺功能减退的风险[33]。目前在妊娠期内使用诊断性 CT 变得越来越普遍，1997—2006 年孕妇接受 CT 检查的数量每年以 25% 的速度增长[43]。

既往的一项多中心研究比较了对孕妇行尿路结石检查的影像学方法，结果显示低剂量 CT 的阳性预测值最高（96%）[44]。最近的一项研究证实低剂量 CT 扫描对孕妇的辐射暴露仅为 7.1mGy[34]。为了保证低剂量 CT 扫描的敏感性和特异性，90% 的患者的 BMI 应 <30kg/m^2[45]。正在研究的新技术可能会进一步减少低剂量 CT 扫描的辐射量。目前，美国泌尿外科协

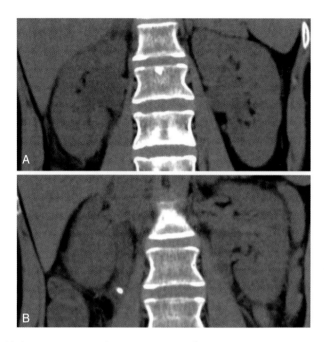

图 13-2　低剂量 CT 显示妊娠期右侧近端输尿管结石。A. 右侧肾积水。B. 结石近端输尿管积水

会（AUA）建议在初始超声不能明确诊断时，低剂量 CT 扫描（<5mGy）可作为妊娠中期和晚期孕妇的二线影像学检查方法[45]。低剂量 CT 的辐射剂量远低于 ACOG 推荐的 50mGy 的阈值，被认为不会引起胎儿异常或流产[33]。

　　近期的研究表明，采用 T2 加权单次激发半傅里叶采集快速自旋回波（half-Fourier acquisition single-shot turbo-spin echo，HASTE）的磁共振尿路成像（MRU）可以用于诊断妊娠期尿石症（图 13-3）。在一项系列病例报道中，使用 HASTE MRU 诊断妊娠期急性输尿管梗阻的敏感度为84%，特异度为 100%，诊断准确性为 100%[46]。MRU 具有多重优势，大约 15min 的较短采集时间即可获得图像，整个检查过程没有电离辐射，对胎儿无已知的有害影响，同时能够发现引起症状的非泌尿系统原因[47]。但是，MRU 检查的费用较高，设备可及性差，且不能用于体内有金属植入物的患者。结石在 MRU 中没有特异的信号，使得直接显示结石较为困难，但是 MRU 仍可观察到输尿管梗阻的一些典型征象，例如在输尿管狭窄处直接观察到结石，肾绞窄（renal stranding），肾周渗出，肾脏或输尿管水肿，以及盆腔边缘及输尿管膀胱连接处存在输尿管狭窄的 "双扭结" 征[47]。钆造影剂可穿过胎盘且与新生儿死亡有关，因此在妊娠期应避免使用[48]。

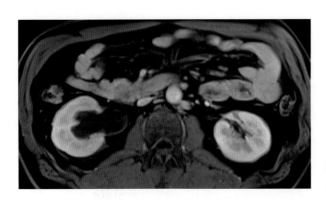

图 13-3　MRI 显示妊娠期
患者右侧生理性肾积水

尽管妊娠期尿石症的影像学检查已取得重大进展，但准确性和安全性仍然颇具挑战。与分别具有 80％ 和 77％ 的阳性预测值的 MRU 和超声相比，低剂量 CT 已被证明检出妊娠期尿路结石的阳性预测值最高可达 96％。近期一项评估妊娠期肾绞痛的研究表明，输尿管镜的阴性率高达 14％ [44]。术前使用的影像学检查方式显著影响输尿管镜检查的阴性率，单用超声检查时，输尿管镜的阴性率最高（23％），其次是超声 +MRU（20％），超声 + 低剂量 CT 最低（4.3％）[44]。

在 AUA 已经发布的妊娠期肾绞痛影像学诊断建议中，推荐将超声作为所有怀疑有肾绞痛孕妇的一线影像学检查方法，因为它可以安全可靠地用于妊娠，并且技术较为普及 [45]。如果最初的超声检查无法诊断，推荐术前孕妇孕早期接受 MRU 平扫，在孕中期和孕晚期接受低剂量 CT 检查 [45]。临床医生必须在进行手术前仔细评估临床情况，并充分考虑不同影像学检查方法的潜在风险和益处。泌尿科、妇产科和影像科之间的多学科合作有助于确保对这类棘手的患者群体提供全面保障。为了防止对孕妇进行不必要的有创操作，相关诊断方法和影像学技术仍有待进一步发展。

13.6　治疗措施

考虑到妊娠期女性的生理改变以及肾绞痛和结石的治疗可能引起的潜在并发症，妊娠期尿石症的治疗非常复杂且具有挑战性。在没有任何急诊指征的情况下，期待疗法是妊娠期肾绞痛的一线治疗方案。急诊干预的适应证包括急性感染、进行性肾功能不全、孤立肾梗阻、双侧肾梗阻、顽固性症状（如疼痛或呕吐）以及可能出现产科并发症（如先兆子痫或早产）

的迹象。干预措施有多种选择，包括临时采取引流措施如留置输尿管支架或肾造瘘，以及使用输尿管镜进行确切的手术治疗（图 13-4）。

　　直到 20 世纪中期，暂时尿液引流至产后再手术治疗结石一直是妊娠期尿石症的主要治疗手段。但是这种治疗方案具有许多缺点，包括需要频繁更换支架和留置引流管给患者带来的不适感。随着小口径输尿管镜的出现以及钬激光的广泛应用，输尿管镜已经成为期待疗法失败患者公认可行的治疗方法。外科手术干预最好在早产和流产风险最低的妊娠中期进行[49]。体外冲击波碎石术（shock wave lithotripsy，SWL）和经皮肾镜取石术（PCNL）目前在妊娠期内仍为禁忌。强烈建议对此类患者采取多学科诊治，由泌尿科医生、妇产科医生、影像科医生、新生儿科医生以及必要时麻醉医生也参与组成医疗团队，以优化对孕妇和胎儿的医疗管理。

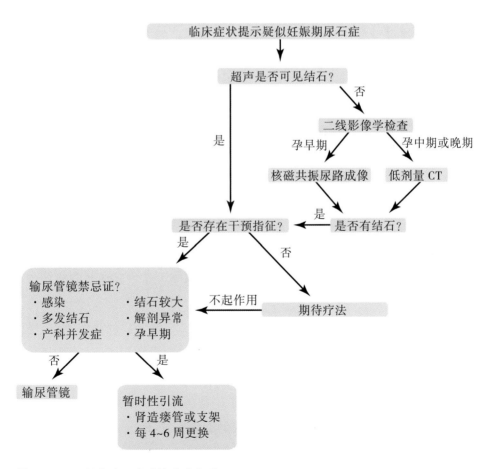

图 13-4　妊娠期尿石症的诊疗流程图

妊娠期无并发症输尿管结石的一线治疗方案是期待疗法，并有自发排石的可能。既往研究认为妊娠期有症状的上尿路结石自发排石率为 70~80%[28]。此外，孕妇的自然排石率比非孕妇更高（分别为 81% 和 46%）[18,25]，原因可能是妊娠期孕激素使集合系统的平滑肌松弛并引起输尿管扩张[28]。但是最近的一项研究表明，孕期尿石症的排石率可能仅为 47%[27]。既往研究的高自发排石率可能是由于初始误诊和随访不足造成的结果偏倚。与未怀孕人群相似，自发排石率与结石的位置相关，既往研究表明远端输尿管结石的自发排石率为 44.1%，高于近端输尿管或肾盂输尿管连接部结石（27.3%）[40]。接受期待疗法的患者在整个妊娠期都应接受规律的超声检查。在妊娠期间结石未能排出的孕妇中有大约 50% 会在产后第 1 个月内自发排石[28]。若孕妇完成分娩后结石还没能自发排出，则可进行常规结石治疗。

期待疗法要求积极的液体复苏以及适当的对症镇痛、止吐治疗。理想情况下是通过口服补充剂进行液体复苏，但是，如果孕妇出现明显的恶心或呕吐，可以考虑静脉补液。进行药物治疗时必须仔细考虑对孕妇和胎儿的潜在不良影响。因此，强烈建议在用药前咨询产科及药房。非甾体抗炎药（NSAIDs）通常推荐作为非妊娠人群尿路结石止痛的一线治疗药物。然而，由于 NSAIDs 在孕晚期有导致胎儿动脉导管未闭的风险以及其与胎儿肺动脉高压、羊水过少、心脏畸形和流产相关，因此在妊娠期间禁止应用[50]。包括可待因和羟考酮在内的口服药物在孕早期有致畸作用，因此不建议在妊娠期使用[51]。对于轻度疼痛，对乙酰氨基酚是一种安全的选择，对母亲或胎儿没有已知的不良影响[28]。而对于严重疼痛，阿片类药物（如吗啡）小剂量多次给药是怀孕期间镇痛的主要手段[51]。需要注意的是，长期使用阿片类镇痛药物会导致胎儿宫内发育迟缓、早产和胎儿麻醉药物成瘾[27,28]。

药物排石疗法（medical expulsive therapy，MET）包括应用 α 受体阻滞剂或钙通道阻滞剂促进输尿管蠕动而自发排石，常用于非妊娠人群[52]。关于孕期 MET 的使用存在争议，因为高质量的研究结果中既有支持也有反对，目前尚未达成共识。此外，MET 引起的平滑肌松弛在孕激素水平升高、已经引起输尿管扩张的情况下是否仍能使患者获益尚不确定[14]。目前，α 受体阻滞剂和钙通道阻滞剂均被列为 B 类妊娠药物，在妊娠期间应用是安全的，并未发现不良反应[53]。

最近的一项回顾性配对队列研究调查了 MET 在孕妇中的安全性和有效性，结果未发现 MET 与孕妇或胎儿不良结局的相关性。坦索罗辛治疗组的婴儿猝死综合征（sudden infant death syndrome，SIDS）发生率较对照组有所增加，但没有统计学意义[54]。这项研究还表明，MET 治疗组的自发排石率增加了 24%，但是 MET 治疗组的自发排石时间更长[54]。尽管这项研究表明在妊娠期间使用 MET 是安全且有效的，但要在妊娠期尿石症患者中推广 MET 的使用，还需要更严格的证据。目前妊娠期应用 MET 的证据有限且仍有争议，最近的一项全球调查发现，有 97.6% 的泌尿科医生在治疗尿石症时使用 MET，且 44.3% 的泌尿科医生对妊娠期尿石症患者使用了 MET[55]。目前，AUA 和腔内泌尿外科协会建议，在考虑对孕妇使用 MET 之前，应进行充分的患者咨询，并告知患者该方法在孕妇中应用的研究证据尚不充分，属于超适应证用药[52]。

当妊娠期尿石症患者满足急诊指征时，可行输尿管支架置入或经皮肾造瘘术进行引流。每种引流方法都有各自的优缺点，引流方法的选择最终取决于具体的临床情况、可行性、外科医生的偏好和患者的意愿。两种引流方式均有感染、脱管或支架移位、梗阻及被覆结石的风险[56]。留置输尿管支架可引起下尿路刺激症状以及耻骨上或侧腰部不适。鉴于妊娠期禁用抗胆碱药，输尿管支架引起的下尿路刺激症状可能难以控制。经皮肾造瘘术也可能导致腰部不适，并且由于肾造瘘管穿过皮肤引出体外与引流袋相接，因此需要额外的护理。肾造瘘术的成功率高，可快速降低集合系统压力，并避免了对输尿管的影响。因此，在上尿路梗阻合并肾脓肿的情况下，首选经皮肾造瘘术[57]。但是，考虑到潜在的出血风险，接受抗凝治疗的患者禁止行肾造瘘术。

肾造瘘管和输尿管支架均可在小剂量麻醉下完成。输尿管支架的置入通常是在内镜引导下进行的，因此不建议孕早期接受这种引流方式[56]。虽然已有文献报道超声引导下输尿管支架置入的可行性，但是该技术的应用尚不成熟[56]。相反，肾造瘘术通常在超声引导下完成，在孕早期是优选方案。有证据表明，两种引流方式的预后无明显差异[57]。因为妊娠期间发生的代谢改变，尿液中的成分更容易沉积，因此在妊娠期内需要每 4~6 周频繁更换输尿管支架或肾造瘘管[17]。

妊娠是经皮肾镜取石术的禁忌，因为手术需要长时间麻醉、内镜下操作以及保持俯卧体位。有文献报道仰卧位超声引导下经皮肾镜取石均成功完成，没有发生并发症[58,59]。但是，如果计划通过经皮肾镜处理巨大或复杂的肾结石，最好在产后进行，并建议在妊娠期间行肾造瘘术或采用输尿管支架临时引流。

体外冲击波碎石术在妊娠期也禁用，因为可能会对胎儿产生潜在的风险，包括流产、先天性畸形、宫内发育迟缓和胎盘移位[60]。虽然现有的病例报告对妊娠期尿石症患者无意间进行了体外冲击波碎石而未引起任何并发症，但是目前尚无足够的证据支持妊娠期使用的安全性[61]。

13.7　输尿管镜

输尿管镜治疗是期待疗法失败的妊娠期尿石症患者安全有效的选择。随着设备与技术的发展，如小口径输尿管镜、腔内碎石技术的广泛应用，可弯曲取石装置的改进等，输尿管镜碎石取石可以安全有效地治疗不同位置的结石。同时，输尿管镜不仅具有较高的净石率，孕妇和胎儿的并发症发生率也较低。输尿管镜的禁忌证包括急性感染、巨大结石、多发或双侧结石、解剖结构异常、伴有产科并发症、处于妊娠极早或极晚期[62]，在这些情况下，应行输尿管支架置入术或肾造瘘术进行临时引流，并推迟手术治疗。麻醉药物的致畸风险在妊娠的前3个月显著升高，因此，输尿管镜检查应在孕中期和孕晚期进行[50]。

孕妇接受输尿管镜下结石手术治疗的效果与未怀孕患者相当。许多病例系列研究表明，输尿管镜的净石率为63%~100%，与未怀孕人群的结果相当（表13-2）[18,63-90]。多项研究结果也证明了妊娠期输尿管镜检查的安全性。妊娠期接受输尿管镜的孕妇早产率仅为0~1%（表13-2）[18,63-90]。最近的一项荟萃分析显示，与未怀孕患者相比，接受输尿管镜治疗的孕妇输尿管损伤或尿路感染等并发症的发生率没有显著差异[62]。输尿管镜可能是治疗无并发症的妊娠期输尿管结石最安全的选择，并且与输尿管支架或肾造瘘术引流相比，并发症发生率最低[91]。而且输尿管镜治疗可以减少额外的干预措施，并明显减轻疼痛和下尿路症状[92]。此外，输尿管镜治疗结石的经济效益也优于输尿管支架或肾造瘘术[93]。

输尿管镜手术最好在孕中期进行，因为这一阶段流产或早产的风险最低，可以选择全麻、椎管内麻醉或局部麻醉，安全性均可[49]。根据ACOG的研究，使用标准浓度的麻醉剂对胎儿没有致畸作用[94]。最近的一项研究

表 13-2　妊娠期输尿管镜治疗输尿管结石的并发症[18, 63-90]

作者	病例数	平均结构直径（mm）	治疗策略	净石率	并发症
Densted 等[63]	3	不详	网篮	100%	无
Ulvik 等[64]	13	不详	网篮	100%	泌尿系统感染（3例），输尿管损伤（1例），子宫早产收缩（1例）
Carringer 等[65]	4	9	脉冲染料激光	100%	无
Scarpa 等[66]	13	不详	钬激光；网篮；气压弹道	76.9%	无
Parulkar 等[18]	4	不详	网篮	100%	无
Lemos 等[67]	13	6	网篮；超声	100%	无
Lifshitz 等[68]	4	4	网篮	100%	无
Shokeir 等[69]	8	不详	网篮；超声	62.5%	泌尿系统感染（1例）
Watterson 等[70]	8	不详	钬激光	77.7%	无
Akpinar 等[71]	6	8	钬激光	85.7%	疼痛（1例）
Juan 等[72]	3	不详	网篮；超声	100%	无
Yang 等[73]	3	不详	电动液压	100%	无
Rana 等[74]	19	11	气震式碎石棒	79%	无
Travassos 等[75]	9	11	网篮	100%	无
Cocuzza 等[76]	7	8	钬激光；网篮	不详	无
Elgamasy 等[77]	15	不详	气压弹道	不详	早产（1例），支架置入（1例）
Polat 等[78]	16	不详	气压弹道	72.7%	无
Atar 等[79]	19	8	钬激光；网篮	88.2%	泌尿系统感染（1例），疼痛（4例）
Hoscan 等[80]	34	7	气压弹道	85.3%	泌尿系统感染（3例），子宫早产收缩（1例）
Isen 等[81]	12	9	气压弹道	不详	无
Johnson 等[82]	46	7.8	钬激光；网篮	88%	早产（2例）
Bozkurt 等[83]	41	9	气压弹道；钬激光；网篮	87.8%	输尿管损伤（4例），泌尿系统感染（4例），疼痛（6例），脓毒症（1例）
Abdel-Kader 等[84]	17	不详	气压弹道	100%	无

（续）表 3-2

作者	病例数	平均结构直径（mm）	治疗策略	净石率	并发症
Keshvari 等[85]	44	不详	气压弹道	100%	无
Wang 等[86]	64	8	钬激光	81.2%	子宫早产收缩（1例）
Adanur 等[87]	19	9	钬激光	不详	子宫早产收缩（1例），泌尿系统感染（1例），支架置入（1例）
Teleb 等[88]	21	不详	气压弹道	不详	泌尿系统感染（2例）
Zhang 等[89]	117	不详	钬激光	87.5%	子宫早产收缩（12例），脓毒症（1例）
Tan 等[90]	23	不详	钬激光	87%	泌尿系统感染（1例）

表明，输尿管镜治疗结石的总麻醉时间与输尿管支架置入相比没有显著差异，并且在发生麻醉相关不良事件方面也没有显著差异[95]。妊娠期尿石症的输尿管镜治疗应由熟练的腔镜泌尿外科医生来进行，并在有新生儿科医生和可进行剖宫产的产科医生的医疗中心进行[94]。术前应预防性使用抗生素，可选用相对安全的青霉素或头孢菌素。需要注意的是，妊娠期间禁用氨基糖苷类、氟喹诺酮类和磺胺类药物，因为可能影响胎儿的发育。

输尿管镜的手术要点在孕妇中有一些重要的变化。为了避免子宫对腔静脉的压迫，应将患者置于截石位，并垫高右侧腹部。重要的是，在手术过程中和术后要对胎儿进行监测，以尽早发现任何胎儿窘迫迹象[94]。应尽可能减少孕妇和胎儿的辐射暴露剂量，可以将 C 型臂放射源放置在患者下方，使用小剂量脉冲成像，并将成像范围限制在肾脏区域[95]。此外，应将铅板放置在对侧腹部，尽量仅在显示导丝和最终确定支架位置时进行放射显影[95]。

当胎儿暴露于射线时，致畸、流产和致癌的风险会显著升高。致畸和流产的风险取决于暴露时的胎龄，估计辐射剂量阈值在孕早期为 20mGy，孕中期和孕晚期为 50mGy[32]。辐射的致癌作用较为随机，没有绝对的安全阈值。有统计数据表明，宫腔内辐射剂量为 10mGy 所致的胎儿期恶性肿瘤发生风险为 1/10 000[32]。ACOG 目前的建议是妊娠期内小于 50mGy 的辐射剂量对孕妇和胎儿都是安全的，并且不会增加流产或胎儿异常的风险[34]。也有文献报道超声引导下输尿管镜检查时可利用超声来确认导丝和支架在肾脏、输尿管内的位置，目前该技术尚不成熟[96]。

对孕妇进行输尿管镜手术时通常无需人为扩张输尿管，因为怀孕期输尿管有生理性扩张。妊娠子宫一般不会阻碍输尿管镜的通过。关于妊娠期哪种输尿管镜下碎石方式是最优选择目前尚无定论。电动液压碎石术会刺激子宫收缩，超声碎石术会影响胎儿的耳朵发育[62]，目前认为钬激光和气压碎石这两种方法在怀孕期间是安全的[62]。术后通常短期留置输尿管支架，以最大限度地降低并发症的发生率。一些患者在输尿管镜术后未留置输尿管支架，导致肾绞痛再次发作和子宫过早收缩[97]。

13.8 结 论

在过去的几十年中，女性泌尿系统结石的发病率显著升高，妊娠期尿石症的发病率也逐渐上升。妊娠期尿石症急性发作是十分棘手的紧急情况，对孕妇和胎儿都可能造成严重的影响，全面的多学科合作有助于为此类人群提供合理的治疗。尽管在过去几十年间妊娠期尿石症的诊断和治疗取得了重大进展，但未来仍需要进一步的研究以优化对这一易感人群的管理。

（李新飞 陈昶甫 译，杜毅聪 审）

参考文献

[1] Ramello A, Vitale C, Marangella M. Epidemiology of nephrolithiasis. J Nephrol, 2000,13(Suppl 3):S45-50.

[2] Scales CD, Smith AC, Hanley JM, et al. Prevalence of kidney stones in the United States. Eur Urol, 2012,62:160-165.

[3] Stamatelou KK, Francis ME, Jones CA, et al. Time trends in reported prevalence of kidney stones in the United States: 1976-1994. Kidney Int, 2003,63:1817-1823.

[4] Yasui T, Iguchi M, Suzuki S, et al. Prevalence and epidemiological characteristics of urolithiasis in Japan: national trends between 1965 and 2005. Urology, 2008,7:209-213.

[5] Indridason OS, Birgisson S, Edvardsson VO, et al. Epidemiology of kidney stones in Iceland: a population-based study. Scand J Urol Nephrol, 2006,40:215-220.

[6] Lieske JC, Pena de la Vega LS, Slezak JM,et al. Renal stone epidemiology in Rochester, Minnesota: an update. Kidney Int, 2006,69:760-764.

[7] Strope SA, Wolf JS, Hollenbeck BK. Changes in gender distribution of urinary stone disease. Urology, 2010,75:543-546.

[8] Gorton E, Whiteld HN. Renal calculi in pregnancy. Br J Urol, 2007,80:4-9.

[9] Srirangam SJ, Hickerton B, Van Cleyenbreugel B. Management of urinary calculi in pregnancy: a review. J Endourol, 2008,22:867-875.

[10] Riley JM, Dudley AG, Semins MJ. Nephrolithiasis and pregnancy: has the incidence

been rising.J Endourol, 2014,28:383-386.

[11] Ross AE, Handa S, Lingeman JE, et al. Kidney stones during pregnancy: an investigation into stone composition. Urol Res, 2008,36:99-102.

[12] Reinstatler L, Khaleel S, Pais VM. Association of pregnancy with stone formation among women in the United States: a NHANES Analysis 2007 to 2012. J Urol,2017,198:389-393.

[13] Grenier N, Pariente JL, Trillaud H, et al. Dilatation of the collecting system during pregnancy: physiologic vs obstructive dilatation. Eur Radiol, 2000,10:271-279.

[14] Marchant DJ. Effects of pregnancy and progestational agents on the urinary tract. Am J Obstet Gynecol, 1972,112:487-501.

[15] Dunlop W. Serial changes in renal hemodynamics during normal human pregnancy. Br J Obstet Gynaecol, 1981,88:1-9.

[16] Charalambous S, Fotas A, Rizk DE. Urolithiasis in pregnancy. Int Urogynecol J, 2009,20:1133-1136.

[17] Loughlin KR. Management of urologic problems during pregnancy. Urology, 1994,44:159-169.

[18] Parulkar BG, Hopkins TB, Wollin MR, et al. Renal colic during pregnancy: a case for conservative treatment. J Urol,1998,159:365-368.

[19] Smith C, Kristensen C, Davis M, et al. An evaluation of the physicochemical risk for renal stone disease during pregnancy. Clin Nephrol,2001,55:205-211.

[20] Resim S, Ekerbicer HC, Kiran G, et al. Are changes in urinary parameters during pregnancy clinically significant. Urol Res, 2006,34:244-248.

[21] Buppasiri P, Lumbiganon P, Thinkhamrop J, et al. Calcium supplementation (other than for preventing or treating hypertension) for improving pregnancy and infant outcomes. Cochrane Database Syst Rev, 2015.

[22] Imdad A, Bhutta ZA. Effect of calcium supplementation during pregnancy on maternal, fetal and birth outcomes. Paediatr Perinat Epidemiol, 2012,1:138-152.

[23] Loughlin KR, Bailey RB. Internal ureteral stents for conservative management of ureteral calculi during pregnancy. N Engl J Med, 1986,315:1647-1649.

[24] Maikranz P, Lindheimer M, Coe F. Nephrolithiasis in pregnancy. Baillie Res Clin Obstet Gynaecol,1994,8:375-386.

[25] Meria P, Hadjadj H, Jungers P, Daudon M, Members of the French Urological Association Urolithiasis Committee. Stone formation and pregnancy: pathophysiological insights gained from morphoconstitutional stone analysis. J Urol, 2010,183:1412-1416.

[26] Stothers L, Lee LM. Renal colic in pregnancy. J Urol, 1992,148:1383-1387.

[27] Burgess KL, Gettman MT, Rangel LJ, et al. Diagnosis of urolithiasis and rate of spontaneous passage during pregnancy. J Urol, 2011,186:2280-2284.

[28] Biyani CS, Joyce AD. Urolithiasis in pregnancy. I: pathophysiology, fetal considerations and diagnosis. BJU Int,2002,89:811-888.

[29] Lewis DF, Robichaux AG, Jaekle RK, et al. Urolithiasis in pregnancy. Diagnosis, management and pregnancy outcome. J Reprod Med, 2003,48:28-32.

[30] Banhidy F, Acs N, Puho EH, et al. Maternal kidney stones during pregnancy and adverse birth outcomes, particularly congenital abnormalities in the offspring. Arch Gynecol Obstet,2007,275:481-487.

[31] Wright A, Walker R, Barrett D. The fluoroquinolones and their appropriate use in treatment of genitourinary tract infections. In: Ball T, Novicki D, editors. AUA update

series. Houston: American Urologic Association,1993.

[32] Brent RL, Mettler FA. Pregnancy policy. Am J Roentgenol, 2004,182:819-822.

[33] White WM, Zite NB, Gash J, et al. Low-dose computed tomography for the evaluation of flank pain in the pregnant population. J Endourol, 2007,21:1255-1260.

[34] American College of Obstetricians and Gynecologists. Guidelines for diagnostic imaging during pregnancy and lactation. Committee Opinion No. 723. Obstet Gynecol, 2017,130:e210-216.

[35] Kalyani V, Krambeck AE, Atwell T. Pearls and pitfalls in sonographic imaging of urolithiasis in pregnancy. Ultrasound Q, 2013,29:51-59.

[36] Wachsberg RH. Unilateral absence of ureteral jets in the third trimester of pregnancy: pitfall in color Doppler US diagnosis of urinary obstruction. Radiology,1998,209:279281.

[37] Vallurupalli K, Atwell TD, Krambeck AE, et al. Pearls and pitfalls in sonographic imaging of symptomatic urolithiasis in pregnancy. Ultrasound Q, 2013,29:51-59.

[38] Sheafor DH, Hertzberg BS, Freed KS, et al. Nonenhanced helical CT and US in the emergency evaluation of patients with renal colic: prospective comparison. Radiology, 2000,217:792-797.

[39] Burge HJ, Middleton WD, McClennan BL, et al. Ureteral jets in healthy subjects and in patients with unilateral ureteral calculi: comparison with color doppler US. Radiology, 1991,180:437-442.

[40] Andreoiu M, MacMahon R. Renal colic in pregnancy: lithiasis or physiological hydronephrosis. Urology, 2009,74:757-761.

[41] Keogan MT, Kliewer MA, Hertzberg BS, et al. Renal resistive indexes: variability in Doppler US measurement in a healthy population. Radiology, 1996,199:165-169.

[42] Hamm M, Knopfle E, Wartenberg S, et al. Low dose unenhanced helical computerized tomography for the evaluation of acute flank pain. J Urol, 2002,167:1687-1691.

[43] Lazarus E, Debenedectis C, North D, et al. Utilization of imaging in pregnant patients: 10-year review of 5270 examinations in 3285 patients-1997-2006. Radiology, 2009,251:517-524.

[44] White WM, Johnson EB, Zite NB, et al. Predictive value of current imaging modalities for the detection of urolithiasis during pregnancy: a multi-center, longitudinal study. J Urol, 2013,189:931-934.

[45] Fulgham PF, Assimos DG, Pearle MS, et al. Clinical effectiveness protocols for imaging in the management of ureteral calculous disease: AUA technology assessment. J Urol, 2013,189:1203-1213.

[46] Semins MJ, Matlaga BR. Management of urolithiasis in pregnancy. Int J Women's Health, 2013,5:599-604.

[47] Spencer JA, Chahal R, Kelly A, et al. Evaluation of painful hydronephrosis in pregnancy: magnetic resonance urographic patterns in physiological dilatation versus calculous obstruction. J Urol, 2004,171:256-260.

[48] Ray JG, Vermeulen MJ, Bharatha A, et al. Association between MRI exposure during pregnancy and fetal and childhood outcomes. JAMA, 2016,316:952-961.

[49] Cheek TG, Baird E. Anesthesia for nonobstetric surgery: maternal and fetal considerations. Clin Obstet Gynecol, 2009,99:535-545.

[50] Burdan F, Starosławska E, Szumiło J. Prenatal tolerability of acetaminophen and other overthe-counter non-selective 93 cyclooxygenase inhibitors. Pharmacol Rep,

2012,64:521-527.

[51] Broussard CS, Rasmussen SA, Reefhuis J, et al. Maternal treatment with opioid analgesics and risk for birth defects. Am J Obstet, 2011,204:e1-11.

[52] Assimos D, Krambeck A, Miller NL, et al. Surgical management of stones: American Urological Association/Endourological Society Guideline, part II. J Urol, 2016,196:1161-1169.

[53] Weber-Schoendorfer C, Hannemann D, Meister R, et al. The safety of calcium channel blockers during pregnancy: a prospective, multicenter, observational study. Reprod Toxicol, 2008,26:24-30.

[54] Bailey G, Vaughan L, Rose C, Krambeck A. Perinatal out-comes with tamsulosin therapy for symptomatic urolithiasis. J Urol, 2016,195:99.

[55] Lloyd GL, Lim A, Hamoui N, et al. The use of medical expulsive therapy during pregnancy: a worldwide perspective among experts. J Endourol, 2016,30:354-358.

[56] Jarrard DJ, Gerber GS, Lyon ES. Management of acute ureteral obstruction in pregnancy utilizing ultrasound-guided placement of ureteral stents. Urology, 1993,42: 263-268.

[57] Pearle MS, Pierce HL, Miller GL, et al. Optimal method of urgent decompression of the collecting system for obstruction and infection due to ureteral calculi. J Urol, 1998,160:1260-1264.

[58] Fregonesi A, Dias FGF, Saade RD, et al. Challenges on percutaneous nephrolithotomy in pregnancy: supine position approach through ultrasound guidance. Urol Ann, 2013,5:107-109.

[59] Toth C, Toth G, Varga A, et al. Percutaneous nephrolithotomy in early pregnancy. Int Urol Nephrol,2005,37:1-3.

[60] Chaussy CG, Fuchs GJ. Current state and future developments of noninvasive treatment of human urinary stones with extracorporeal shock wave lithotripsy. J Urol, 1989,141:782-789.

[61] Asgari MA, Safarinejad MR, Hosseini SY, et al. Extracorporeal shock wave lithotripsy of renal calculi during early pregnancy. BJU Int, 1999,84:615-617.

[62] Semins MJ, Trock BJ, Matlaga BR. The safety of ureteroscopy during pregnancy: a systematic review and meta-analysis. J Urol, 2009,181:139-143.

[63] Denstedt JD, Razvi H. Management of urinary calculi during pregnancy. J Urol, 1992,148(3 Pt 2):1072-1074.

[64] Ulvik NM, Bakke A, Høisaeter PA. Ureteroscopy in pregnancy. J Urol, 1995,154:1660-1663.

[65] Carringer M, Swartz R, Johansson JE. Management of ureteric calculi during pregnancy by ureteroscopy and laser lithotripsy. BJU,1996,77:17-20.

[66] Scarpa RM, De Lisa A, Usai E. Diagnosis and treatment of ureteral calculi during pregnancy with rigid ureteroscopes. J Urol, 1996,155:875-877.

[67] Lemos GC, El Hayek OR, Apezzato M. Rigid ureteroscopy for diagnosis and treatment of ureteral calculi during pregnancy. Int Braz J Urol,2002,28:311-315.

[68] Lifshitz DA, Lingeman JE. Ureteroscopy as a first-line intervention for ureteral calculi in pregnancy. J Endourol,2002,16:19-22.

[69] Shokeir AA, Mutabani H. Rigid ureteroscopy in pregnant women. BJU, 1998,81:678-681//Lemos GC, El Hayek OR, Apezzato M. Rigid ureteroscopy for diagnosis and treatment of ureteral calculi during pregnancy. Int Braz J Urol, 2002,28:311-315.

[70] Watterson JD, Girvan AR, Beiko DT. Ureteroscopy and holmium:YAG laser lithotripsy: an emerging definitive management strategy for symptomatic ureteral calculi in pregnancy. Urology, 2002,60:383-387.

[71] Akpinar H, Tufek I, Alici B. Ureteroscopy and holmium laser lithotripsy in pregnancy: stents must be used post-operatively. J Endourol, 2006,20:107-110.

[72] Juan YS, Wu WJ, Chuang SM, et al. Management of symptomatic urolithiasis during pregnancy. Kaohsiung J Med Sci, 2007,23:241-246.

[73] Yang CH, Chan PH, La SK, et al. Urolithiasis in pregnancy. J Chin Med Assoc,2007,67:625-628.

[74] Rana AM, Aquil S, Khawaja AM. Semirigid ureteroscopy and pneumatic lithotripsy as definitive management of obstructive ureteral calculi during pregnancy. Urology, 2009,73:964-967.

[75] Travassos M, Amselem I, Filho NS. Ureteroscopy in pregnant women for ureteral stone. J Endourol, 2009,23:405-407.

[76] Cocuzza M, Colombo JJr JR, Lopes RI, et al. Use of inverted fluoroscope's C-arm during endoscopic treatment of urinary tract obstruction in pregnancy: a practicable solution to cut radiation. Urology, 2010,75:1505-1508.

[77] Elgamasy A, Elsherif A. Use of Doppler ultrasonography and rigid ureteroscopy for managing symptomatic ureteric stones during pregnancy. BJU Int, 2010,106:262-266.

[78] Polat F, Yesil S, Kirac M, et al. Treatment outcomes of semirigid ureterorenoscopy and intracorporeal lithotripsy in pregnant women with obstructive ureteral calculi. Urol Res, 2011,39:487-490.

[79] Atar M, Bozkurt Y, Soylemez H. Use of renal resistive index and semi-rigid ureteroscopy for managing symptomatic persistent hydronephrosis during pregnancy. Int J Surg, 2012,10:629-633.

[80] Hoscan MB, Ekinci M, Tunckiran A, et al. Management of symptomatic ureteral calculi complicating pregnancy. Urology, 2012,80:1011-1014.

[81] Isen K, Hatipoglu NK, Dedeoglu S, et al. Experience with the diagnosis and management of symptomatic ureteric stones during pregnancy. Urology, 2012,79:508-512.

[82] Johnson EB, Krambeck AE, White WM. Obstetric complications of ureteroscopy during pregnancy. J Urol,2012,188:151-154.

[83] Bozkurt Y, Soylemez H, Atar M. Effectiveness and safety of ureteroscopy in pregnant women: a comparative study. Urolithiasis, 2013,41:37-42.

[84] Abdel-Kader MS, Tamam AA, Elderwy AA, et al. Management of symptomatic ureteral calculi during pregnancy: experience of 23 cases. Urol Ann,2013,5:241-244.

[85] Keshvari Shirvan M, Darabi Mahboub MR, Rahimi HR, et al. The evaluation of ureteroscopy and pneumatic lithotripsy results in pregnant women with ureteral calculi. Nephrourol Mon, 2013,5:874-878.

[86] Wang Z, Xu L, Su Z, Yao C, et al. Invasive management of proximal ureteral calculi during pregnancy. Urology, 2014,83:745-749.

[87] Adanur S, Ziypak T, Bedir F, et al. Ureteroscopy and holmium laser lithotripsy: is this procedure safe in pregnant women with ureteral stones at different locations.Arch Ital Urol Androl,2014,30:86-89.

[88] Teleb M, Ragab A, Dawod T, et al. Definitive ureteroscopy and intracorporeal lithotripsy in treatment of ureteral calculi during pregnancy. Arab J Urol, 2014,12:299-303.

[89] Shang S, Liu G, Duo Y, et al. Application of ureteroscope in emergency treatment with persistent renal colic patients during pregnancy. PLoS One,2016,11:e0146597.

[90] Tan S, Chen X, Sun M, et al. The comparation of effects and security of double-J stent retention and ureteroscopy lithotripsy in the treatment of symptomatic ureteral calculi during pregnancy. Eur J Obstet Gynecol Reprodu Biol, 2018,227:32-34.

[91] Song Y, Fei X, Song Y. Diagnosis and operative intervention for problematic ureteral calculi during pregnancy. Int J Gynaecol Obstet,2013,12:115-118.

[92] Bayar G, Bozkurt Y, Acinikli H, Dagguli M. Which treatment method should be used in pregnant patients with ureteral calculi? Two center comparative study. Arch Esp Urol, 2015,68:435-440.

[93] Wymer K, Plunkett BA, Park S. Urolithiasis in pregnancy: a cost-effectiveness analysis of ureteroscopic management vs ureteral stenting. Am J Obstet Gynecol, 2015,213:691e1-8.

[94] Practice ACoO. ACOG Committee Opinion No. 464: nonobstetric surgery during pregnancy. Obstet Gynecol,2011,117:420-421.

[95] Rivera ME, McAlvany KL, Brinton TS, et al. Anesthetic exposure in the treatment of symptomatic urinary calculi in pregnant women. Urology,2014,84:1275-1278.

[96] Razvi H, Bensalah K, Peyronnet B, et al. Stones in special situations//Denstedt J, Rosette J. Stone disease. Montreal: Societe Internationale d'Urologie (SIU), 2014:409-501.

[97] Deters LA, Dagrosa LM, Herrick BW, et al. Ultrasound guided ureteroscopy for definitive management of ureteral stones: a randomized, controlled trial. J Urol, 2014,192:1710-1713.

小儿输尿管镜

John Barnard, Chad Crigger, Ali Hajiran, Osama Al-Omar, Michael Ost

14.1 引 言

由上尿路结石引起的急性腹痛患儿中,需要手术治疗者达20%~25%[1-4]。近20年,对于无法自行排除结石或药物排石治疗效果不佳的患儿,输尿管镜(URS)治疗逐渐成为一线治疗手段。已有研究表明,URS比体外冲击波碎石术(ESWL)更普遍地用于小儿输尿管上段结石的初次治疗[2]。小儿URS的目标是在单次手术中达到较高的净石率,最大限度地保留肾功能,减少手术相关并发症。随着内镜技术的发展,当代泌尿外科医生在内镜的使用和操作方面愈加娴熟。此外,内镜手术器械的改进,如更先进的光学器件,更小的内镜管径,具有辅助导丝的半硬镜和软镜,输尿管通道鞘和取石网篮等,使泌尿外科医生能够安全有效地使用URS治疗年龄在6个月至17岁的上尿路结石患儿[5]。

14.2 适应证

根据美国泌尿外科协会/腔镜泌尿外科协会关于尿路结石外科治疗的最新指南,对于难以自行排石、保守治疗和(或)药物排石效果不佳的患儿,建议行URS或ESWL治疗(循证医学证据等级为B级;推荐级别为强)[6]。泌尿外科学会专家协作组开展的一项荟萃分析结果显示:对于输尿管结石

J. Barnard • C. Crigger • A. Hajiran • O. Al-Omar • M. Ost (✉)
Department of Urology, West Virginia University Medicine, Morgantown, WV, USA
e-mail: Michael.ost@hsc.wvu.edu

© Springer Nature Switzerland AG 2020
B. F. Schwartz, J. D. Denstedt (eds.), *Ureteroscopy*,
https://doi.org/10.1007/978-3-030-26649-3_14

直径 <10mm 的患儿，ESWL 和 URS 的净石率可高达 87% 和 95%。

自 1986 年首次报道 ESWL 成功治疗小儿尿路结石后，后续研究也陆续证实了 ESWL 在治疗直径 <2cm 的上尿路结石的安全性和有效性[6-9]。但是 ESWL 仍有其局限性：单次 ESWL 手术的净石率可能较低，原因包括碎石不全、结石残留、解剖结构不利于行 ESWL、结石成分复杂（如草酸钙、半胱氨酸）或对较大结石操作不当等[2,10-13]。此外，治疗尿路结石通常需要进行连续多次 ESWL 及多次麻醉，需要负担较高的治疗费用，且可能对患儿发育中的肾脏造成不可逆的损害[14]。目前，一种可选择的替代治疗方式是经输尿管软镜钬激光碎石取石，其优势在于可以治疗尿路中任何位置、任何类型的结石而不损伤肾实质[15,16]。

一项对比 ESWL 和 URS 治疗效果的随机对照试验提示 URS 单次治疗后的净石率较高（URS 81.4% vs. ESWL 53.3%），且两种治疗方式的并发症发生率无显著差异（URS 29.6% vs. ESWL 33.3%）[16]。Mokhless 等进行的另一项针对学龄前儿童的随机对照试验发现，对于直径 10~20mm 的结石，相比于 ESWL，URS 有更高的单次净石率（URS 86.6% vs. ESWL 70%）[17]。Tejwani 等回顾分析了 2 281 例接受 URS 与 ESWL 的患者，发现接受 URS 治疗的患者在 12 个月内再次进行结石相关手术的风险较低（URS 13.6% vs. ESWL 18.8%，$P<0.0007$）[2]。

由于儿童输尿管口和输尿管下段口径较小，难以通过内镜建立输尿管通路以顺利进行 URS，许多医生曾采用预留置输尿管支架 7~14d 的方式扩张输尿管，然后再进行 URS，但是这种做法需要多次手术及多次全身麻醉。近年来随着 4.5Fr 输尿管镜、9.5Fr 输尿管通道鞘和同轴输尿管扩张器的出现，泌尿外科医生可以在一次手术操作中建立输尿管通路并处理上尿路结石，大大优化了手术流程，减少了手术及麻醉次数。美国泌尿外科协会 / 腔镜泌尿外科协会和欧洲泌尿外科协会最近的指南也指出，在 URS 之前无需常规置入输尿管支架扩张输尿管[6,18]。Gocke 等回顾性分析了 251 例行 URS 的患儿数据，比较了预放支架和不放支架患儿的预后。结果显示，预放支架患儿的 URS 成功率略高（84.6% vs.74.1%，$P=0.72$），并发症发生率较低（8.5% vs. 14.7%，$P=0.347$），但是两组结果无统计学差异[19]。研究者阐述了在 URS 前常规预置输尿管支架的劣势，并建议应在首次 URS 手术中尝试治疗结石，在手术失败的情况下才留置输尿管支架[19]。

目前整个儿童尿路均可应用同轴序贯扩张器和输尿管通道鞘[20]。Singh

等的研究指出，输尿管通道鞘的应用使临床医生可以在单次操作中反复进入上尿路以提高净石率，缩短手术时间，降低肾内压，且术后并发症发生率较低[20,21]。然而，在常规的小儿 URS 中，使用球囊扩张建立输尿管通道的方式仍存在争议，因为更易并发穿孔、狭窄或膀胱输尿管反流[3,22,23]。

14.3 手术器械

如前所述，小儿泌尿系统独特的解剖结构需要选择合适的操作器械。近几十年小儿结石疾病的外科治疗经历了重大的发展——治疗成人结石常用的设备逐渐小型化，以及光学器件的改进，使得儿童泌尿集合系统内的安全导航成为现实。临床医生往往需要根据患儿结石的位置选择合适的操作器械，以保证 URS 的顺利进行。对于中上段输尿管结石，硬镜或软镜往往作为小儿 URS 中心的首选器械。

尽管小儿膀胱镜检查不在本章的讨论范围之内，但在建立患儿输尿管通路的过程中，这项操作仍需多加重视，尤其是在男孩中，需要格外警惕尿路损伤的可能。目前有 4.5~12Fr 的器械可供选择，以匹配不同年龄的儿童[24]。

与儿科患者有更小、更精细的解剖结构相对应，目前可用的 URS 器械同样十分小巧。实施 URS 的医务人员应充分了解相关器械特点，因地制宜地选择不同的儿童手术器械，以确保手术的顺利进行。

一般来说，半硬性输尿管镜依赖于 2.4~3.5Fr 的工作通道，但是现代化的小儿 URS 提供了更大的工作通道。标准化的半硬性输尿管镜尺寸多为 6Fr/7.5Fr，并可以通过 4.8Fr 的工作通道进行自我扩张（图 14-1）。最小的半硬性输尿管镜尖端直径为 4.5/6.5Fr，工作通道为 3Fr（Ultra-

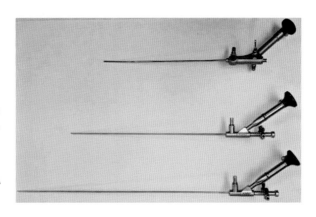

图 14-1　各种尺寸和长度的小儿半硬性输尿管镜，最小尺寸 4.5/6.5Fr，带有偏移目镜，来自 Karl Storz（上部）和 Richard Wolf（中部和底部）

Thin Uretero-Renoscope 4.5/6.5Fr；Richard Wolf GmBH, Knittlingen, Germany）。

目镜可以与输尿管镜连成一条直线，也可以偏转。"直列式"目镜更符合人体工程学，通常可以轻松引导进镜，更易控制。偏移目镜需要注意手的放置，确保相关器械部件能顺利通过输尿管通路即可。

与成人输尿管软镜类似，小儿输尿管软镜也具有相似的结构和功能，包括光学单元组件、柔性偏转装置和工作通道。目前，输尿管软镜允许的偏转角度可达270°，便于处理肾下极结石（图14-2）。虽然也可以选择7Fr的输尿管软镜，但是目前最常用的配置是尖端外径7.5Fr和器械通道

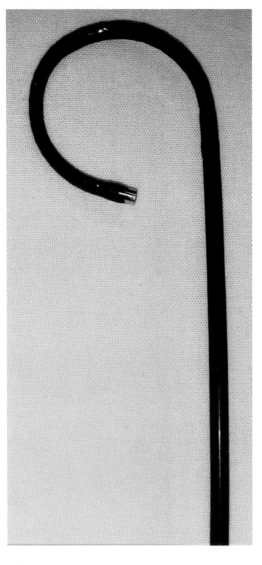

图14-2 小儿输尿管软镜的最大偏转度可达到270°，能到达难以进入的肾下极

内径 3.6Fr 的输尿管软镜。

导丝的使用对于成人和儿童的腔镜泌尿外科手术非常重要。它们可用于建立进镜通道，扩张拉直输尿管，放置输尿管支架，通过安全导丝保持进镜距离。成人使用的标准导丝尺寸为 0.035in×150cm（注：1in≈2.54cm），亦可用于儿童。此外，若需要较细的导丝，可选用（0.018~0.025）in×150cm 规格。用于放置 2 根导丝的双腔输尿管导管的尺寸通常为 10Fr×50cm，能够快速安全地放置第 2 根导丝。建立输尿管通路后，放置 9.5/11Fr 的输尿管通道鞘，可以保护输尿管免受反复损伤。

无论是输尿管逆行造影或建立 URS 的进镜通路，输尿管导管都是必不可少的辅助工具。与成人相似，年龄较大的青少年可使用尺寸较大的 5Fr×70cm 导管，年龄较小的儿童可根据自身情况使用定制的输尿管支架，可缩小至（3~4）Fr×70cm。

尽管目前已有适用于儿童的小型器械，但仍无法确保 URS 的顺利进行。对于难以操作或风险较高的患儿，通常可预先扩张输尿管以确保手术的顺利进行。儿童最常见的同轴扩张器尺寸是 8/10Fr。

成功碎石后，即可使用取石网篮取出结石。取石网篮有多种型号，常用的有 Zero-tip™（Zero-tip™ 镍钛合金取石网篮，Boston Scientific 波士顿科学，波士顿，马萨诸塞州，美国）和 Ngage®（Zero-tip™ Nitinol Stone Retrieval Basket, Boston Scientific, Boston, MA, USA; Ngage® Nitinol Stone Extractor, Cook Medical, Bloomington, IN, USA），尺寸为 1.7~3.0Fr（图 14-3）。

在 URS 结束之前，通常需要留置双 J 管以便于持续引流、减压，减少输尿管狭窄的形成。尺寸为 3~6Fr 的一系列双 J 管可供选择。

基本的输尿管镜套装应包含以下组件：

• 输尿管镜。

—6/7.5Fr 半硬性输尿管镜。

—5/6.5Fr 半硬性输尿管镜。

—7Fr 输尿管镜。

• 腔道操作设备。

—导丝：Sensor™ 导丝为 0.035in，Zipwire™ 为 0.018~0.025in。

—输尿管扩张器：8/10Fr 同轴扩张器。

—各种尺寸的输尿管导管。

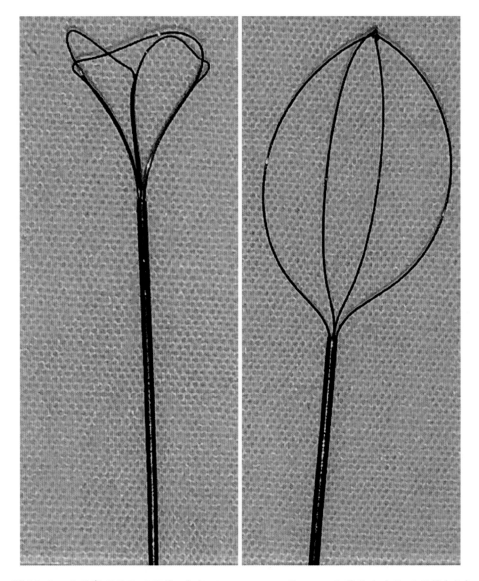

图 14-3　两种常用的取石网篮，包括 Cook Medical 的 Ngage® 镍钛合金取石网篮（左）和 Boston Scientific 的 Zero-tip™ 镍钛合金取石网篮。作者喜欢使用 Ngage® 处理肾盏内的结石，Zero-tip™ 处理输尿管结石

　　—双腔输尿管导管：10Fr。

　　—输尿管通道鞘：9.5/11Fr。

　　—抓取设备：Zero-tip™ 或 Ngage® 网篮以及其他取石网篮。

　　—双 J 输尿管支架：3~6Fr。

　　—冲洗设备：内腔清洗器、压力袋或机械泵。

14.4　输尿管下段结石的处理技巧

输尿管下段结石（即位于髂血管远端的输尿管结石），推荐使用半硬性输尿管镜进行操作，因其在冲洗、可视化、仪器控制和工作通道直径方面具有优势。URS 开始前，应先确保进镜影像清晰，可以正常储存。常规 X 线平片往往很难发现输尿管下段结石，但可以在取石之前协助探查结石位置。

应将与患儿年龄相匹配的硬性膀胱镜（7~12Fr）插入尿道，并在直视下进镜至膀胱，常规探查膀胱内有无异常增生或肿瘤。紧接着镜下定位双侧输尿管口，将安全导丝（Sensor™，0.035in×150cm，带有亲水性尖端的 PTFE/ 镍钛导丝）插入有结石的患侧输尿管口。通常较远的结石和位于肾盂输尿管连接处（ureteropelvic junction，UPJ）的结石可能会导致安全导丝难以插入。可将 1 根 5Fr 的输尿管导管套在导丝上，增加其稳定性以便于插管。对于嵌顿严重的结石，可以尝试插入亲水性导丝（ZIPwire™，0.025~0.035in×150cm，亲水性镍钛合金导丝）和尖端能成角的导丝。插入安全导丝后，再插入 5Fr 输尿管导管，拔除安全导丝，以便进行逆行肾盂造影（图 14-4）。

逆行肾盂造影可以明确输尿管上段的解剖结构以及可能存在的结构异常，如黏膜下导丝通道、鱼钩样输尿管等。重新插入安全导丝，确认其位

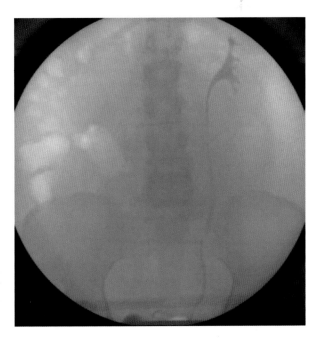

图 14-4　肾盂逆行造影显示左侧上尿路完全显影，可以明确解剖结构并确认工作导丝和安全导丝的位置

于肾盂内，并留置至 URS 结束。如果需要亲水性导丝穿过结石，则需在开始 URS 之前选择较硬的导丝。如果有脓性尿液回流，应留置双 J 管，住院治疗泌尿系统感染，依据尿培养和药敏结果用药。如果结石很严重导致无法进行输尿管插管，可能需要使用输尿管支架（6~8Fr）建立输尿管通道。

URS 术前应先排空患儿膀胱，选择并组装适合患儿年龄的半硬性输尿管镜（4.5~7.3Fr），与安全导丝一起推进至结石位置。可以使用压力袋或机械泵进行连续冲洗，也可以由助手使用手动泵手动冲洗。对于输尿管较窄不能置入输尿管镜的患儿，需要扩张输尿管。选择进行输尿管扩张或置入输尿管支架，具体方法因人而异。一般置入输尿管支架的时间不超过7~14d。如果尝试扩张输尿管，可以使用球囊扩张（目前仍有争议）、输尿管扩张鞘／一系列的输尿管扩张器来完成。由于输尿管扩张会增加穿孔的风险，在操作前应谨慎评估，小心操作。此外，扩张结石周围的输尿管可能会对输尿管造成挤压，加大取石难度，并增加输尿管穿孔、局部瘢痕形成和最终发展为输尿管狭窄的风险。如果半硬性输尿管镜未通过输尿管口，笔者更倾向于尝试使用 8/10Fr 同轴扩张器进行扩张；然而，由于球囊扩张触觉反馈较少，输尿管损伤和局部缺血导致狭窄的风险增加，因此笔者认为，置入输尿管支架的方式优于球囊扩张。

对于体积较小的结石，可采用取石网篮取石；对于输尿管通道过紧的患儿，切勿盲目用力尝试网篮取石，以免造成输尿管穿孔／撕脱。对于体积较大的结石，需先行碎石术，可通过多种技术来完成。目前，钬激光碎石术已成为首选的治疗方式。通常钬激光配合 200μm 的纤维传导光纤完成碎石。目前已经出现了多种碎石技术：①"粉末化碎石"或"横扫结石"，将尿路结石碎成粉末状并通过尿液排出体外；②"碎块化碎石"，即将结石"裂解"成小块，用取石网篮取出。粉末化碎石首选低功率和高频率设置（0.2J 和 30~80Hz），钬激光光纤与结石的前缘接触并连续"横扫"以使其分解，然后冲洗将结石粉末冲出。钬激光光纤尖端应始终处于视野中，以防止医源性输尿管损伤。通过碎裂结石将其变得足够小，使用网篮取出剩余较大的结石并送检进行成分分析。笔者认为使用较高功率和较低频率的"碎块化碎石"法是处理输尿管下段结石的首选方式，因为激光使用时间相对较短（医源性输尿管损伤机会较少）且净石率较高。0.6J 和 6Hz 是常用的初始设置，对于移动度较小、硬度较高的结石，功率可增加 0.2~0.4J。

以结石的中心为目标，对其进行激光钻孔，直至将结石切割为适合的块数。

可以选择不同的网篮取石。对于输尿管下段结石，笔者更喜欢使用 0.019in 的 Zero-Tip™ 取石网篮。首先从最下段的结石（最靠近镜头的结石）开始轻轻抓取结石碎片，将其移出体外。如果结石碎片太大难以取出，应在输尿管中进一步破碎，以防止输尿管损伤或撕脱。当网篮卡在结石周围时，可将激光光纤通过工作通道在敞开的网篮内碎石。对于年龄较大的儿童，可以将结石碎片置于膀胱中以缩短手术时间。但是至少应将 1 个结石碎片送检分析（图 14-5）。去除所有碎石后，将半硬性输尿管镜安全地向上推进至输尿管，评估是否有结石残留。许多医生喜欢在碎石之前使用结石固定装置防止结石回退（Stone Cone™，NTrap®，Leslie Parachute™，Lithocatch™，Escape™，Backstop™ 凝胶等），事实上，如果恰当地使用激光、抓取和冲洗技术，就不必要使用这些装置，还会增加操作时间。如果明确有较大的碎石回退至输尿管上段或肾脏，可以组装一个输尿管软镜以进行完整的 URS 操作。

完全取出结石并确认没有较大的结石残留后，是否留置双 J 管往往取决于术者以及其他因素，包括结石的严重程度、对侧肾脏的情况、进出输尿管的次数、输尿管的损伤情况以及退镜后逆行肾盂造影是否提示造影剂外渗，这些因素均有助于决定是否要留置支架。对于对侧肾功能正常的低危患儿，可考虑 URS 术后不放置支架。双 J 管（4.6~6Fr）通常留置

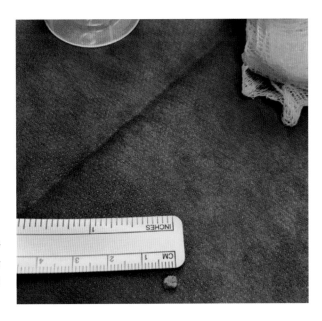

图 14-5　用半硬性输尿管镜取出的整块输尿管下段结石的术中照片，结石直径为 4~5mm

3~7d，尾端可留置在体外，在达到留置时间后在麻醉下取出。放置支架可在透视引导或 URS 辅助下进行，以确保支架放置位置正确，并留存影像资料（图 14-6）。使用硬性膀胱镜直接观察输尿管口至少 180°，以确认双 J 管远端位于膀胱内。手术结束前应排空膀胱。术后抗生素使用时间不超过 24h。临床医生应给予患者有限的镇痛治疗，也可使用坦索罗辛缓解双 J 管引起的不适。

14.5 输尿管上段结石和肾结石的处理技巧

当 URS 检查出输尿管上段结石和较小的肾结石（<1.5cm）时，往往需要调整手术方案。必须考虑解剖学变异、鱼钩样输尿管、输尿管狭窄，以使输尿管损伤最小化，这十分具有挑战性。与处理输尿管下段结石中 URS 的起始操作相同，获得并保存进镜影像以记录患儿的结石情况。硬性膀胱镜检查以及肾盂逆行造影有助于明确解剖结构，协助安全导丝的放置。使用双腔导管或 8/10Fr 同轴扩张器来放置第 2 根导线作为工作导丝。

根据患儿的年龄选择合适的输尿管通道鞘（通常为 9.5/11Fr），通过工作导丝将其置于输尿管结石的远端（肾结石则置于 UPJ 处）。如果输尿

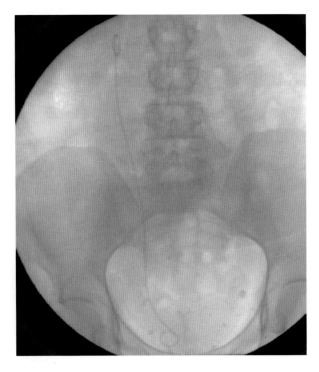

图 14-6　术中透视图像证实右侧输尿管支架位置正确，在肾盂和膀胱中发现大于 180°的线圈，也可以直视下确认远端线圈

管开口或输尿管远端狭窄，则可以按照先前所述尝试进行输尿管扩张。笔者不建议在首次 URS 中对中上段输尿管进行球囊扩张，因为会增加输尿管损伤的风险。如果通道鞘不能到达输尿管中上段，则应去掉内套管，并使用小儿输尿管软镜穿过通道鞘。如果输尿管狭窄，可置入双 J 管以扩张输尿管，在 7~14d 后再次进行 URS。放置输尿管通道鞘是 URS 的关键步骤，因为它可以保护输尿管免受进镜导致的损伤，顺直鱼钩样或解剖变异的输尿管，扩张输尿管狭窄区域以利于结石的取出。输尿管通道鞘还可用于冲洗小结石、碎屑和血凝块。如果无法放置通道鞘，一些医生可能通过工作导丝直接进镜以完成 URS。在这种情况下，如果到达输尿管上段或肾结石，通常会如前所述对结石进行"粉末化碎石"，以最大限度地减少多次进镜导致的医源性输尿管损伤。

放置输尿管通道鞘后，组装适合年龄的小儿输尿管软镜（7.0~8.5Fr），穿过通道鞘，推进至输尿管结石位置，进行网篮取石或激光碎石术。对于多数输尿管上段结石和肾结石患儿，裂解结石和网篮取石常作为首选，因为相比粉末化碎石，其结石清除效果更优。在输尿管内，推荐使用 0.6J 和 6Hz（即初始设置）的 200μm 激光光纤碎石，并使用 Zero-Tip™ 网篮取出碎石。对于肾结石，首选 N-gage® 或 Dakota™ 取石网篮，因其可以更好地控制前方到达肾盏系统内，并精确抓住单个碎片。随后将结石通过通道鞘单独取出并收集起来进行成分分析。在某些情况下，肾脏内的结石很容易处理，但是肾结石碎块会滞留在输尿管的狭窄段内。与输尿管远段结石相似，如果条件允许可以先取出网篮，将结石进一步打碎以确保碎石无阻力地通过输尿管。输尿管上段结石和肾结石的一个特殊问题是无法将结石传递到通道鞘末端。在这种情况下，应在通道鞘的末端将结石打碎以便取出网篮，然后将通道鞘向后轻拉，碎石就清晰可见并易于移除。另外，结石可能会嵌顿在通道鞘内，此时需要在通道鞘内进行激光碎石术。激发激光和清除结石均应在直视下进行，以最大限度地减少对输尿管的损伤。

清除结石后，应对肾脏进行全面的检查，将输尿管镜缓慢撤回至鞘管水平，然后将鞘管和镜头一并撤回，以探查整段输尿管。注意确保没有碎石卡在鞘管旁，并排除可见的输尿管损伤。此外，对于肾结石无法明确定位结石位置者，可行完整的肾脏成像检查，或在 URS 结束时确认没有残余的结石（图 14-7）。应将内镜撤至 UPJ 处，并通过内镜注入 3~5mL 的造影剂，对每个肾盏进行造影，然后拍照对比，进行完整的肾脏成像检查。

之后取下输尿管镜，根据输尿管刺激程度、处理结石的方法、对侧肾脏的情况、结石嵌顿程度和输尿管通道鞘的使用来确定是否留置双 J 管。如前所述，对于放置输尿管通道鞘以克服输尿管狭窄的 URS 患儿，笔者一般将双 J 管留置 3~7d。在患儿出院时要给予适当的镇痛治疗、小于 24h 的抗生素治疗和坦索罗辛。

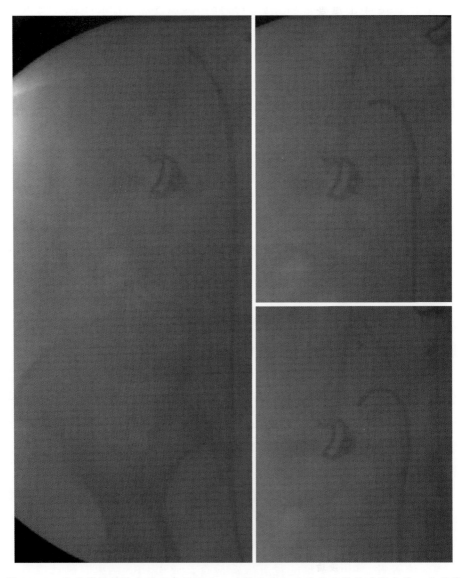

图 14-7 输尿管软镜检查的代表性图片，对肾脏进行了连续完整的造影成像，分别检查了上（左）、中（右上）和下（右下）肾盏。可以在进行肾脏成像之前进行肾盂逆行造影（未显示），以确保检查所有肾盏

单纯 URS 后应在数周内对患儿进行随访。行肾脏超声检查以排除残余碎石或输尿管狭窄造成的梗阻。此外，应对所有患儿进行内分泌代谢相关检查，以减少未来再次结石的风险。笔者习惯在术后 6 周至 3 个月内对患儿进行肾脏超声，评估患儿状况，并转诊至小儿肾内科进行代谢相关检查。

14.6　并发症

小儿 URS 术中最常见的并发症包括不同程度的输尿管损伤，微小的黏膜下通道和活瓣，输尿管部分或完全撕脱等（图 14-8）。输尿管损伤可能发生在推进导丝、激光光纤、取石网篮、内镜 / 输尿管通道鞘进入输尿管的过程中。此外，将碎石从输尿管中夹出或者网篮取石的过程中也可能导致输尿管损伤。为了最大限度地减少 URS 过程中带来的医源性输尿管损伤，我们建议在每次操作开始时进行输尿管镜造影，以帮助医生熟悉不同患儿的输尿管形态，引导导丝和鞘管进入集合系统。直视下进行所有的结石操作（包括碎石及取出）是至关重要的，能最大限度地减少输尿管的损伤风险。医生需将结石分割为足够小的碎石，以适应输尿管通道鞘和输尿管的直径，降低输尿管梗阻及穿孔的风险。多数输尿管损伤可以通过保守治疗恢复——一般需留置双 J 管 4~6 周并在拔管时进行逆行肾盂造影，以确保输尿管的完整性。

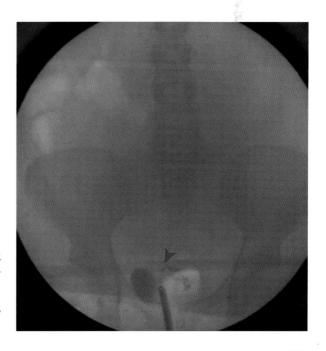

图 14-8　右侧肾盂逆行造影显示造影剂从右侧下段输尿管渗出，上段没有显影。表明该特定患者的输尿管完全撕脱，呈延迟性表现

近年来一项大规模系统评价纳入了 1996—2016 年接受 URS 治疗的 2 758 例患儿，结果显示术后并发症的发生率为 11.1%[25]。根据 Clavien-Dindo 术后并发症分级，Clavien-Dindo Ⅰ级并发症包括术后肾绞痛（0.1%）、血尿（0.1%）、尿路感染（0.3%）、术后发热（0.2%）和尿潴留（0.03%）[25]。Clavien-Dindo Ⅱ/Ⅲ级并发症包括远期膀胱输尿管连接部梗阻（0.02%）、支架移位（0.03%）、输尿管狭窄（0.003%），以及术中出血/假道形成/输尿管穿孔或撕裂（0.2%）[25]。未发现 Clavien-Dindo Ⅳ/Ⅴ级并发症，也未报告死亡病例[25]。

（谭晓辉 译，刘 沛 宋宏程 审）

参考文献

[1] Routh JC, Graham DA, Nelson CP. Epidemiological trends in pediatric urolithiasis at United States freestanding pediatric hospitals. J Urol, 2010,184(3):1100-1104.

[2] Tejwani R, Wang HH, Wolf S, et al. Outcomes of shock wave lithotripsy and ureteroscopy for treatment of pediatric urolithiasis. J Urol, 2016,196(1):196-201.

[3] VanDervoort K, Wiesen J, Frank R, et al. Urolithiasis in pediatric patients: a single center study of incidence, clinical presentation and outcome. J Urol, 2007,177(6):2300-2305.

[4] Routh JC, Graham DA, Nelson CP. Trends in imaging and surgical management of pediatric urolithiasis at American pediatric hospitals. J Urol, 2010,184(4 Suppl):1816- 1822.

[5] Utangac MM, Daggulli M, Dede O, et al. Effectiveness of ureteroscopy among the youngest patients: one centre's experience in an endemic region in Turkey. J Pediatr Urol, 2017,13(1):37 e31-36.

[6] Assimos D, Krambeck A, Miller NL, et al. Surgical management of stones: American Urological Association/Endourological Society Guideline, PART I. J Urol, 2016,196(4): 1153-1160.

[7] Badawy AA, Saleem MD, Abolyosr A, et al. Extracorporeal shock wave lithotripsy as first line treatment for urinary tract stones in children: outcome of 500 cases. Int Urol Nephrol,2012,44(3):661-666.

[8] Muslumanoglu AY, Tefekli A, Sarilar O, et al. Extracorporeal shock wave lithotripsy as first line treatment alternative for urinary tract stones in children: a large scale retrospective analysis. J Urol, 2003,170(6 Pt 1):2405-2408.

[9] Newman DM, Coury T, Lingeman JE, et al. Extracorporeal shock wave lithotripsy experience in children. J Urol, 1986,136(1 Pt 2):238-240.

[10] Ather MH, Noor MA. Does size and site matter for renal stones up to 30-mm in size in children treated by extracorporeal lithotripsy.Urology, 2003,61(1):212-215; discussion 215.

[11] Elsobky E, Sheir K, Madbouly K, et al. Extracorporeal shock wave lithotripsy in children: experience using two second-generation lithotripters. BJU, 2000,86:851-856.

[12] Afshar K, McLorie G, Papanikolaou F, et al. Outcome of small residual stone fragments

following shock wave lithotripsy in children. J Urol, 2004,172(4 Pt 2):1600-1603.

[13] Wadhwa P, Aron M, Seth A, Dogra PN, Hemal AK, Gupta NP. Pediatric shockwave lithotripsy: size matters! J Endourol, 2007,21(2):141-144.

[14] Lingeman JE. Extracorporeal shock wave lithotripsy-what happened. J Urol, 2003,169(1):63.

[15] El-Nahas A, Awad BE, El-Assmy AM, et al. Are there long-term effects of extracorporeal shockwave lithotripsy in paediatric patients. BJU Int, 2013,111:666.

[16] Alsagheer G, Mohamed O, Abdel-Kader MS, et al. Extracorporeal shock wave lithotripsy (ESWL) versus flexible ureteroscopy (F-URS) for management of renal stone burden less than 2cm in children: a randomized comparative study. Afr J Urol, 2018,24(2):120-125.

[17] Mokhless I, Marzouk E, Thabet Ael D, et al. Ureteroscopy in infants and preschool age children: technique and preliminary results. Cent Eur J Urol, 2012,65(1):30-32.

[18] Tekgul S, Dogan H, Hoebeke P, et al. Retrograde intrarenal surgery using ureteral access sheaths is a safe and effective treatment for renal stones in children weighing < 20. J Pediatr Urol, 2018,14(1):60-61.

[19] Gokce MI, Telli O, Akinci A, et al. Effect of prestenting on success and complication rates of ureterorenoscopy in pediatric population. J Endourol, 2016,30(8):850-855.

[20] Smaldone MC, Gayed BA, Ost MC. The evolution of the endourologic management of pediatric stone disease. Indian J Urol: IJU: J Urological Soc India, 2009,25(3):302-311.

[21] Singh A, Shah G, Young J, et al. Ureteral access sheath for the management of pediatric renal and ureteral stones: a single center experience. J Urol, 2006,175(3 Pt 1):1080-1082; discussion 1082.

[22] Smaldone MC, Cannon GM Jr, Wu HY, et al. Is ureteroscopy first line treatment for pediatric stone disease. J Urol, 2007,178(5):2128-31; discussion 2131.

[23] Tan AH, Al-Omar M, Denstedt JD,et al. Ureteroscopy for pediatric urolithiasis: an evolving first-line therapy. Urology,2005,65(1):153-156.

[24] Zhu J, Phillips TM, Mathews RI. Operative management of pediatric urolithiasis. Indian J Urol: IJU: J Urological Soc India,2010,26(4):536-543.

[25] Rob S, Jones P, Pietropaolo A, et al. Ureteroscopy for stone disease in paediatric population is safe and effective in medium-volume and high-volume centres: evidence from a systematic review. Curr Urol Rep, 2017,18(12):92.

上尿路上皮癌的输尿管镜治疗

Wesley Baas, Andrew Klein,Bradley F. Schwartz

15.1 引 言

上尿路上皮癌（upper urothelial tract carcinoma, UTUC）是一种相对少见的肿瘤，起源于肾盏至输尿管膀胱连接处之间的尿路上皮。UTUC占所有尿路上皮癌的 5%~10%，占所有肾脏肿瘤的 5%~7%，其发病率可能由于近年来检测技术的改进而有所提高[1]。虽然 UTUC 与膀胱癌具有一些共同的危险因素，但二者的生物学特征和临床意义不同。UTUC通常预后较差，在确诊时有 60% 的 UTUC 已侵犯肌层，而膀胱癌只有15%~25%[2]。男性 UTUC 的发生率是女性的 2 倍，并且与接触烟草、芳香胺和马兜铃酸有关。UTUC 具有很强的遗传性，10%~20% 的 UTUC 与遗传性非息肉病性结直肠癌综合征（hereditary non-polyposis colorectal carcinoma，HNPCC 或 Lynch 综合征）相关[3]。

UTUC 患者中，70%~80% 的病例有肉眼或镜下血尿，20%~40% 的病例出现肿瘤压迫或肿瘤相关肾积水导致的腰痛。这些局部症状与预后的关系目前尚不清楚。全身症状如发热、盗汗、疲劳、食欲缺乏、体重减轻等与肿瘤的转移和生存率降低有关[4]。肿瘤位于肾盂的比例是输尿管的 2 倍，但 10%~20% 的病例有多个病灶，另外还有 20% 的患者同时伴有膀胱癌，约 7% 的病例在确诊时已出现肿瘤远处转移[3]。

W. Baas • A. Klein • B. F. Schwartz (✉)
Department of Urology, Southern Illinois University School of Medicine,
Springfield, IL, USA
e-mail: bschwartz@siumed.edu

© Springer Nature Switzerland AG 2020
B. F. Schwartz, J. D. Denstedt (eds.), *Ureteroscopy*,
https://doi.org/10.1007/978-3-030-26649-3_15

UTUC 有多种经典的手术方式，比如针对低度恶性病变的节段性输尿管切除术，以及针对高度恶性病变的根治性肾输尿管切除术联合膀胱袖状切除术[4]。软性输尿管镜和经皮肾镜技术的应用使临床医生能够对整个上尿路进行直接观察，对肿瘤部位进行活检及治疗[5]。现在根据患者的术前风险和（或）保留肾脏的治疗需要，我们可以使用微创技术治疗 UTUC。

本章将重点介绍输尿管镜技术在 UTUC 诊断和治疗中的具体应用。

15.2 诊　断

UTUC 患者通常因为肉眼 / 镜下血尿或 CT 偶然发现而就诊。计算机断层扫描尿路造影（computed tomography urography，CTU）因具有较高的特异度（93%~99%）和灵敏度（67%~100%）成为 UTUC 影像学检查的金标准，并基本取代了常规静脉肾盂造影和肾脏超声[6]。CT 尿路造影分为 3 个时期（平扫期、增强期和排泄期）[7]。CTU 在进行肿瘤分期方面存在不足，因为仅靠成像很难确定肿瘤的浸润深度。然而，一些辅助方法可以协助判断肿瘤处于晚期，例如，影像学上有肾积水通常提示疾病分期较晚、预后较差[8]。CTU 上肿大的淋巴结也高度提示肿瘤转移[9]。CTU 的不足包括不能应用于肾功能不全或对比剂过敏的患者，并且由于需要 3 次独立的 CT 扫描导致辐射剂量较高。

对于因造影剂过敏或辐射暴露而无法接受 CTU 的患者，磁共振尿路造影（magnetic resonance urography，MRU）是一种可行的替代方法。MRU 与 CTU 都分 3 个阶段采集图像，但基于磁共振成像技术的优点，MRU 不会使患者暴露于辐射。MRU 使用的是基于钆的造影剂，可应用于肌酐清除率 >30mL/min 的患者。MRU 对于直径 <2cm 的肿瘤诊断敏感度为 75%，但仍低于 CTU，因此在条件与许的情况下首选 CTU[10]。

由于尿路上皮癌的病变特点，如果尿路上皮内某处发生癌变，所有尿路上皮表面都有可能发生癌变。近 1/3 的 UTUC 病例同时存在多处病灶[11]，因此所有诊断为 UTUC 的患者都应接受膀胱镜检查。还有 1%~5% 的患者存在对侧上尿路受累，因此在检查期间应用逆行肾盂造影检查评估对侧上尿路情况[12]。

欧洲泌尿外科协会（EAU）建议在排除膀胱和前列腺尿路上皮癌后，将尿液细胞学检查作为 UTUC 标准检查的一部分（A 级证据）。EAU 同时指出，UTUC 的尿细胞学敏感性低于膀胱癌[6]。有证据表明，暴露于造影剂会使细胞学样本发生变化,因此尿细胞学检查应在逆行输尿管肾盂造影前完成[13]。还有证据表明,在输尿管镜检查时行 barbotage 细胞学检查可提高诊断率,研究也发现与传统活检的识别率 94% 相比,该方法可以识别 91% 的肿瘤病灶[14]。与 barbotage 细胞学相似的是使用输尿管镜刷活检(图 15-1)。Dodd 等在一项小型研究中报道,相对于输尿管镜 barbotage 细胞学,输尿管镜刷活检的特异度为 94%,且具有更好的敏感度[15]。但有人指出,输尿管镜刷活检不能准确诊断异型增生或原位癌(carcinoma in situ,CIS)。目前尚不建议使用荧光原位杂交(fluorescence in situ hybridization,FISH)和其他分子检测来诊断 UTUC。

有些临床医生主张根据影像学来诊断 UTUC,并质疑常规输尿管检查的必要性。一些研究人员提出肿瘤通过肾盂静脉或肾盂淋巴回流扩散的理论,以及肿瘤通过输尿管镜操作"种植"到膀胱和输尿管远端的可能性,但这些观点也存在很大争议[16,17]。笔者认为组织活检才是诊断 UTUC 的金标准,临床上应对患者常规进行输尿管镜检查。

输尿管镜检查同时具有诊断和治疗意义,其优点是侵入性较低,可以在门诊进行。随着光学技术和内镜技术的进步,泌尿外科医生能够在可视化条件下充分检查上尿路情况,并可以对病变进行即刻活检和消融治疗。

自 19 世纪 80 年代应用输尿管镜诊断 UTUC 以来,输尿管镜活检技术得到了长足发展[18],但其普及受到相对较小尺寸的限制,导致通过活

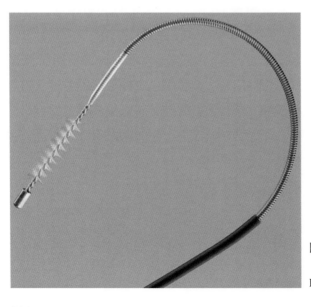

图 15-1 输尿管镜刷活检示例
(经 Cook Medical, Bloomington, Indiana 允许使用)

检对 UTUC 进行准确分期的能力有限。Vashistha 等将 118 例患者的活检结果与相对应的手术组织病理结果进行比较，发现输尿管镜活检的特异度为 100%，敏感度为 85.4%；同时，87.1% 的标本具有一致的病理分级，只有 58.6% 的样本具有一致的肿瘤分期[19]。输尿管镜活检已被用作术前 UTUC 分级的补充诊断手段，这在许多比较输尿管镜活检与根治性肾输尿管切除术（radical nephroureterectomy，RNU）标本的研究中已经得到了证明。73%~86% 的低级别 UTUC 在 RNU 时的病理分期为 Ta 或 T1，而约 66% 的高级别 UTUC 在 RNU 时的病理分期为 T2 或更高[20,21]。

目前有多种可供泌尿外科医生选择的活检器械，最常见的是可重复使用的 3Fr 活检钳，这是一种经济且有效的针对肾和输尿管病变进行活检的器械（图 15-2）。目前几乎没有直接比较不同输尿管镜活检技术优劣的数据，相比较，Kleinmann 等的数据更具有说服力。他们回顾性地分析了 504 例输尿管镜活检结果，使用 3Fr 活检钳或 2.4Fr 不锈钢扁平钢丝网篮，发现活检钳的诊断成功率为 63%，扁平钢丝网篮的诊断成功率为 94%。由于该研究是一项回顾性研究，因此应对结果谨慎看待。作者也指出，活检钳优先用于较小、无蒂或非乳头状病变，而这些病变所能提供的样本量较小且更难进行活检[22]。2.4Fr 不锈钢扁平钢丝网篮的优点是能够在茎部切割乳头状病变，可用于切除大的肿瘤[17]。另一种可以选择的活检器械是 BIGopsy™ 钳（Cook®；图 15-3），容积大小为 4mm³，可提供的样本量是标准 3Fr 活检钳的 4 倍，虽然制造公司宣称其可提供的样本更大并且组织结构的失真更小，但实际上 BIGopsy 钳的使用步骤十分繁琐，不能通过

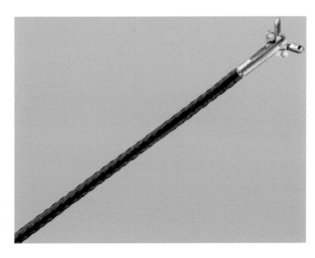

图 15-2　3Fr 活检钳示例（经 Cook Medical，Bloomington，Indiana 许可使用）

标准输尿管镜的工作通道。必须将其安装在输尿管镜前，与输尿管镜一起通过输尿管通道鞘进入。该设备的大尺寸也占据了很大的视野，很难得到较好的偏转角度[23]。

2017 年 EAU 的指南就 UTUC 的诊断给出了以下建议（表 15-1）[6]：

（1）进行膀胱镜检查以排除伴随的膀胱肿瘤。

（2）进行 CT 尿路造影以进行上尿路评估和分期。

（3）仅在额外信息会影响治疗选择的情况下才使用诊断性输尿管镜检查和活检。

关于 UTUC 诊断和监测的技术有很多改进，包括窄带成像（narrow band imaging，NBI）和光动态诊断引导检查（photo dynamic diagnosis-

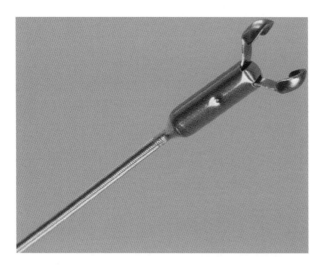

图 15-3　BIGopsy 钳（经 Cook Medical，Bloomington, Indiana 许可使用）

表 15-1　上尿路上皮癌（UTUC）诊断的证据和指南总结（引自 Roupret 等[6]，获得 Elsevier 公司许可）

证据总结	证据水平（LE）
计算机断层扫描尿路造影（CTU）和输尿管镜检查用于诊断 UTUC	2 级
尿液细胞学检查对高级别肿瘤的诊断敏感性高，包括原位癌	3 级
推荐	推荐等级（GR）
进行尿细胞学检查作为标准诊断检查的一部分	A 级
进行膀胱镜检查以排除伴随的膀胱肿瘤	A 级
对上尿路进行 CTU 以进行评估和分期	A 级
必要时使用诊断性输尿管镜检查和活检来帮助制订治疗计划	C 级

guided inspection，PDD）。这些技术使输尿管镜检查更加可视化，并且可以提高检查的敏感度。在一项小型研究中，窄带成像将 UTUC 的诊断率提高了 20%[24]。其他报道显示 PDD 的敏感度高达 95.8%。PDD 还显示出在检测 CIS 和早期发育异常方面的优势[25]。但这些技术仍处于早期阶段，证据有限，尚难以大规模推广[26]。

15.3　治疗方案

如引言所述，UTUC 的传统治疗手段仅限于根治性肾输尿管切除术（radical nephroureterectomy，RNU）。过去只有针对功能性或解剖性孤立肾、双侧肿瘤等不适合行 RNU 的 UTUC 患者才会考虑选择微创治疗。然而，随着泌尿外科医疗设备的发展，大量治疗 UTUC 的微创手段得以涌现[27]。这些微创手段（即通过输尿管镜下治疗、输尿管部分切除及经皮穿刺等）被称为保留肾单位或保留肾脏手术（kidney-sparing surgery，KSS）。KSS 是一种极富吸引力的治疗方式，其目的是在不影响肿瘤预后的前提下保留肾单位。从主要基于肾细胞癌保守治疗的数据中得知，保留肾单位可以避免与慢性肾脏病（chronic kidney disease，CKD）相关的潜在心血管疾病[28]。

UTUC 治疗中保留肾单位的方法大致分为输尿管部分切除术、经皮穿刺手术和输尿管镜下治疗。本章节专门讨论 UTUC 的输尿管镜治疗方案。在使用输尿管镜的基础上，烧灼术、各种激光和输尿管镜下电切术等大量的治疗方法均可供泌尿外科医生选择。

目前尚无关于 UTUC 内镜治疗的 1 级证据。正如 EAU 非肌层浸润性膀胱癌指南所讨论的，目前比较 KSS 和 RNU 的可用数据相对缺乏且异质性高[29]。有 5 项研究报告了 URS 与 RNU 的肿瘤预后差异[30-34]。接受 URS 治疗的患者更年轻、基础健康情况较差、UTUC 的肿瘤大小更小且级别更低。尽管存在这种异质性，EAU 仍在其 2017 年 UTUC 指南中发布了以下建议（表 15-2）：

（1）KSS 应作为低危肿瘤患者的主要治疗方式（强推荐等级）。

（2）对高危远端输尿管肿瘤患者进行 KSS（弱推荐等级）。

（3）只要不影响生存，应对孤立肾 / 肾功能受损的患者进行 KSS（强推荐等级）。

（4）UTUC 的内镜治疗应使用激光（弱推荐等级）。

表 15-2 上尿路上皮癌（UTUC）保留肾脏治疗的欧洲泌尿外科协会（EAU）指南

推荐	推荐级别
将保留肾脏治疗作为低危的双肾功能健全患者的主要治疗方式	C 级
在不影响肿瘤预后的前提下，对孤立肾 / 肾功能受损的患者进行保留肾脏治疗。注意必须结合每个患者的具体情况分析，并请患者共同参与治疗决策	C 级
对于高危的远端输尿管肿瘤患者，在有必要的情况下（孤立肾 / 肾功能受损）可以开展保留肾脏手术	C 级
在上尿路上皮癌的内镜治疗中应使用激光	C 级

（引自 Roupret 等 [6]，图、表获得 Elsevier 许可）

　　针对 UTUC，EAU 指南规定只要满足以下条件即可考虑开展输尿管镜下治疗：

　　（1）有可用于组织活检的激光发射器和活检钳。

　　（2）输尿管软镜和硬镜均具备。

　　（3）患者可以理解早期复诊以及更密切、严格的随访的必要性。

　　（4）有条件完整地切除 / 破坏肿瘤。

　　美国泌尿外科协会尚未制定 UTUC 的治疗指南，关于最佳的保留肾单位的方法也未达成共识，学者建议根据患者的具体情况制订手术计划。如 EAU 指南所述，患者的选择是关键，KSS 是低级别、小体积肿瘤患者或因健康水平较差不适合行 RNU 患者的理想选择。选择行远端输尿管切除术、经皮穿刺术或输尿管镜下治疗在很大程度上取决于肿瘤的大小和位置。肾盂 / 肾盏集合系统体积较大的肿瘤最好采用经皮穿刺途径治疗。整个集合系统中体积较小的肿瘤都可以进行输尿管镜下治疗；如果选择输尿管镜下手术，就要考虑能否完全切除肿瘤以不影响患者的预后。如果肿瘤无法进行内镜治疗，就需要采取更积极的治疗方案。

　　最早在输尿管镜下治疗 UTUC 的方法是电灼术和电切术。这两种方法的优点是使用冷杯钳或输尿管镜网篮可以极大地减轻肿瘤负荷，并能得到满意的手术标本。另外，电灼术费用较低，也相对普及，但是现在基本上不将其作为最优选择，因为术中能量分散常常导致尿路上皮透壁损伤，从而导致术后狭窄，在薄壁输尿管尤为明显 [35]。有人担心进行电灼术时吸收低渗冲洗液（甘氨酸、山梨糖醇或水）后患者会出现全身反应，但有学者认为输尿管镜检查时患者吸收的液体量很少，这种并发症非常罕见。

激光的使用已成为 UTUC 输尿管镜下治疗的主要手段。事实上，EAU 指南也有激光消融 / 破坏肿瘤的建议。有许多不同类型的激光可供选择，每种激光都有各自的优缺点。对于治疗 UTUC 最合适的激光尚未达成共识，最常用的 3 种激光是医用钬（Ho：YAG）、钕和铥激光。

输尿管镜治疗 UTUC 最常用的激光是医用钬激光，主要原因是钬激光可以用于激光碎石术，泌尿外科医生非常熟悉并且具备相关的医疗设备。医用钬激光的波长为 2 100nm，可以被水迅速吸收，因此穿透深度约为 0.4mm[17]。这种较浅的穿透深度可使能量集中，并且可以降低与使用电凝器相关的狭窄和穿孔风险。医用钬激光可根据手术目的调整多种设置参数。Verges 等建议将能量设置为 0.6~1.0J，频率设置为 5~10Hz，这与我们使用的设置参数相近[17]。

一些学者主张使用医用钕（Nd：YAG）激光治疗 UTUC，但目前缺乏高质量的研究支持。医用钕激光的波长为 1 064nm，可以被水和黑色素吸收，吸收深度为 4~6mm，是医用钬激光的 10 余倍。由于穿透深度较深，医用钕激光主要用于肾盂肿瘤，并且可与医用钬激光联合使用，其中医用钕激光用于凝固肿瘤病灶，医用钬激光用于去除 / 消融组织[17]。Verges 等建议扫过肿瘤时将医用钕激光设置为 30W 的连续波，且须避免环形操作以防止导致输尿管狭窄。

铥激光已广泛应用于良性前列腺增生（BPH）的治疗，并且一些小型研究证实了其治疗 UTUC 的有效性。铥激光可以设置很多瓦特数，波长为 2 010nm，与钬激光相近，这与水吸收波长的峰值 1 940nm 非常接近。与钬激光（脉冲激光）不同，铥激光以连续波传输能量。虽然连续波模式也以脉冲方式提供，但理论上会导致更有效的气化并降低吸收深度（铥 0.2mm vs. 钬 0.4mm）[36,37]。这种连续波还会在周围的流体中产生微小气泡，从而减少探针振动以提高精确度。

2011 年，Defidio 等首次发表了使用铥激光治疗 UTUC 的研究[38]，研究发现，铥激光治疗的无复发生存率并不低于钬激光治疗，但铥激光治疗时出血少，黏膜穿孔少，精确度高。最近对铥激光治疗 UTUC 的研究来自 Musi 等[39]。在这项研究中，42 例 UTUC 患者序贯入组接受铥激光保守治疗。虽然研究队列中大多数是低级别肿瘤，但在平均 26.3 个月的随访期内，8 例（19%）复发，4 例（9.5%）随后接受了肾输尿管切除术。由于患者没有出现疾病进展及严重并发症，作者认为铥激光是治疗 UTUC 的一种安全而有效的微创手段。该研究中使用了 150W 和 200W 的激光，功率设置为 10~20W，作者认为以上参数具有最佳的蒸汽凝结效果。输尿管软镜使用直径 272μm 的激光纤维，而输尿管硬镜使用直径 365μm 的激光纤维。作者从病灶的头端开始向尾端操作，认为这样可以提高可见度。最后，作者建议将功率降低到 5W 或增加纤维与目标之间的距离以改善凝固效果。

15.4 随 访

与膀胱癌相似，UTUC 的复发率相当高，需要执行严格的随访。UTUC 的真实复发率很难评估，尤其是在内镜下治疗的病例中，主要是因为目前缺乏可用的证据（大多数内镜下治疗 UTUC 的研究随访期都未超过 50 个月）[40]。大多数复发发生在初次治疗后 2 年内，并且复发的病灶可以出现在集合系统的任何部位，其中膀胱内复发最常见[29]。一些学者认为，如果无限期随访，所有接受内镜下治疗的 UTUC 患者最终都会复发[40]。因此，在考虑患者是否适合行内镜下治疗时，还需要保证其能够充分理解密切、严格随访的重要性，并且能够坚持复诊。

表 15-3 欧洲泌尿外科协会（EAU）对上尿路上皮癌（UTUC）的随访建议

证据总结	证据等级（LE）
对保留肾脏患者的随访比根治性切除术更频繁、更严格	3 级
推荐	**推荐级别（GR）**
RNU 术后，超过 5 年	
非浸润性肿瘤	
3 个月时行膀胱镜 / 尿脱落细胞学检查，随后每年检查一次	C 级
每年行 CTU 检查	C 级
浸润性肿瘤	
3 个月时行膀胱镜 / 尿脱落细胞学检查，随后每年检查一次	C 级
每 6 个月行 CTU 检查，持续 2 年，随后每年检查一次	C 级
保留肾脏手术后，超过 5 年	
3 个月和 6 个月行尿脱落细胞学检查和 CTU，随后每年检查一次	C 级
3 个月和 6 个月行膀胱镜、输尿管镜和原位细胞学检查，随后每 6 个月检查一次，持续 2 年，随后每年检查一次	C 级

（引自 Roupret 等[6]，图、表获得 Elsevier 公司许可）

2017 年的 EAU 指南中建议对接受 KSS 的 UTUC 患者进行以下内容的随访（表 15-3）：

（1）在 KSS 术后 3 个月和 6 个月进行膀胱镜和 CTU 检查，随后对于低风险肿瘤患者每年检查一次，持续 5 年。对于高风险肿瘤患者，在上述时间随访时还需行尿液脱落细胞学检查。

（2）低风险肿瘤患者 KSS 术后 3 个月行输尿管镜检查。

（3）高风险肿瘤患者 KSS 术后 3 个月和 6 个月行输尿管镜检查和选择性尿液细胞学检查。

15.5　临床实践

如上所述，UTUC 有许多不同的治疗方法。本节将具体讨论我们如何在临床实践中治疗 UTUC，这些方法不一定是"最佳"选择，主要目的是为泌尿外科同仁提供参考，有助于改进思路。图 15-4 展示了 UTUC 的标准诊疗流程。

患者通常因出现镜下或肉眼血尿而行 CTU 检查，也可能由于既往影像学结果提示有 UTUC 前来咨询。医生在提供任何治疗之前应先对患者进行组织学诊断，随后进行膀胱镜检查，双侧逆行肾盂造影，双侧输尿管镜检查，以及必要时行输尿管/肾盂活检和电灼术。术前一般不做细胞学检查。首先进行彻底的膀胱镜检查，对可疑区域进行活检，并采用标准方式电灼。在可疑病灶对侧进行逆行肾盂造影，原因如前所述，病灶对侧同时发生病变的风险为 1%~5%。我们的做法是先不在可疑患侧进行逆行肾盂造影，因为造影剂会影响视野，而且该侧最终肯定要做输尿管镜检查，输尿管镜检查比逆行肾盂造影敏感得多。我们会在结束时注射造影剂，以评估是否有外渗，并确保输尿管支架放置位置正确。

对可疑患侧的检查我们采用"无接触技术"，即在通过输尿管镜之前不通过导丝，这样在通过输尿管镜之前不会出现黏膜损伤，从而减少了假阳性的概率。使用一个固定了旋塞和止血带管的 60mL 注射器完成连续盐水灌注。我们通常尝试在没有导丝辅助的情况下通过输尿管软镜，这种做法不是总能成功。如果失败，我们会使用一个尖头标准导丝，通过输尿管镜将其最小限度地传递，以帮助进入远端输尿管，随后缓慢穿过整个输尿管，寻找任何可疑的输尿管病变，同时对肾脏进行系统检查。进入肾脏后

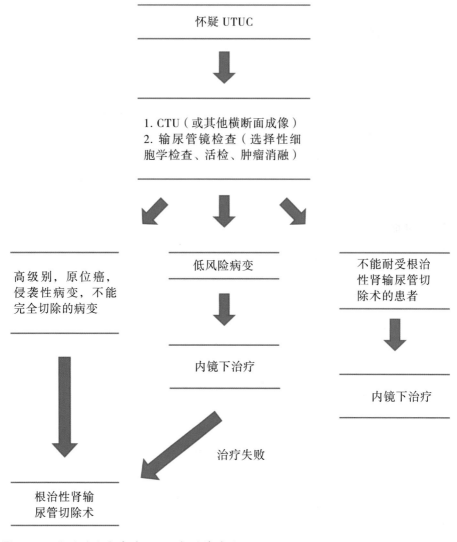

图 15-4 上尿路上皮癌（UTUC）的诊疗流程

我们通常使用生理盐水和 10mL 注射器通过输尿管镜的工作通道进行灌洗。

针对输尿管内病变有多种处理方案。远端输尿管内病变可采用输尿管镜下电切术。该方法的优点是能提供满意的标本，但其体积较大，通常只能进入输尿管远端。由于使用电凝，输尿管镜下电切术引起输尿管狭窄的风险更高，也因此不应进行环形操作。薄壁输尿管有更高的输尿管穿孔风险。

对于输尿管中段至近段的病变，我们尝试使用标准 8Fr 半硬性输尿管镜。在安全导丝旁我们通常用活检钳对病变进行多次活检。2.4Fr 扁平网篮对通过蒂附着的乳头状病变很有效。活检发现病灶后，可以使用 3Fr Bugbee 电极或钬激光进一步治疗。逆行肾盂造影通过输尿管镜进行，随后以标准方式放置输尿管支架。

肾脏集合系统内的病变与近端输尿管病变的处理方法相似，但必须通过输尿管软镜完成。一些学者主张在近端输尿管或肾集合系统内操作时放置输尿管鞘，因为它可以降低肾内压和便于更充分地冲洗，理论上可以降低肿瘤通过肾盂静脉和肾盂淋巴回流种植播散的风险。但是我们不常规放置输尿管鞘，因为我们更倾向于"无接触技术"。如果需要多次进入肾脏清除肿瘤，我们有时会放置一个套管。

如前所述，为了通过输尿管镜成功治疗 UTUC 患者，他们必须遵守严格的随访方案。UTUC 患者是否可以接受输尿管镜治疗应该根据具体情况来决定。在我们的临床实践中，会安排患者在初步诊断后每 6 周进行一次输尿管镜检查和消融，直到完全清除肿瘤。在进行输尿管镜检查时，我们通常在健侧进行逆行肾盂造影，并在患侧进行灌洗液细胞学检查。清除所有可见的肿瘤之后，让患者每 3 个月进行一次输尿管镜检查，持续 2 年。如果他们在随访期间的任何时间复发，就需重新制订随访方案。

15.6　结　论

UTUC 是一种相对少见的肿瘤，是上段尿路（肾和输尿管）尿路上皮受累。过去仅采用根治性肾输尿管切除术，现在采用保留肾单位的方法治疗 UTUC 的技术已经得到了很大改进。本章讨论了输尿管镜在 UTUC 的诊断、治疗和随访中的作用。随着科技的进步，泌尿外科医生采用保留肾单位的方式治疗 UTUC 的效果会越来越好，尤其是对于低风险患者，这类患者在按期随访中即使出现疾病复发或进展，仍然有进行根治性肾输尿管切除术的机会。

（应沂岑　何宇辉　译，方　冬　审）

参考文献

[1] Ploeg M, Aben KK, Kiemeney LA. The present and future burden of urinary bladder cancer in the world. World J Urol, 2009,27(3):289-293.

[2] Margulis V, Shariat SF, Matin SF, et al. Outcomes of radical nephroureterectomy: a series

from the Upper Tract Urothelial Carcinoma Collaboration. Cancer, 2009,115(6):1224-1233.

[3] Soria F, Shariat SF, Lerner SP, et al. Epidemiology, diagnosis, preoperative evaluation and prognostic assessment of upper-tract urothelial carcinoma (UTUC). World J Urol,2017,35(3):379-387.

[4] Mandalapu RS, Matin SF. Contemporary evaluation and management of upper tract urothelial cancer. Urology, 2016,94:17-23.

[5] Pan S, Smith AD, Motamedinia P. Minimally invasive therapy for upper tract urothelial cell cancer. J Endourol, 2017,31(3):238-245.

[6] Roupret M, Babjuk M, Comperat E, et al. European Association of Urology Guidelines on upper urinary tract urothelial carcinoma: 2017 update. Eur Urol,2018,73(1):111-122.

[7] Van Der Molen AJ, Cowan NC, Mueller-Lisse UG, et al. CT urography: definition, indications and techniques. A guideline for clinical practice. Eur Radiol, 2008,18(1):4-17.

[8] Messer JC, Terrell JD, Herman MP, et al. Multi-institutional validation of the ability of preoperative hydronephrosis to predict advanced pathologic tumor stage in upper-tract urothelial carcinoma. Urol Oncol, 2013,31(6):904-908.

[9] Millan-Rodriguez F, Palou J, de la Torre-Holguera P, et al. Conventional CT signs in staging transitional cell tumors of the upper urinary tract. Eur Urol, 1999,35(4):318-322.

[10] Takahashi N, Glockner JF, Hartman RP, et al. Gadolinium enhanced magnetic resonance urography for upper urinary tract malignancy. J Urol, 2010,183(4):1330-1365.

[11] Azemar MD, Comperat E, Richard F, et al. Bladder recurrence after surgery for upper urinary tract urothelial cell carcinoma: frequency, risk factors, and surveillance. Urol Oncol,2011,29(2):130-136.

[12] Fang D, Xiong G, Li X, et al. Incidence, characteristics, treatment strategies, and oncologic outcomes of synchronous bilateral upper tract urothelial carcinoma in the Chinese population. Urol Oncol, 2015,33(2):66.e1-11.

[13] Messer J, Shariat SF, Brien JC, et al. Urinary cytology has a poor performance for predicting invasive or high-grade upper-tract urothelial carcinoma. BJU Int, 2011,108(5):701-705.

[14] Malm C, Grahn A, Jaremko G, et al. Diagnostic accuracy of upper tract urothelial carcinoma: how samples are collected matters. Scand J Urol, 2017,51(2):137-145.

[15] Dodd LG, Johnston WW, Robertson CN, et al. Endoscopic brush cytology of the upper urinary tract. Evaluation of its efficacy and potential limitations in diagnosis. Acta Cytol, 1997,41(2):377-384.

[16] Hendin BN, Streem SB, Levin HS, et al. Impact of diagnostic ureteroscopy on long-term survival in patients with upper tract transitional cell carcinoma. J Urol, 1999,161(3):783-785.

[17] Verges DP, Lallas CD, Hubosky SG, et al. Endoscopic treatment of upper tract urothelial carcinoma. Curr Urol Rep, 2017,18(4):31.

[18] Cho SY. Current status of flexible ureteroscopy in urology. Korean J Urol, 2015,56(10):680-688.

[19] Vashistha V, Shabsigh A, Zynger DL. Utility and diagnostic accuracy of ureteroscopic biopsy in upper tract urothelial carcinoma. Arch Pathol Lab Med, 2013,137(3):400-407.

[20] Brown GA, Matin SF, Busby JE, et al. Ability of clinical grade to predict final pathologic stage in upper urinary tract transitional cell carcinoma: implications for therapy. Urology, 2007,70(2):252-256.

[21] Keeley FX, Kulp DA, Bibbo M, et al. Diagnostic accuracy of ureteroscopic biopsy in upper tract transitional cell carcinoma. J Urol, 1997,157(1):33-37.

[22] Kleinmann N, Healy KA, Hubosky SG, et al. Ureteroscopic biopsy of upper tract urothelial carcinoma: comparison of basket and forceps. J Endourol, 2013,27(12):1450-1454.

[23] Ritter M, Bolenz C, Bach T, et al. Standardized ex vivo comparison of different upper urinary tract biopsy devices: impact on ureterorenoscopes and tissue quality. World J Urol, 2013,31(4):907-912.

[24] Hao YC, Xiao CL, Liu K, et al. Application of narrow-band imaging flexible ureteroscopy in the diagnosis, treatment and follow-up of upper tract urothelial carcinomas. Zhonghua wai ke za zhi [Chin J Surg], 2018,56(3):222-226.

[25] Osman E, Alnaib Z, Kumar N. Photodynamic diagnosis in upper urinary tract urothelial carcinoma: a systematic review. Arab J Urol,2017,15(2):100-109.

[26] Baard J, Freund JE, de la Rosette JJ, et al. New technologies for upper tract urothelial carcinoma management. Curr Opin Urol, 2017,27(2):170-175.

[27] Audenet F, Traxer O, Yates DR, et al. Potential role of photodynamic techniques combined with new generation flexible ureterorenoscopes and molecular markers for the management of urothelial carcinoma of the upper urinary tract. BJU Int, 2012,109(4): 608-613; discussion 13-14.

[28] Capitanio U, Terrone C, Antonelli A, et al. Nephron-sparing techniques independently decrease the risk of cardiovascular events relative to radical nephrectomy in patients with a T1a-T1b renal mass and normal preoperative renal function. Eur Urol, 2015,67(4):683-689.

[29] Seisen T, Colin P, Roupret M. Risk-adapted strategy for the kidney-sparing management of upper tract tumours. Nat Rev Urol, 2015,12(3):155-166.

[30] Bin X, Roy OP, Ghiraldi E, et al. Impact of tumour location and surgical approach on recurrence-free and cancer-specific survival analysis in patients with ureteric tumours. BJU Int, 2012,110(11 Pt B):E514-519.

[31] Fajkovic H, Klatte T, Nagele U, et al. Results and outcomes after endoscopic treatment of upper urinary tract carcinoma: the Austrian experience. World J Urol, 2013,31(1):37-44.

[32] Grasso M, Fishman AI, Cohen J, et al. Ureteroscopic and extirpative treatment of upper urinary tract urothelial carcinoma: a 15-year comprehensive review of 160 consecutive patients. BJU Int, 2012,110(11):1618-1626.

[33] Hoffman A, Yossepowitch O, Erlich Y, et al. Oncologic results of nephron sparing endoscopic approach for upper tract low grade transitional cell carcinoma in comparison to nephroureterectomy-a case control study. BMC Urol, 2014,14:97.

[34] Roupret M, Hupertan V, Traxer O, et al. Comparison of open nephroureterectomy and

ureteroscopic and percutaneous management of upper urinary tract transitional cell carcinoma. Urology, 2006,67(6):1181-1187.

[35] Raman JD, Park R. Endoscopic management of upper-tract urothelial carcinoma. Expert Rev Anticancer Ther. 2017,17(6):545-554.

[36] Barbalat Y, Velez MC, Sayegh CI, et al. Evidence of the efficacy and safety of the thulium laser in the treatment of men with benign prostatic obstruction. Ther Adv Urol, 2016,8(3):181-191.

[37] Fried NM, Murray KE. High-power thulium fiber laser ablation of urinary tissues at 1.94 microm. J Endourol, 2005,19(1):25-31.

[38] Defidio L, De Dominicis M, Di Gianfrancesco L, et al. First collaborative experience with thulium laser ablation of localized upper urinary tract urothelial tumors using retrograde intra-renal surgery. Arch Ital Urol Androl: Organo Ufficiale Soc Ital Ecografia Urol Nefrol,2011,83(3):147-153.

[39] Musi G, Mistretta FA, Marenghi C, et al. Thulium laser treatment of upper urinary tract carcinoma: a multi-institutional analysis of surgical and oncological outcomes. J Endourol, 2018,32(3):257-263.

[40] Cutress ML, Stewart GD, Zakikhani P, et al. Ureteroscopic and percutaneous management of upper tract urothelial carcinoma (UTUC): systematic review. BJU Int,2012,110(5):614-628.

第16章

输尿管镜的模拟训练

Dima Raskolnikov, Tony Chen, Robert M. Sweet

缩 写

CAD	Canadian dollar，加拿大元
CREST	Center for Research in Education and Simulation Technologies，教育与模拟技术研究中心
C-SATS	Crowd-Sourced Assessment of Technical Skills，众包技术技能评估
FFC	Fresh-frozen cadaver，新鲜冰冻尸体
OSATS	Objective Structured Assessment of Technical Skills，技术技能的客观结构化评估
TeamSTEPPS	Team Strategies and Tools to Enhance Performance and Patient Safety，提高绩效和患者安全团队的团队策略和工具
TEC	Thiel-embalmed cadaver，泰尔防腐尸体
VR	Virtual reality，虚拟现实

16.1 引 言

现在的腔内泌尿科医生所处的外科培训环境与他们的前辈截然不同。

D. Raskolnikov • T. Chen
Department of Urology, University of Washington, Seattle, WA, USA

R. M. Sweet (✉)
Department of Urology, University of Washington, Seattle, WA, USA

Department of Surgery, WWAMI Institute for Simulation in Healthcare (WISH), University of Washington, Seattle, WA, USA
e-mail: rsweet@uw.edu

© Springer Nature Switzerland AG 2020
B. F. Schwartz, J. D. Denstedt (eds.), *Ureteroscopy*,
https://doi.org/10.1007/978-3-030-26649-3_16

过去外科住院医师培训是基于 Halsted 原则和"看一个，做一个，教一个"的分级负责制模式[1]。受到现代环境因素的影响，这一传统的可持续性受到了挑战。因工作时间的限制，能够提供给外科实习生的病例数量减少[2]。为了避免医疗过失对患者造成的伤害，公众对实习生在手术室的动手操作给予了更多的监督。随着腔内泌尿外科技术的快速发展，即使是具有多年临床实践经验的资深外科医生也需要不断获取新的技术和技能。输尿管软镜的学习曲线目前估计约为 60 例，因此需要借助手术模拟训练对传统手术训练经验进行补充和提高[3]。这一观念越来越受到多个泌尿学会的支持，欧洲泌尿外科协会（EAU）泌尿结石学组在 2017 年的专家共识中强烈建议将模拟训练模式纳入腔内泌尿外科医生的培训课程[4]。

模拟器就是"被设计用来替代真实情况的形式"[5]。从尸体组织到数字平台和模型均可被认为是模拟器。模拟器反映真实情况的程度，以及它对实现教育目标或程序终点的帮助程度，都需要进一步研究和验证。本章在开始介绍现有的输尿管镜模拟器之前，先对与理解模拟器的保真性和有效性相关的概念和术语进行介绍。模拟器模型的技术设计和制造不在本章的讨论范围内。

16.2　模拟器相关概念

模拟器的评估包括对保真性、可靠性和总体有效性的评估。为了理解有关模拟器测试的文献，需要先了解这些概念的关键词和定义。

16.2.1　保真性

保真性的概念是指对预期结果的可信程度。输尿管镜模拟器通常被描述为低保真性或高保真性，但是这种描述形式过于简单。有几个领域的保真性并不相互包容或排斥，包括解剖、组织、生理和情感的保真性。解剖保真性是指模拟器如何很好地复制感兴趣的物理结构，如输尿管的长度和管径，肾盏的大小和方向，以及其他解剖学标志等。组织保真性是指模拟器如何很好地复制人体组织的物理行为和特征，比如输尿管的弹性和摩擦系数。生理保真性与模型代表生理状态或过程的程度有关[6]。情感保真性描述了一个模拟器让参与者打消他对于程序或场景是模拟的怀疑[7]。模拟器可能同时具有高保真性和低保真性。例如，体外膜肺氧合机可以被认为具有高生理保真性，可以复制生理气体交换过程，但完全缺乏人体心脏和肺的解剖和组织保真性。

16.2.2 有效性

是否使用基于模拟器的教育工具或课程的决定直接影响模拟器最终实现既定教育目标的能力。这是通过收集有效性证据来实现的。以往对于有效性的描述是在包括结构有效性、标准有效性和内容有效性的框架内进行的。这一框架是在 1966 年由美国心理协会（American Psychological Association）、美国教育研究协会（American Educational Research Association）和全国教育测量委员会（the National Council on Measurement in Education）联合提出的。该框架更新了数次，最近一次是在 2014 年，更新的要点将在下一章进行阐述。现有的关于输尿管镜检查有效性的出版物都是基于旧的定义设计的，因此非常有必要了解旧的和更新的有效性定义。

16.2.3 旧的有效性术语

以往将有效性分为主观指标和客观指标，由用于评估它们的数据类型来定义。主观有效性依赖于调查反馈数据，包括内容有效性（即专家判断的意图结构的综合表达程度）和表面有效性（即模拟器在表面上再现其意图结构的程度）。

客观有效性分为结构有效性和标准有效性，采用结构化评分标准对模拟器的有效性进行评估，如技术技能的客观结构化评估（objective structured assessment of technical skills，OSATS）格式。结构有效性通常被定义为一个模拟器区分感知技能分类的能力，例如"新手和专家"。标准有效性涉及新的和以前的模拟器，可以细分为并发有效性，它将模拟器的评估与现有的"金标准"和预测有效性进行基准比较，从而评估模拟器与未来表现能力的相关性[8]。

16.2.4 更新的有效性术语

继 2014 年有效性术语更新后，已经脱离了上述框架。当前有效性的定义是"证据和理论支持解释用于测量某一结构的模拟器数据 / 分数的程度"，其中结构是"模拟器设计用于测量的概念或特征"[9]。这反映出模拟器验证永远是一个假设驱动的证据收集过程，而且结构有效性最重要。更新后的指南包含 5 个有效性证据来源：内容证据、反应过程证据、内部结构证据、与其他变量的关系证据和结果证据。内容证据评估模拟器的教

育内容和学习目标是否适合预期结果；反应过程证据确保学习者和评价者
在预期结构和评价指标方面达成一致；内部结构证据描述了单个模拟器组
件与整体预期结构的适当性和可靠性；与其他变量的关系证据评估模拟器
在不同评估准则或模型下的统计评分；结果证据评估模拟器的评估结果如
何被用来影响学习者或整个社会[10]。综上所述，新的有效性术语是模拟器
验证的一种整体方法，并考虑到不同的目的、学习目标和学习者受众自然
需要不同的模拟器这一原则——这一细微差别在以前的有效性术语中被忽
略了。了解旧的术语对于理解现有模拟证据的方法和结果很重要，但了解
现代有效性理论对于推动模拟领域向前发展也很重要。

16.2.5 可靠性

可靠性非常重要，因为它是衡量培训系统效果或输出可再现性的一个
指标，被认为是上述有效性"内部结构"方面的一个关键部分[10]。可靠性
被描述为 0 和 1 之间的 r 值相关系数，可接受的可靠性指标取决于应用，
但在大多数情况下，对于高风险评估来说，r 值 ≥ 0.8 较为合适。不同因
素下模拟器结果或效果的再现性包括不同版本检测的重测可靠性，模拟
中不同任务或站的站间可靠性，以及不同观察者再现性的站间可靠性。
重测可靠性描述了模拟器对测试主体影响的一致性，而观察者间可靠性
或观察者内可靠性描述了模拟器与指定观察者或评价者之间交互作用的一
致性[8,11]。

16.2.6 模拟模型

在教育和学习目标的驱动下，课程和模型开发人员采取了多种方法来
制订培训课程，以满足输尿管镜手术的培训和评估需求。每种方法都有其
独特的优势和局限性。这些平台不仅必须考虑实用性，还必须考虑到可能
限制广泛应用的伦理和经济因素，因此出现了各种各样的模拟课程和模型
开发方法。为了便于比较，可将这些模型分为人类尸体模型、动物模型、
台式模型和虚拟现实（virtual reality，VR）模型。一些有效性证据只是针
对模型本身（旧的有效性理论），而另一些有效性证据是围绕一个明确的
结构设计的课程的一部分（现代理论）。当我们描述这些系统并且考虑所
提供的证据时，应重点注意到这种差异。

16.2.7　人类尸体

尽管材料科学和计算机处理技术都取得了很大进步，但人类尸体由于其高度的组织和解剖保真性，仍然是输尿管镜模拟平台的金标准[12]，但是在可扩展性方面存在不足。现有的模拟器文献很好地阐述了这些矛盾因素。Ahmed 等报道了英国泌尿外科医师协会（British Association of Urological Surgeons，BAUS）在新鲜冰冻尸体（fresh-frozen cadaver，FFC）模型基础上开发的一项综合性腔内泌尿外科训练项目[13]。作者在一项为期 3 天的培训项目中招募了 81 名住院医师，给每个 FFC 模拟器分配 2 名学员和 1名内镜专家进行监督。这些住院医师完成了培训模块，包括核心的上尿路内镜技术，如可弯曲和半刚性输尿管镜。完成培训后，学员和教员通过评估调查表对课程进行评估。他们在 Likert 量表上对模拟器的保真性和有效性均给予了大于 3/5 的评价，并表示该课程对于学习解剖、手术步骤和培养可传授的外科技能特别有效。这项研究以其相对较大的规模而著名，也强调了 FFC 模拟器面临的挑战。作者表示该项目的成本是 17 150 英镑，几乎均是委托费和赞助。如果广泛普及，以 1∶2 的学员比例，即使排除管理每个工作站所需教员的机会成本，获取和保存 FFC 的花费也会令人望而却步。此外，由于 FFC 的多变性以及缺乏标准化，因此有人对使用FFC 进行评估的有效性表示出怀疑。

Huri 等评估了包括 FFC 模拟器和基于泰尔防腐尸体（Thiel-embalmed cadavers，TEC）的模拟器培训课程[14]。12 名没有内镜经验的泌尿科医生利用这些模型接受了输尿管软镜课程。在课程完成前后，参与者执行一组标准化任务，目的是模拟肾盏结石的治疗过程。经过模拟训练，所有参与者在任务完成时间上都有显著的改善。在课程结束时，透视检查并没有发现尸体存在任何解剖学损伤，所有的输尿管镜功能都保持得很完整。虽然这项研究既没有设计也没有试图比较基于 FFC 和 TEC 模拟器之间的差异，但作者指出这两种模型都具有高保真性。他们还指出，尸体模型还存在无血的环境、没有呼吸变化、输尿管张力下降等特点，根据模拟活动的学习目标不同，其中每一个特点都可能被解释为优点或缺点。

最后，Mains 等报告了首届"输尿管软镜大师班"的培训结果，这是一个为期 2 天的培训计划，利用 TEC 模拟器教授输尿管软镜[15]。8 名学员在内镜专家的监督下接受培训，重点培训了 3 个可用的 TEC 模拟器。

参与者在模拟训练后完成定性问卷调查，结果显示该模拟器仿真性高，有效性好，具有主观上的持久性。

总之，这 3 项研究均有力地证明了输尿管镜尸体模拟课程的相对优势和劣势。由于解剖和组织保真性都很高，TEC 和 FFC 模拟器可能最适合用于教授依赖于这些特性的输尿管镜。另一方面，因资源限制、对技能主观评价的需要以及这些模型缺乏固有的标准，可能会限制其广泛使用。在大学以外的地方，由于资金成本可能使其令人望而却步，尸体也会被用于其他类型的教育项目当中。

16.2.8　动物模型

猪和人类肾脏解剖的比较研究显示，二者在血管系统和集合系统的结构方面有许多相似之处 [16]。因此，猪的动物模型为泌尿系统的模拟训练提供了一个令人信服的途径。Soria 等开发了一个培训课程，结合使用非生物模拟器、生物模拟器和活体猪模型进行逆行肾内手术 [17]。作者招募了 60 名无输尿管镜经验的泌尿科医生进行为期 2 天的培训，培训最后让学员们在猪双侧肾结石动物模型中进行内镜下结石治疗。让受训者和指导教师共同填写一份调查问卷，对模拟培训课程（如有效性）进行评估。使用旧的有效性术语，猪模拟器被一致评价为具有良好的表面、内容和结构有效性。结构化检查表显示大多数学员的内镜技能提高了 40% 以上。作者指出，这种多方面的模拟方法在输尿管镜检查中得到了很好的应用，通过体内猪模型训练，使具有基本输尿管镜检查技巧的医生进一步提高了技能。

Strohmaier 最早描述了可用于泌尿系统模拟的一种离体猪模型 [18]。在此基础上，Hu 等利用从当地屠宰场购买的猪肾脏和输尿管开发了一种输尿管镜模拟器 [19]。将 20 名泌尿科医生分配到输尿管软镜检查任务中，然后由经验丰富的评估人员根据任务完成时间和技能进行评分。通过模拟器上训练后，学员们的任务完成时间显著缩短，很多获得了主观的"通过"评级。尽管这项研究由于分级方案缺乏标准化限制了其普遍应用，但确实证明解剖相关的体外模拟器可以在当地购买，无需大量采购和支付储存成本。

与 FFC 模型一样，动物模型也缺乏标准化，并需要主观评估，因此限制了其评估能力。虽然有必要进一步研究输尿管镜模拟对猪尸体的影响，但这种方式的保真性非常具有吸引力，还能摆脱人类 FFC/TEC 模拟器很多固有的限制。

16.2.9　台式模型

人和动物的仿真模型具有固有的高保真性，而合成台式模型也具有其独特的优势。现在市面上有几种商用台式输尿管镜模拟器。从广义上讲，这些内镜培训模拟器可以分为两种，即通过或不通过 VR 来增强用户体验的培训模拟器。与尸体模拟器不同的是，台式模型可以通过大量的验证研究评估其相对有效性。

16.2.10　基于非 VR 的模拟器

泌尿内镜训练模拟器（Limbs & Things，UK）是一个包括骨盆、尿道、膀胱、输尿管和集合系统的物理模型，可以模拟输尿管软镜或半刚性输尿管镜（图 16-1）。Matsumoto 用这个模型评估了 17 名泌尿科住院医师的内镜操作情况[20]。在完成指导课程及监督下的训练前后，要求住院医师进行输尿管镜检查，并在泌尿内镜训练器内移除模拟的输尿管中段结石。模拟结果显示，学员们在全球评分量表、检查表和任务完成时间等测量结果上均取得了较好的成绩。对于这些测量方法，观察者间的可靠性很高，需要指出的是，其中一些绩效成绩仅仅是在说教课程之后就实现了。作者总

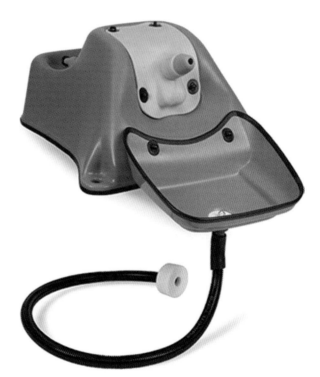

图 16-1　泌尿内镜训练模拟器（Courtesy of Limbs & Things, United Kingdom）

结，结合教学和实践课程，利用泌尿内镜培训帮助住院医师提高输尿管镜手术技术是一种有效的方法。

内镜培训模拟器（Mediskills，UK）是另一种台式模拟器，装备有可扩张的膀胱、正常长度的输尿管和 2 个带肾盂和肾盏的肾脏。Brehmer 选取了 14 名在特定技能方面具有丰富内镜经验的泌尿科医生，让他们分别在患者和内镜培训模拟器上进行特定的操作，并进行评估[21]。所有参与者都一致认为模拟器能够很好地模拟输尿管软镜检查，具有较高的内容有效性。结构有效性同样得到了证实，因为那些接受过亚专科腔内泌尿学训练的参与者在任务特定检查表上的得分显著高于其他组。Brehmer 随后又研究了内镜培训模拟器提高半硬性输尿管镜检查灵活性的能力[22]。通过一个经过验证的 OSATS 方案[23]，他的小组一共评估了 26 名泌尿科住院医师在半硬性输尿管镜下的操作技能，评估是在一个基于台式模型的集中培训课程之后完成的。受训人员相关分数显著提高，报告显示受训人员对该程序的熟悉程度也有增加。

教育与模拟技术研究中心（Center for Research in Education and Simulation Technologies，CREST）开发了一种内镜泌尿腔道模型（Simagine Health，USA），这是第一个应用 3D 打印技术的泌尿系统模型。采用与腔内组织结构相似的有机硅酸盐模型模拟人体肾脏集合系统（图 16-2）。这种台式模型最初是由 Kishore 等在他们自己的研究机构与一组住院医师进行的试验，结果显示出良好的有效性，此试验并不是盲法研究[23]。随后 Argun 等进一步完善了该研究，通过类似的 OSATS 作为腔内泌尿技术评估工具，在一个三中心盲法研究中对运用不同核心输尿管镜技术的住院医师进行评估[24]，通过评估试点研究项目的有效性证据，对工具进行了改进。该课程 / 模型具有较高的结构和内部有效性，截至目前已在多个美国泌尿外科协会（AUA）和行业赞助的实践课程中得到应用。

White 等检验了成人输尿管镜培训模拟器（Ideal Anatomic Modeling，USA）的有效性证据。这是一个基于复发性肾结石患者的集合系统快速原型制作的台式模型[25]，要求 46 名住院医师和泌尿专科医师在 1 名经验丰富的腔内泌尿外科医生的监督指导下，利用培训模拟器对下极结石进行输尿管镜检查和网篮取石操作。随后参与者要完成一份调查问卷以评价他们的训练操作，结果显示出较高的表面、内容和结构有效性，以及高保真性。其他研究小组也利用 3D 打印技术制作的具有完整集合系统的人体肾脏模

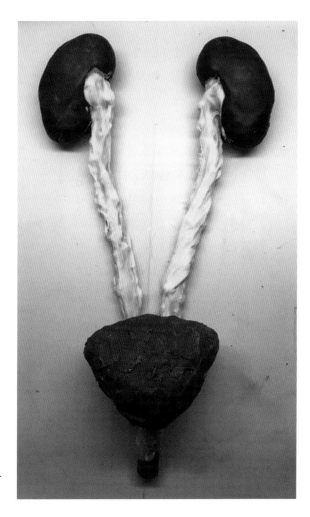

图 16-2　CREST 输尿管镜培训模拟器

型重复了这一过程[26]。

　　Villa 等描述了一款名为钥匙盒（Porgès-Coloplast，法国）的台式模拟器。其独特之处在于并不试图追求解剖学或组织学保真性[27]，而是由一组迷宫状的盒子组成，这些盒子被设计成可以允许一根灵活的输尿管软镜通过。该模型并没有模仿人体解剖结构，而是创造了一个环境，在这个环境中受训者被迫在复杂的空间中导航，以提高未来人类输尿管镜检查所需的灵活性。Villa 将 16 名医学生随机分为两组，一组采用这种新模式进行为期 10 天的训练，另一组是非训练对照组[28]。两组医学生的内镜操作技能均由一位内镜专家使用 Matsumoto 制作的量表进行评估[29]。有模拟培训经验成员的所有指标（包括任务完成时间）的得分都显著高于对照组。因此，尽管钥匙盒模拟器的保真性较低，但是它为台式输尿管镜培训提供了令人可喜的初步参考。

Blankstein 描述了一个基于库克医疗 (Cook Medical, USA) 设计的输尿管镜训练器的模拟课程 [30]。这个台式模型包括一个可扩张的膀胱，简单和复杂的肾盏系统，以及一个弯曲的输尿管模型。15 名处于不同培训阶段的住院医师参加了为期 2 周的课程，包括教学讲座、个性化反馈和模拟训练。学员的表现被录制成视频，由两位专家在盲法条件下进行评审。与初始基线评估相比，课后评估显示任务完成时间和总体绩效得分均有所改善。分数与受训者的输尿管镜检查经验相关，80% 的参与者认为台式模型较为仿真。总的来说，模拟器被认为具有较高的表面、内容和结构有效性。

所有这些模型及其相关课程的优势在于成本相对较低以及标准化。上述系统的便携性和可用性差别很大，它们和生物系统一样，仍然需要主观的评估方法。

16.2.11　基于 VR 的模拟器

URO Mentor（Symbonix，Israel）试图通过 VR 组件增强用户体验，从而强化台式模型模拟器的设计。最初由 Michel 设计，该模拟器是由一个计算机工作站、专属软件和一个带有相关膀胱镜和输尿管镜的人体模型组成（图 16-3）[31]。这些工具不仅使受训者能够模拟各种泌尿外科腔内手术，而且系统还可以捕获性能参数，从而有可能降低传统台式模型所需的专家监督的高成本。Watterson 等将 20 名新学员随机分为非培训组和 URO Mentor 个体教导组 [32]。在干预前后，分别通过盲法观察者的主观评价以及通过模拟器收集的数据客观评价两组学员的模拟内镜技能。结果显示，训练组的所有测量结果均有显著提高，模拟器评分与盲法观察者评分之间有很高的相关性。尽管结果令人鼓舞，但这些结果必须根据其有限的可推广性来解释，因为在模拟器上的表现不一定能够推广到实际手术操作中。

自初步报告以来，其他多个小组已经评估了 URO 模拟器的有效性证据。Wilhelm 等对 21 名有或无模拟器培训经历的医学生进行了模拟输尿管近端结石操作的评估 [33]，这个小组的结果在很大程度上反映了 Watterson 试验的结果 [32]。Jacomides 等进行了一项类似的研究，尽管他们同时招收了医学生以及初级和高级住院医师，但是所有人都有过多次模拟训练的经历 [34]。干预后的评估结果显示所有组别都受益，其中医学生的进步程度最大。受到资源的限制，对于那些拥有最少腔内泌尿外科操作经验的医生来

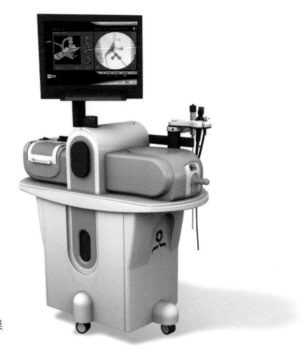

图 16-3　URO Mentor 模拟器

说，模拟时间可能是最有效的因素。

Ogan 等让医学生和住院医师在 URO Mentor 上进行了模拟训练，随后通过后续人类尸体输尿管镜检查来评估模拟训练的作用[35]。受训者在基线时在 URO Mentor 上进行评估，接受 5h 监督下的模拟训练，在 URO Mentor 上重新评估，然后在有经验的腔内泌尿外科医生的监督下在尸体上进行诊断性输尿管镜检查。有趣的是，对医学生来说，URO Mentor 训练和尸体输尿管镜检查的成绩有很强的相关性，但对住院医师来说二者没有相关性。在住院医师组中，尸体模拟评分与研究生级别住院医师的相关性更为密切。作者推测，对于经验丰富的操作者，比如自愿参加该研究的住院医师来说，基于 VR 的测量可能并不是最适合测量操作表现的工具。他们指出，URO Mentor 平台的高成本（约 60 000 美元）可能因手术时间的减少而被抵消。

Knoll 等也在 URO Mentor 模拟器上比较了有经验和无经验的泌尿科医生在模拟治疗肾下盏结石过程中的表现[36]。根据完成时间、结石接触时间、并发症和治疗成功率对疗效进行分级。在 20 名受试者中，既往输尿管软镜检查病例数 <40 例和 >80 例的受试者在表现上存在显著差异，表明结构有效性良好。在一项大样本的研究中，Dolmans 等要求 89 名泌尿外

227

科受训人员和教员使用 URO Mentor 模拟器对输尿管远端结石进行内镜操作[37]。之后各个参与者完成了一份关于他们操作经历的问卷调查。在受访者中，针对 URO Mentor 模拟器还原度，约 25% 的人在 5 分制的标准下给予 3.5 分以上的评价。82% 的人认为这是一个有用的教育工具，73% 的人表示"如果经济条件允许"他们会购买 URO Mentor 模拟器[37]。该系统的优点是评价方法规范、客观，缺点包括较差的力反馈、不准确的工具 – 组织响应和成本 / 单位比。

16.2.12　跨平台比较

考虑到单独验证输尿管镜仿真平台面临的挑战，那么支持有意义的跨平台比较的数据缺乏也就不足为奇了，但是，已经存在的数据还是可以提供一些信息。Misha 等比较了使用两种传统台式模拟器进行模拟训练的效果——Uro-Scopic 训练器和 Endo-Urologie-Modell（Karl Storz, Germany）——与基于 VR 的 URO Mentor 模拟器一起训练[38]。21 名没有输尿管镜检查经验的泌尿科医生在 3 个模拟器之间轮换，每次都由内镜专家根据内镜检查的表现进行评分。最后他们将完成一份评估问卷。有趣的是，泌尿科医生从一种模拟器到另一种模拟器的技术改善程度没有显著差异。然而受试者认为 URO Mentor 模拟器的操作体验具有最高的表面有效性，但是考虑到受试者没有输尿管镜检查经验，大大削弱了这种说法的影响力。例如，参与者经常注意到 URO Mentor 模拟器可以提供模拟呼吸变异。

Chou 等招募了 16 名一年级医学生接受输尿管镜的教学训练，将其随机分为两组，一组在 Uro-Scopic 培训器上进行模拟练习，另一组在 URO Mentor 模拟器上进行练习[39]。2 个月后，受试者在离体肾脏 / 输尿管模型上进行了内镜输尿管中段结石手术操作，并由内镜专家进行评估。两组的表现没有统计学差异，这表明在任何平台上进行教学后培训都同样有效。

Matsumoto 研究了学员在接受不同方式输尿管镜模拟培训时的表现。2002 年的一项研究中，将 40 名四年级医学生随机分为 3 组，分别是理论学习组、Uro-Scopic 培训器训练组和低保真性模型训练组[29]。这个低保真性模型是由 1 个 Penrose 排水管、1 个杯子、模塑乳胶和 2 个吸管构成，总生产成本为 20 加元。随后，受试者由盲法检查者对他们利用网篮取出输尿管中段结石的能力进行评分。尽管 Uro-Scopic 培训器的成本为 3 700 加元，但被分配到该组的学生的表现并未明显优于使用低保真性模拟器的学生。这两组学生的得分都高于单独接受理论学习课程的学生。在之后的一项研究中，Matsumoto 又评估了 16 名住院医师使用 URO Mentor 模拟器取出输尿管远端结石的表现[40]，然后将这一表现与他们使用 Uro-Scopic 训练器完成类似任务的表现进行比较，经验丰富的受训者的得分高于他们的低年资同事，而且这两组学员在不同平台上的表现相当。

16.2.13　众　包

最新的技术创新为手术模拟的改进带来了新的机遇。Dai 等通过利用 Amazon Mechanical Turk 等平台介绍了众包反馈在外科教育中的作用[41]。众包涉及使用大量非专家团队来执行特定任务，比如评估技术性能。在他们对现有外科文献的分析中，人群和专家的评价密切相关。非专家评估更快，更具成本效益。Conti 等专门探讨了输尿管镜模拟的可能性[42]。在他们的研究中，30 名进行输尿管镜结石治疗的住院医师的视频记录被提交给众包技术技能评估（C-SATS Inc.，Seattle，WA）平台进行基于人群的评估。这些视频还将由对该住院医师培训水平并不了解的腔内泌尿外科医生进行评分。两组都使用了一个先前验证过的用于输尿管镜检查的评估工具。不仅基于人群的评价与专家评价没有关联，专家评价本身也存在着观察者间可靠性差的问题。结论是，作者认为仅仅通过视频评估输尿管镜技术可能并不合适；另一方面，这项研究还强调了人群评估的一个主要优势，即虽然专家评估周期为 1~9 周，但人群评估在 36h 内就可以完成 2 488 项评估。

16.2.14　非技术技能

非技术技能（Nontechnical Skills，NTS）描述了包括认知技能、社交技能和个人资源因素等一系列行为，这些因素共同促进跨专业协作、团队合作和避免沟通错误。2013 年刊登在《患者安全杂志》（*Journal of Patient Safety*）上的一项研究显示，美国每年有 21 万 ~40 万人死于通讯中断等可预防的错误，人们越来越多地研究非技术技能对患者照护的影响[43]。当我们在手术室进行输尿管镜操作时沟通技巧非常重要，因为取石网篮和导丝的操作往往需要手术医生和助手的配合。降低手术医生使用取石网篮时对助手的依赖的潜在需求导致了诸如 Lithovue Empower（Boston Scientific，MA，USA）单外科医生取石网篮设备等技术的发展。但是，助手的角色短期内还会继续存在，外科医生也必须具备在团队环境中高效工作的能力。虽然以非技术技能为基础的泌尿外科学文献尚处于起步阶段，但是 Brunkhorst 等的一项研究已经证明将非技术技能培训纳入课程中有明显的益处[44]。我们还需要对这一领域给予更多的关注和培训，美国医疗保健研究和质量机构（US Agency for Healthcare Research and Quality）已经做了一些基础工作，该机构制定了一个名为"提高绩效和患者安全团队的团队策略和工具"（Team Strategies and Tools to Enhance Performance and Patient Safety Team，STEPPS）的计划，这是一门基于循证的课程，也许能够改善医疗环境中专业人员之间的团队合作和沟通。

16.2.15 未来发展方向

毫无疑问，正是受益于技术的进步，输尿管镜手术中的模拟技术才得以发展，从而可能实现更高保真性的虚拟和 VR，以及成本更低、质量更高的模型。重要的是，随着模拟技术与输尿管镜训练的日益融合，该领域摆脱了现有科学文献中的一些固有局限。更新的有效性定义要求对许多现有模拟器进行重新评估，并收集额外的有效性证据，重点是围绕预期人群的预期用途收集有效性证据。需要对适用预期模拟器的最终用户的参与者人口统计学特征进行额外研究（例如不能将经高年资医生验证的模拟器结论应用于住院医师或主治医师）。还需要开展将模拟器和培训效能转化为改善患者预后的研究，以协助论证资源投资的合理性。管理机构和专业协会将完全有能力承担起创建、标准化、实施和收集模拟课程有效性证据的责任，例如荷兰已经实施了一项国家级的渐进式正式培训课程[46]。最后，将评估外包给众包的人力评估员，或在物理模型 /VR 模型中嵌入数据驱动传感器的自动化评估手段，以减轻日益增长的专家评估负担[41]，这将是未来的发展趋势。

16.3 结 论

虽然技术模拟并不能取代输尿管镜的实际操作经验，但现有的技术和课程旨在提高这项手术技能。本章已经描述了各种各样的模拟模式，每种模式的保真性相同，各有其独特的优缺点。充分理解现代有效性定义理论、目标学习受众及特定的模拟器如何适应这样的结构，对于正确选择模拟器非常重要。随着输尿管镜模拟领域日趋成熟，作者期望将技术和非技术技能相结合的正式和标准化课程能够得到越来越多的应用。随着技术的不断成熟，未来将出现泌尿学科更具成本 – 效益的高保真模拟器模型。

（汪　洋　译，唐　琦　审）

参考文献

[1] Reznick RK, MacRae H. Teaching surgical skills-changes in the wind. N Engl J Med, 2006,355(25):2664-2669.

[2] Chikwe J, de Souza AC, Pepper JR. No time to train the surgeons. BMJ, 2004,328(7437):418-419.

[3] Quirke K, Aydin A, Brunckhorst O, et al. Learning curves in urolithiasis surgery: a systematic review. J Endourol, 2018,32(11):1008-1020.

[4] Ahmed K, Patel S, Aydin A, et al. European Association of Urology Section of Urolithiasis (EULIS) consensus statement on simulation, training, and assessment in urolithiasis. Eur Urol Focus,2018l,4(4):614-620.

[5] Cambridge Dictionary.

[6] Talbot TB. Balancing physiology, anatomy and immersion: how much biological fidelity is necessary in a medical simulation. Mil Med, 2013,178(10S):28-36.

[7] Volante M, Babu SV, Chaturvedi H, et al. Effects of virtual human appearance fidelity on emotion contagion in affective inter-personal simulations. IEEE Trans Vis Comput Graph, 2016,22(4):1326-1335.

[8] McDougall EM. Validation of surgical simulators. J Endourol, 2007,21(3):244-247.

[9] American Educational Research Association, American Psychological Association, and National Council on Measurement in Education. Standards for educational and psychological testing. Washington, DC: American Educational Research Association, 2014.

[10] Noureldin YA, Sweet RM. A call for a shift in theory and terminology for validation studies in urologic education. J Urol,2017,2017:3-6.

[11] Cook DA, Zendejas B, Hamstra SJ, Hatala R, Brydges R. What counts as validity evidence. Examples and prevalence in a systematic review of simulation-based assessment. Adv Health Sci Educ Theory Pract, 2014,19(2):233-250.

[12] Anastakis DJ, Regehr G, Reznick RK, et al. Assessment of technical skills transfer from the bench training model to the human model. Am J Surg, 1999,177(2):167-170.

[13] Ahmed K, Aydin A, Dasgupta P, Khan MS, McCabe JE. A novel cadaveric simulation program in urology. J Surg Educ,2015,72(4):556-565.

[14] Huri E, Skolarikos A, Tatar İ, et al. Simulation of RIRS in soft cadavers: a novel training model by the Cadaveric Research On Endourology Training (CRET) Study Group. World J Urol, 2016,34(5):741-746.

[15] Mains E, Tang B, Golabek T, et al. Ureterorenoscopy training on cadavers embalmed by Thiel's method: simulation or a further step towards reality. Initial report. Cent Eur J Urol, 2017,70(1):81-87.

[16] Pereira-Sampaio MA, Favorito LA, Sampaio FJB. Pig kidney: anatomical relationships between the intrarenal arteries and the kidney collecting system. Applied study for

urological research and surgical training, J Urol, 2004;172(5 I):2077-2081.

[17] Soria F, Morcillo E, Serrano A, et al. Development and validation of a novel skills training model for retrograde intrarenal surgery. J Endourol, 2015,29(11):1276-1281.

[18] Strohmaier WL, Giese A. Porcine urinary tract as a training model for ureteroscopy. Urol Int, 2001,66(1):30-32.

[19] Hu D, Liu T, Wang X. Flexible ureteroscopy training for surgeons using isolated porcine kidneys in vitro endourology and technology. BMC Urol, 2015,15(1):1-4.

[20] Matsumoto ED, Hamstra SJ, Radomski SB, et al. A novel approach to endourological training: training at the Surgical Skills Center. J Urol, 2001,166(4):1261-1266.

[21] Brehmer M, Tolley DA. Validation of a bench model for endoscopic surgery in the upper urinary tract. Eur Urol, 2002,42(2):175-180.

[22] Brehmer M, Swartz R. Training on bench models improves dexterity in ureteroscopy. Eur Urol,2005,48(3):458-463.

[23] Kishore TA, Pedro RN, Monga M,et al. Assessment of validity of an OSATS for cystoscopic and ureteroscopic cognitive and psychomotor skills. J Endourol, 2008,22(12): 2707-2712.

[24] Argun OB, Chrouser K, Chauhan S, et al. Multi-institutional validation of an OSATS for the assessment of cystoscopic and ureteroscopic skills. J Urol, 2015,194(4):1098-1105.

[25] White MA, DeHaan AP, Stephens DD, et al. Validation of a high fidelity adult ureteroscopy and renoscopy simulator. J Urol, 2010,183(2):673-677.

[26] Adams F, Qiu T, Mark A, et al. Soft 3D-printed phantom of the human kidney with collecting system. Ann Biomed Eng,2017,45(4):963-972.

[27] Villa L, Somani BK, Sener TE, et al. Comprehensive flexible ureteroscopy (FURS) simulator for training in endourology: the k-box model. Cent Eur J Urol, 2016,69(1):118-120.

[28] Villa L, Şener TE, Somani BK, et al. Initial content validation results of a new simulation model for flexible ureteroscopy: the key-box. J Endourol, 2017,31(1):72-77.

[29] Matsumoto ED, Hamstra SJ, Radomski SB, et al. The effect of bench model fidelity on endourological skills. J Urol, 2002,167(March):1243-1247.

[30] Blankstein U, Lantz AG, John D'A,et al. Simulation-based flexible ureteroscopy training using a novel ureteroscopy part-task trainer. J Can Urol Assoc, 2015,9:331-935.

[31] Michel MS, Knoll T, Köhrmann KU, et al. The URO Mentor: development and evaluation of a new computer-based interactive training system for virtual life-like simulation of diagnostic and therapeutic endourological procedures. BJU Int, 2002,89(3):174-177.

[32] Watterson JD, Beiko DT, Kuan JK, et al. A randomized, prospective blinded study validating the acquisition of ureteroscopy skills using a computer based virtual reality endourological simulator. J Urol,2002,168(5):1928-1932.

[33] Wilhelm DM, Ogan K, Roehrborn CG, et al Assessment of basic endoscopic performance using a virtual reality simulator. J Am Coll Surg, 2002,195(5):675-681.

[34] Jacomides L, Ogan K, Cadeddu JA, et al. Use of a virtual reality simulator for ureteroscopy training. J Urol, 2004,171(1):320-323.

[35] Ogan K, Jacomides L, Shulman MJ, et al. Virtual ureteroscopy predicts ureteroscopic proficiency of medical students on a cadaver. J Urol, 2004,172(2):667-671.

[36] Knoll T, Trojan L, Haecker A, et al. Validation of computer-based training in

ureterorenoscopy. BJU Int, 2005,95(9):1276-1279.

[37] Dolmans VEMG, Schout BMA, de Beer NAM, et al. The virtual reality endourologic simulator is realistic and useful for educational puroses. J Endourol, 2009,23(7):1175-1181.

[38] Mishra S, Sharma R, Kumar A,et al. Comparative performance of high-fidelity training models for flexible ureteroscopy: are all models effective. Indian J Urol, 2011,27(4):451-456.

[39] Chou DS, Abdelshehid C, Clayman RV, et al. Comparison of results of virtual-reality simulator and training model for basic ureteroscopy training. J Endourol, 2006,20(4):266-271.

[40] Matsumoto ED, Pace KT, Honey RJDA. Virtual reality ureteroscopy simulator as a valid tool for assessing endourological skills. Int J Urol, 2006,13(7):896-901.

[41] Dai JC, Lendvay TS, Sorensen MD. Crowdsourcing in surgical skills acquisition: a developing technology in surgical education. J Grad Med Educ, 2017,9(6):697-705.

[42] Conti SL, Brubaker W, Chung BI, et al. Crowd sourced assessment of ureteroscopy with laser lithotripsy video feed does not correlate with trainee experience. J Endourol, 2018,33(1):end.2018.0534.

[43] James J. A new, evidence based estimate of patient harms associated with hospital care. J Patient Saf, 2013,9(3):122-128.

[44] Brunckhorst O, Shahid S, Aydin A, et al. Simulation-based ureteroscopy skills training curriculum with integration of technical and non-technical skills: a randomized controlled trial. Surg Endosc, 2015,29(9):2728-2735.

[45] Weld LR, Stringer MT, Ebertowski JS, et al. TeamSTEPPS improves operating room efficiency and patient safety. Am J Med Qual, 2016,31(5):408-414.

[46] de Vries AH, Schout BMA, van Merriënboer JJG, et al. High educational impact of a national simulation-based urological curriculum including technical and non-technical skills. Surg Endosc Other Interv Tech, 2017,31(2):928-936.

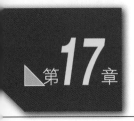

Jens J. Rassweiler, Marcel Fiedler, Nikos Charalampogiannis,
Ahmet Sinan Kabakci, Remzi Sağlam, Jan-Thorsten Klein

机器人设备和输尿管镜

17.1 简 介

最近开发的机器人设备可以显著弥补输尿管软镜（flexible ureteroscopy，FURS）的人体工程学缺陷。2008 年，Mihir Desai 报道了第 1 例使用专门为心脏病设计的 Sensei-Magellan 系统进行的机器人辅助 FURS 手术，目前这个项目已经停止。

Avicenna Roboflex™ 由控制台和 FURS 操纵器组成。控制台有一个带有扶手和 2 个内镜操纵杆的可调节座椅；右轮可实现类似于任何标准 FURS 手柄的偏转。左操纵杆允许旋转以及推进和缩回软镜。首组临床研究证明了该设备的安全性和有效性，以及能够显著改善术者的人体工程学。未来仍需要大量研究评估机器人辅助 FURS 的最终效用。

J. J. Rassweiler (✉) • M. Fiedler • N. Charalampogiannis
Department of Urology, SLK Kliniken Heilbronn, University of Heidelberg,
Heilbronn, Baden-Württemberg, Germany
e-mail: jens.rassweiler@slk-kliniken.de

A. S. Kabakci
Department of Urology, SLK Kliniken Heilbronn, University of Heidelberg,
Heilbronn, Baden-Württemberg, Germany

Department of Bioengineering, Hacettepe University, Ankara, Turkey

R. Sağlam
Department of Urology, Medicana International Hospital, Ankara, Turkey

J.-T. Klein
Department of Urology, Medical School Ulm, University of Ulm, Ulm, Germany

© Springer Nature Switzerland AG 2020
B. F. Schwartz, J. D. Denstedt (eds.), *Ureteroscopy*,
https://doi.org/10.1007/978-3-030-26649-3_17

17.2　引　言

自 20 世纪末以来，随着视频技术的不断发展和物理原理的实现，以及机器人辅助手术的引入，微创手术已经取代了开放手术的多种适应证[1-3]，这是一个持续的过程。20 个世纪末，体外冲击波碎石术（ESWL）开始主导治疗决策，不再使用开放手术，腔内泌尿外科手术的应用也减少，如输尿管镜（URS）和经皮肾镜取石术（PCNL）。随后，逆行肾内手术（RIRS）脱颖而出，成为了非常重要的手术方式[4-6]。

微创手术的发展是基于腔内泌尿器械的不断改进和设备的逐渐小型化[7,8]，但是 FURS/RIRS 受限于结石操作、激光碎石或取石过程中的人体工程学缺陷，在治疗多发结石或较大肾结石时可能面临挑战，甚至可能导致泌尿外科医生罹患骨科疾病[9,10]。借助主从系统在腹腔镜手术以及最近在心脏病学和介入放射学方面的有用经验，多个研究小组关注了 FURS/RIRS 机器人设备的实用性和进一步改进，以克服大多数此类手术的方法学障碍（表 17-1）。本章将重点关注机器人辅助 FURS 技术的发展，包括视频技术、设备和术中导航技术的进展[11-15]。

17.3　机器人手术器械的发展历史

机器人手术系统的出现彻底改变了视频内镜手术，尤其是在泌尿外科领域（表 17-1）。早在 1996 年，Buess 和 Schurr 等就开发了 ARTEMIS 系统，并在实验模型中成功完成了远程腹腔镜胆囊切除术（图 17-1A）[16]。尽管在腹部和心脏手术中进行了各种令人充满期待的试验，但目前该设备仍停留在实验阶段。

基于语音控制的摄像镜头臂 AESOP，研究者们开发出了 ZEUS 系统（Computer motion Inc., Goleta，CA，USA），并已经将其应用于心脏和妇科手术[17]。ZEUS 系统（图 17-1B）由 1 个控制单元和 3 个远程机械臂组成。用小推车运送 3 个独立的机械臂并将其手动安装在手术台的导轨上。手术医生坐在开放式控制台上的带扶手的高背椅中操作设备控制器。采用 ZEUS 系统进行的最令人印象深刻的手术演示是 Marescaux 首创的跨大西洋腹腔镜胆囊切除术（Lindbergh-procedure）[18]。

与 ZEUS 系统类似，da Vinci 手术系统（Intuitive Surgical，Sunnyvale，USA）最初也是为机器人辅助冠状动脉手术而设计的[19]。2000 年，

表 17-1 外科手术中重要的机器人系统概述

机器人系统	描述	评论
Robodoc	基于关节 CT 重建自动钻孔，植入髋关节假体	临床问题（疼痛）
Caspar	基于 CT 进行髋关节假体自动钻孔	临床不再使用
Probot	基于经直肠超声检查的前列腺自动切除术	临床不再使用（仅原型）
Neuro-arm	附带开放式控制台的主从系统，用于神经外科手术	开发公司已注销
AESOP	用于腹腔镜手术的声控摄像臂	开发公司已注销
ARTEMIS	附带开放式控制台的主从系统，用于腹腔镜手术	只处于试验阶段
ZEUS	附带开放式控制台的主从系统，用于腹腔镜手术	开发公司已注销
da Vinci	附带开放式控制台的主从系统，用于腹腔镜手术	仍在使用，目前发展至第四代设备
Sensei-Magellan	用于血管造影和心脏病学的主从系统	不适合腔内泌尿外科手术（比如输尿管软镜）
Avicenna Roboflex	附带开放式控制台的主从系统，用于输尿管软镜	仍在使用，目前发展至第三代设备
Focal one	进行经直肠高强度聚焦超声治疗的自动化系统	仍在使用，目前发展至第三代设备
Aquabeam	基于经直肠超声检查行经尿道前列腺电切术（Aquablation）的自动化系统	首次临床试验
Monarch	附带手柄的主从系统，用于支气管镜检查	首次临床试验

Binder 在 Frankfurt 率先开展了首例机器人辅助根治性前列腺切除术，随后其他欧洲团体也相继效仿[20-22]。2001 年，Menon 等在泌尿外科领域取得了突破性进展，建立了一套完整的临床工作方案[23]。随后，美国 FDA 批准将该系统用于前列腺手术。da Vinci 2000 系统通过引入 Endo-wrist™ 技术，充分解决了传统腹腔镜手术的大多数人体工程学问题，如有限的深度感知、手眼协调和运动范围。da Vinci 手术系统提供了一个封闭式控制台，具有可以内嵌显示的 3D-CCD 视频系统。操纵具有 7 个自由度的机械臂的主手柄可以通过离合机制实现符合人体工程学的工作位置的调整[24]。在过去的 10 年中该公司进一步完善了 da Vinci 手术系统，如 da Vinci Si、X 和 Xi 系统（图 17-1C、D），都是目前高级别机器人手术系统的代表[24-27]。

17.4　FURS 手术的人体工程学缺陷

手术医生需要站立操作，通过脚踏板控制透视和激光设备，同时用一只手固定内镜的位置，用另一只手偏转 / 旋转内镜（表 17-2）。此外，助手需要插入激光光纤或其他辅助器械（取石网篮、N-gage），并根据术者的要求进行开合操作。在这个过程中，术者和助手的工作空间非常有限。因此，机器人设备的改进目标应主要放在主从系统上，应能为术者提供符合人体工程学的工作位置和降低内镜操作难度，同时不能增加泌尿生殖系统的损伤风险。

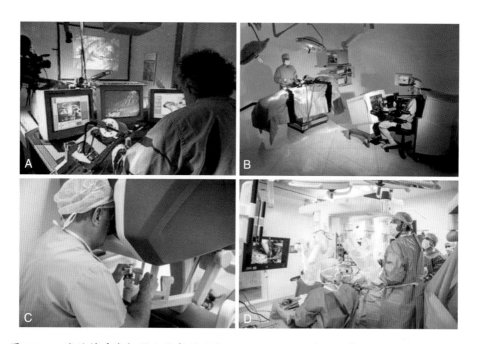

图 17-1　腹腔镜手术机器人设备的历史。A.ARTEMIS 系统：第一个用于试验的主从系统（G. Buess，German Nuclear Research Centre，Karlsruhe，Germany）。具有开放式控制台，采用了带偏光眼镜的 3D 视频技术。B.ZEUS 系统：第一个在临床上用于腹腔镜冠状动脉血运重建的机器人系统。具有开放式控制台，但是设备只有 5 个自由度。采用 3D 视频技术，附带头盔或 2D 视频。C.da Vinci Xi 系统：机器人控制系统与上一代相同，采用内嵌 3D 高清视频技术，所有器械都有 7 个自由度。D.da Vinci Xi 系统：具有四臂系统，腹腔镜镜头可以经每个鞘管插入。可以在不脱机的情况下移动手术台（Trumpf Medical），并可将机器人集成到新的 OR-1 系统（Karl Storz）中（A、B 来自 Rassweiler 等[30]，获得 Springer Nature 公司的许可）

17.5 FURS 主从系统的发展历史

机器人主从系统的发展不仅局限于腹腔镜手术（表 17-1），在神经外科、NOTES、介入放射学、心脏病学和腔内泌尿学领域也开发出了相应的机器人设备[28-31]。

17.5.1 Sensei-Magellan 系统

2008 年，Desai 等[12]首次报道了一种使用专为心血管和血管造影设计的 Sensei-Magellan 系统的机器人辅助 FURS（Hansen Medical，Mountain View，USA）。该装置有不同的组成部分：一个开放式控制台，

表 17-2　肾内结石处理过程中传统输尿管软镜（FURS）的人体工程学要求

操作手法	具体位置	操作人员
插入输尿管镜	双手手指（尿道口和仪器）	术者
输尿管镜偏转	手拿着手持设备	术者
	拇指放在把手上	
	手指放在尿道口上	
输尿管镜旋转	手拿着手持设备	术者
	另一只手的手指放在尿道口上	
透视	右脚（脚踏开关）	术者（放射技师）
手术台 /C 臂的移动	右脚（脚踏开关）手（手动）	放射技师（术者、助手）
灌注冲洗		
通过注射器	手	护士 / 助手
通过机械设备	脚	护士 / 助手（术者）
通过泵	手指激活（按钮）	护士 / 技术员
激光碎石术		
插入光纤	手指放在输尿管镜上	护士 / 助手
激光设置	手指（按钮）	护士 / 技术员
激活	右脚（脚踏开关）	术者
网篮 / 抓钳的使用		
插入	手指放在输尿管镜上	护士 / 助手
操作	手和拇指	术者
取出	手指放在把手上	护士 / 助手

（引自 Rassweiler 等[30]，获得 Springer Nature 公司的许可）

提供一个带扶手的椅子和一个控制插入导管移动的操纵杆。控制台提供两个屏幕用于透视和内镜图像。机械臂由电子马达驱动以操纵柔性导管。电子机架包含计算机硬件、电源和视频分配单元（图 17-2A）。

机器人软性导管系统由外导管鞘（14/12Fr）和内导管芯（12/10Fr）组成。对于机器人辅助 FURS，将 7.5Fr 纤维输尿管软镜插入并固定在内导管腔内。因此，导管系统的远程操作可操作输尿管镜前端（图 17-2b）。外导管鞘的顶端位于肾盂 - 输尿管交界处，以稳定集合系统内的内芯导航（图 17-2C）。在该系统中，输尿管镜只能被动操作，这是一个问题，因为机械臂主要是为介入放射学设计的（表 17-3；图 17-2D）。随后这个项目在最初的 18 例治疗后就停止了[11-13]。

17.5.2　Roboflex Avicenna 原型

自 2010 年以来，ELMED 公司（Ankara，Turkey）一直致力于研发一款专门针对 FURS 的机器人[14]。研发人员不断地开发 Roboflex Avicenna

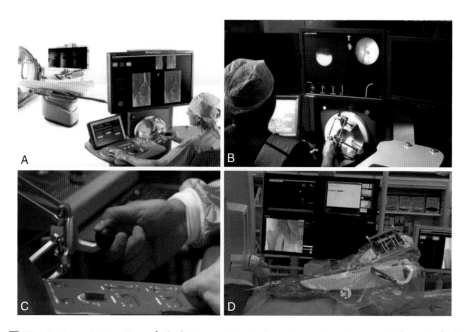

图 17-2　Sensei-Magellan 系统（Hansen Medical，Mountain View，USA）。A. 专为血管造影和心脏血管介入而设计的主从系统。B. 在机器人辅助 FURS 检查期间，开放的控制台上使用操纵内镜和透视。C. 控制台上的操纵杆控制内鞘的偏转和旋转。D. 在血管造影期间，手术台上覆盖着无菌巾（A、B 引自 Rassweiler 等[30]，获得 Springer Nature 公司的许可）

表 17-3 Sensei™ 和 Roboflex™ 系统的人体工程学特性比较

功能	Sensei 系统	Roboflex 系统
座椅	可调节马鞍式座椅	可调节座椅
	没有扶手	一体化臂托和脚踏板
成像	集成控制台	集成控制台
	屏幕可以显示透视图像和内镜图像	屏幕可以显示内镜图像
	动画显示导管尖端位置（3D 导航）	动画显示输尿管镜在集合系统的位置
插入输尿管镜	内鞘的间接插入（镜子粘在鞘上）	通过左操纵杆进行微调，数字显示水平运动
输尿管镜偏转	基于单个操纵杆的内鞘间接偏转（omega-force dimension）	通过右操纵轮可微调偏转，并显示偏转的角度和方向
灌注冲洗	没有整合灌溉冲洗系统	由触摸屏激活的灌溉冲洗泵
激光碎石术	没有整合激光光纤的功能	由触摸屏整合控制激光光纤
网篮 / 抓钳的使用	没有整合网篮或抓钳的功能	没有整合网篮或抓钳的功能

（引自 Rassweiler 等 [30]，获得 Springer Nature 公司的许可）

系统针对 FURS 的所有必要功能以将其用于 FURS 检查 [15]。其原型有一个小型控制台，控制台带有一个集成的平板屏幕和两个操纵杆，用于移动内镜，内镜由机械臂（操纵器）的手柄把持。之后的改进保留了基本设计，实现了几项重大改进，包括功能屏幕的尺寸和设计，控制内镜旋转和偏转的操纵杆的设计，以及内镜偏转和操纵器旋转范围的微调（表 17-3）。实际上，Roboflex Avicenna 是唯一一个专门为 FURS 而开发的机器人系统 [21,32]。该设备自 2013 年起就已获得 CE 标志，正在等待美国 FDA 的批准。

17.5.3 Monarch 平台

2018 年 3 月，Monarch 平台首次应用于机器人支气管镜临床病例 [31]。该系统利用普通内镜检查程序将软性管道插入体难以直接到达的位置（表 17-1）。一名接受过该系统培训的医生借助 3D 模型使用一个视频游戏风格的控制器在内部导航。Monarch 平台与 Sensei-Magellan 系统一样使用机器人控制外鞘，使用 2 个机械臂（1 个用于外鞘，1 个用于内镜）来推进和缩回内镜；软镜的附加活动能够到达支气管系统的远端小分支；采用集成灌洗系统；另一个主要特点是集成了 CT 成像来引导活检。当然，Monarch 平台也许很快就能用于 FURS 检查。

17.6　Avicenna Roboflex 系统的临床应用体会

基于与土耳其 Ankara 的设备开发公司和临床伙伴的密切合作，我们拥有了 Avicenna Roboflex 系统临床应用的重要经验，并且想要更详细地关注该机器人系统[32]。

17.6.1　设备的设计

Avicenna Roboflex 机器人系统由开放式控制台和 FURS 操作台组成。操作台利用自身的机械装置驱动 FURS（图 17-3A）。软镜手柄直接连接到专门设计的机械臂连接板上（图 17-3B）。微电机通过手柄的转向杆移动，在多种运动范围内可实现偏转。机器人操作臂可实现 FURS 的双向旋转、推进和退回。此外，其高度可以根据患者的体型进行调整，而且有 3 个可更换的连接板可用于 3 种电子 FURS（Karl Storz Flex X2；Olympus URF-V2；Wolf Cobra/Viper digital）。

机械臂的所有功能都由控制台控制，控制台有一个集成的可调节座椅，带有 2 个扶手和 2 个集成脚踏板，通过气动脚踏控制器激活放射透视和激光碎石设备（图 17-3C）。控制台上的控制面板为触摸屏。集成高清监视器可以显示软镜影像和集合系统中 FURS 位置的所有信息（图 17-3D）。FURS 的所有主要操作都可以在控制面板上进行微调，例如范围为 150mm 的水平移动（即软镜的插入 / 抽出），双侧旋转（每侧可达 220°），以及视野偏转范围（每侧可达 262°）。为此，左手控制一个专门开发的水平操纵杆，而右手使用一个轮子来控制偏转。软镜导航的所有数字参数都显示在控制面板和高清屏幕上。偏转范围可以根据欧洲和美国的设置进行调整。此外，冲洗液的注入速度可与激光光纤的电动插拔一起调节。

17.6.2　手术技术

准备对患者进行麻醉的同时，将一个无菌隔菌罩覆盖在机器臂上。应采用标准化技术，常规使用 12/14F 带亲水涂层的输尿管扩张鞘（35cm 至 45~55cm；Flexor parallel，Cook Medical，Daniels Way，USA），将安全导丝（专用镍钛合金丝 0.35in × 150cm，IMP，Karlsruhe，Germany）放置于扩张鞘内，扩张鞘应放置在肾盂输尿管连接部下方 1cm 处（图 17-4A），这样可以充分发挥 FURS 的灵活性。根据每位手术医生的习惯调整好座椅和扶手的位置，随后手动将 FURS 放置到扩张鞘内，用 1~2 个固定

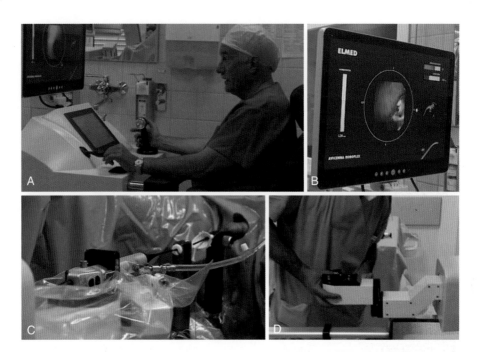

图 17-3 Avicenna Roboflex 系统（ELMED，Ankara，Turkey）。A. 带有数字输尿管软镜（Flex XC，Karl Storz，Tuttlingen，Germany）的机械臂固定在主板上，柔性部分由 1 或 2 个稳定器支撑，然后进入通道鞘。B. 更换主板（当使用一次性设备时）。C. 开放式控制台上使用精密的操纵杆，左手进行旋转和插入 / 回缩，右手控制偏转的微调。触摸屏用于激活激光、灌溉冲洗和微调运动。D. 集成屏幕可以显示内镜数字图像，以及内镜轴向和偏转的信息（A~C 来自 Rassweile 等 [30]，获得 Springer Nature 公司的许可）

夹固定（图 17.3A）。根据结石的位置和大小确定机械臂的最终位置，确定好后按下刹车键将其锁定。

将软镜放置在与扩张鞘前端水平距离 50mm 处。采用瞬时数字透视确定结石和器械的实际位置（图 17-4B）。当软镜到达肾盂后根据肾脏的轴线旋转软镜，然后对整个肾盂集合系统进行系统检查。找到结石时，需要抽回软镜并稍微伸直（<70°）以保证激光光纤的安全插入。Roboflex™ 系统具有记忆功能，插入激光光纤过程中当镜下观察到光纤尖端时，可利用记忆功能将其引导调整至原先位置。当然，随着术者经验的增加，可以选择不使用此功能。

原则上任何钬激光设备都可以配合使用，但我们强烈推荐应用低能量条件下频率高的激光设备，如 Lumenis Pulse 120（Lumenis，Yokneam，Israel）或 Sphinx Jr（LISA laser products，Katlenburg，Germany）均搭配

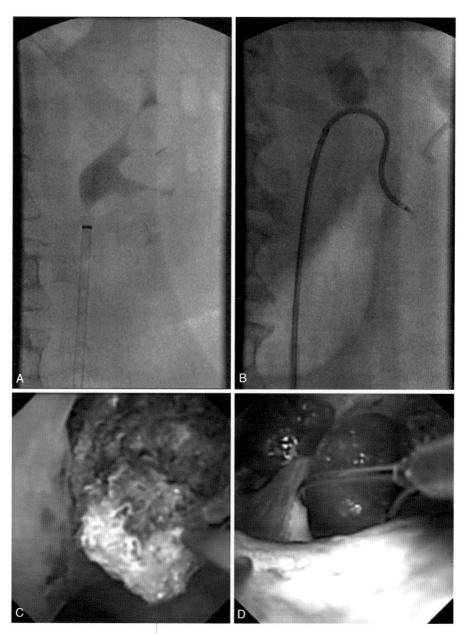

图 17-4　机器人辅助输尿管软镜（FURS）检查中的结石处理。A. 术前透视检查（Siemens Lithoskop, Erlangen, Germany）。通道鞘必须放在肾盂输尿管连接处下方 1cm 处，以尽量减少在偏转过程中对内镜的损害。B. 激光碎石期间的透视检查，确认内镜的位置。C. 碎石期间使用钬激光粉末化碎石（0.5J，15Hz）的数字内镜图像（3 倍放大率）。D. 使用 N-Gage 篮（Cook Medical, Daniels Way, USA）抓取碎石的内镜下图像。机器人将助手与外科医生分开（A~C 引自 Rassweiler 等 [30]，获得 Springer Nature 公司的许可）

口径相当细的激光光纤（200~270μm 光纤；Slimline，Rigifib）。激光碎石是通过激光光纤的尖端在毫米范围内的蠕蠕运动来完成的，目的是击碎或"粉末化"结石（0.5J，15Hz）（图 17-4C）；一旦碎石开始，能量的增加可能有助于产生"爆米花效应（pop-corn effect）"或更好的"按摩浴缸效应（Jacuzzi effect）"，使结石粉碎得更精细，就好像将激光纤维固定在肾盏颈部，进行体内冲击波碎石术（图 17-4D）。

必要时可引入无尖端取石网篮或其他类似镊子的装置（如 N-gageTM，Cook）回收结石碎块，此时分开控制台上的外科医生与手术床旁的助手将非常有利于操作（图 17-4D）。夹住结石碎块后即可回退软镜，此时显示的软镜顶端沿水平轴位置的数值非常有助于预测结石碎块何时到达扩张鞘的远端，当结石碎块被拉入鞘内时，助手将输尿管镜与远端稳定器断开，取出结石。治疗的终点是软镜检查无结石残留，或者残留的结石粉末或碎块直径 <2mm。在软镜直视下取出扩张鞘，放置双 J 型支架，我们通常在支架尾端系线并将线绑在 Foley 导尿管上，方便第二天早上拔出尿管的同时取出支架。

17.6.3 临床研究

对该装置的临床研究是依照外科技术创新阶段使用的 IDEAL 系统［idea, development, evaluation, assessment, long-term study（理念、开发、评估、评价、长期研究）］来完成的 [33]。在 Ankara 进行的原型研究已经初步证明了其安全性 [14]。随后又进行了一项多中心观察性研究，7 名经验丰富的外科医生在泌尿外科医生的（R.S.）指导下（IDEAL 第 2 阶段）治疗了 81 例肾结石患者（平均年龄 42 岁，年龄范围 6~68 岁；结石平均体积 1 296+/–544，体积范围 432~3 100mm³），该研究（IDEAL 第 2 阶段）参与了设备的研发和临床推广，Roboflex™ 系统在人体工程学方面的改进可以通过经过验证的调查问卷（表 17-4）来证实。

在一项多中心 Ⅱ 期临床研究中，两个欧洲医疗中心（Ankara, Heilbronn）一共收集了 266 例患者的数据，评估了该设备在临床实践中的有效性 [32]，我们再次证实了该系统的安全性和有效性，与常规输尿管软镜手术数据相比，虽然机器人组对接时间更长（4min *vs.* 1min），但两组在寻找结石时间（4min *vs.* 3.7min）、结石体积与软镜操作时间关系（1 620mm³ *vs.* 1 300mm³，96min *vs.* 53min）等方面表现相似。此外，我们的研究中安全和成功地实现了软性输尿管镜的所有技术参数和操作标准，例如激光粉末化碎石，产生爆米花或按摩浴缸效应，以及套取更大的结石碎片[17]。在上述研究中，Avicenna Roboflex™ 被证明是安全的，只有 2 例患者因技术故障需要转为经典输尿管镜手术，显著减少了外科医生的术中辐射暴露剂量。总之，我们能够在临床实践中轻松地应用该系统完成手术任务。

最近，Geavlete 等开展了一项 Ⅲ 期临床研究，比较了 132 例患者分别行机器人辅助 FURS 手术与传统 FURS 手术的效果[34]。结果显示两组的治疗时间（51min *vs*. 50min）和碎石时间（37min *vs*.39min）相似，但机器人组患者的净石率更高（92.4 *vs*. 89.4%）。详见表 17-5。

17.7 讨 论

17.7.1 腔内泌尿外科的机器人辅助技术

在过去的 15 年中，机器人辅助技术已经成为泌尿外科腹腔镜手术中至关重要的角色[20,24,26]。2016 年，da Vinci 系统在全球的安装量增长了 21%，达到 2 500 多台，机器人手术量增长了 25%，达到 45 万余台，主要用于泌尿外科、妇科和内镜外科[35]。机器人辅助手术的主要优势中人体工程学方面的显著改进使腹腔镜技术具有可接受的学习曲线，从而能使其得到广泛应用。

机器人主从式系统的使用并不限于腹腔镜手术，在胃肠病学、心脏病学、介入放射学、神经外科以及其他腔内泌尿领域也有应用[28-32]。在腔镜泌尿外科领域，最初进行机器人辅助 FURS 手术的尝试是对应用于心脏介入手术的 Sensei-Magllen™ 系统进行修改[11-13]。在这个系统中，术者坐在一个开放式控制台前，通过操纵杆直接控制用于心脏介入的可操纵软管（图 17.2A）。遥操作系统（Omega X，Force Dimension，Nyon，Switzerland）操纵设备的外鞘和内鞘。为了在操作时保持输尿管软镜的灵活性，必须将输尿管软镜的末端固定在导管内，这意味着输尿管镜只能被动操作，而无法利用其自身的偏转机制。该系统可能非常适用于经血管机器人房颤消融术或任何基于导管的血管造影手术，在 FURS 中的应用尚缺乏足够的证据支持[11-13,32]。

表 17-4　用经过验证的问卷比较传统与机器人辅助输尿管镜软镜（FURS）的人体工程学

A. 术者经验

术者	1	2	3	4	5	6	7	平均值
姓名	B.E.	A.Y. M	K.S	R.S.	Z.T.	J.R	O.T.	
年龄（年）	51	52	50	67	40	59	46	52.14
FURS经验（年）	16	7	10	5	5	16	15	10.57
FURS工作量（小时/周）	10	12	15	7	10	6	18	11.14

B. 传统 FURS

术者	1	2	3	4	5	6	7	平均值
抱怨（0~5分）								
肌肉骨骼痛	3	3	3	3	3	3	1	2.71
颈痛	3	2	2	2	2	3	1	2.14
肩膀僵硬	5	3	3	4	2	3	1	3.00
手臂痛	5	3	3	4	3	3	1	3.14
前臂痛	5	3	3	3	3	4	1	3.14
肘部僵硬	5	2	2	2	2	4	2	2.71
手痛	3	3	3	3	4	4	2	3.14
手腕僵硬	3	4	4	3	3	4	1	3.14
手指麻木	1	2	2	1	3	3	2	2.00
后背痛	3	1	1	2	3	3	1	2.00
腿痛	2	2	2	2	3	4	2	2.43
眼睛疲劳	0	2	2	2	3	2	1	1.71
总分（分）	38	30	30	31	34	40	16	31.3*

C. 机器人辅助 FURS

术者	1	2	3	4	5	6	7	平均值
抱怨（0~5分）	机器人辅助FURS	机器人辅助FURS	机器人辅助FURS	机器人辅助FURS	机器人辅助FURS	机器人辅助FURS	机器人辅助FURS	平均值
肌肉骨骼痛	0	1	0	0	0	0	0	0.14
颈痛	0	0	0	0	1	1	0	0.29
肩膀僵硬	2	0	0	1	0	0	0	0.43
手臂痛	2	1	1	1	0	0	0	0.71
前臂痛	2	1	1	0	0	0	0	0.57
肘部僵硬	2	0	0	0	0	0	0	0.29
手痛	2	0	0	0	1	1	1	0.71
手腕僵硬	0	0	0	0	1	0	1	0.29
手指麻木	0	1	1	1	1	1	1	0.86
后背痛	0	0	0	0	0	1	0	0.14
腿痛	0	0	0	0	0	2	0	0.29
眼睛疲劳	0	1	1	0	2	1	1	0.86
总分（分）	10	5	4	3	6	7	4	5.6*

*$P<0.01$（引自 Saglam 等 [15]，获得 Elsevier 公司的许可）

表 17-5　机器人辅助输尿管软镜（FURS）的临床研究比较

参数	Desai 等（2011）	Saglam 等（2014）	Geavlete 等（2016）	Rassweiler 等（2018）
机器人系统	Sensei（Hansen Medical）	Roboflex-prototype 2（ELMED）	Roboflex-prototype 2（ELMED）	Roboflex-final design（ELMED）
患者数（例）	18（男性 12）	81（男性 56）	67（男性 27）	266（男性 176）
结石直径	10（5~15）mm	13（5~30）mm	21（11~36）mm	14（5~30）mm
多个结石	3（16.7%）	52（64.2%）	23（34.3%）	192（72.2%）
总手术时间	91（60~130）min	74（40~182）min	51（38~103）min	96（59~193）min
机器人安装	7（4~18）min	1（0.5~2）min	不详	4（1~29）min
结石定位	9（1~36）min	4（2~8）min	不详	4（1~12）min
术中并发症	0	1（1.2%）设备事故	0	2（0.7%）设备事故
结石完全粉碎	17（94.4%）	79（96.2%）	65（98.5%）	258（96.9%）

（引自 Rassweiler 等[30]，获得了 Springer Nature 公司的许可）

　　最近新的 Monarch™ 系统被大力推广。该系统开发的初衷是辅助支气管镜检查，但未来可能会用于其他软性内镜检查（如 FURS/RIRS）[31]。有趣的是，该系统的操作似乎是基于与 Sensei-Magellan™ 系统相同的工作原理，而不是支气管镜的机械工作原理。唯一的区别是外科医生不使用操纵杆，是通过类似于电脑游戏的手 1 持键盘来控制设备。两臂有一个集成的电缆驱动系统，带有类似于 da Vinci 设备的小轮子，使内鞘或外鞘的尖端能够灵活移动，两臂贴近就可以让内鞘前移。没有集成其他特殊功能（即激光光纤的移动和激活），因此尚不清楚 Monarch 系统是否真的适用于机器人辅助 FURS 检查。

17.7.2　机器人辅助 FURS 的重要性

　　Avicenna Roboflex 系统专为 FURS /RIRS 而设计。一些特定的技术如数字内镜的尖端视频技术、内镜的简单操作技术以及激光激活和荧光透视，对于机器人辅助 FURS 检查非常重要。Roboflex 系统通过对手柄运动的数字控制来使用内镜的机械功能。该系统需要具备兼容性，主板可以更换；可以使用不同种类的电子输尿管镜，包括一次性设备；可以兼容任何钬激光碎石机，激光设备可以兼容所有激光纤维。该系统的主要优点是可以将所有 FURS 新技术立即投入应用（包括视频技术、器械或工作通道）。

研究者在开发阶段就专门对输尿管镜导航的两个操纵杆进行了显著改进（表 17-5）。任何必要的运动（插入、缩回、旋转、偏转）都可以根据临床情况进行微调。旋转范围（每个方向 210°~420°）超出了经典 FURS 的最大人工操作旋转范围 120°。在机器人辅助偏转期间，轮子移动 10° 会使尖端偏转 3°，而用拇指手动操作同一内镜时会偏转 60°。

17.7.3　机器人辅助 FURS 的学习曲线

引入机器人手术系统的主要目的是改善微创手术的人体工程学，以缩短学习曲线，提高学习的质量和效果。1/3 的泌尿科医生报告了与使用传统 FURS 相关的手腕和其他人体工程学问题 [9,10]，最近发布的一个比较传统 FURS 与机器人辅助 FURS 的问卷中也反映出这个问题 [15]。Avicenna Roboflex™ 系统为显著改善人体工程学提供一个合适的平台（表 17-4）。

7 名外科医生经过简单的培训后使用机器人辅助 FURS 进行手术，并将结果与他们自己发表的传统 FURS 手术进行比较，所有人都能够在合理的时间范围内安全地完成机器人辅助 FURS 手术 [36,37]。此外在包含更多外科医生的第 2 项研究中，学习曲线也比较短（最多 5 个病例）。当然，与腹腔镜根治性前列腺切除术相比，逆行肾内手术并不复杂，尤其是在结石较小的情况下，可以使用镍钛合金网篮取出结石。此外，该系统也为手术医生提供了一个安全舒适的工作环境。基于此，我们能够将 FURS/RIRS 的适应证扩大到较大的肾结石，从而减少体外冲击波碎石术和经皮肾镜取石术的次数 [32]，也可以显著减少患者和外科医生的辐射暴露 [38,39]。

17.7.4　对 FURS 使用寿命的影响

不理想的人体工程学可能是导致 FURS 性能不佳的原因之一，主要是应用于复杂病例手术时可能需要二次手术以及反复使用造成的频繁维修。Care 等报道，在初次维修 FURS 之前，单个三级中心的损坏率为 8.1%，使用次数为 40~48 次 [40]。维修的主要原因是激光错误激发（36%）和过度的扭矩（28%）。理论上讲，Roboflex™ 系统仅在软镜伸直时才可插入光纤，步进式光纤电动推进器和镜体具有偏转力控制（最大 $1N/mm^2$）功能，应该有助于延长 FURS 的使用寿命。

然而，导致 FURS 损坏的因素多种多样，例如器械的消毒和清洁过程中处理不当或芯片的技术故障，并不是所有的故障都可以通过使用机器人辅助技术来避免。随着卫生安全标准变得更加严格，不再允许使用 Cidex（戊二醛）灭菌，因此，即使极小的工作通道泄漏，仍然需要对示波器进行彻底的维修或更换。另外，Roboflex™ 系统在临床常规使用中被证明非常稳定，在使用超过 300 例后只需要更换一次主板。

17.7.5　设备的局限性：成本讨论

对机器人 FURS 的使用一直充满争议，争议主要集中在不必要的费用、对机器人作用的夸大和设备的最终效能上 [38]。机器人的主要优势是便于集成和提取，而在传统 FURS 中，人体工程学普遍存在限制（表 17-2）。因此，在最近的一项使用简单内镜导航模型的实验研究中，两种技术之间没有显著差异 [38]。机器人 FURS 存在与 da Vinci 机器人手术系统类似的缺陷，即缺乏触觉反馈，但其数字内镜能够获得更佳的图像质量，弥补了这一缺陷。

和传统 FURS 一样，机器人 FURS 仍须遵循一定的指导原则：①放置一根与鞘平行的导丝；②进入集合系统时，FURS 不应预载激光纤维；③应将通道鞘放置在肾盂输尿管连接处下方 1cm 处（图 17-4A）。手术医生始终可以在屏幕或控制台上观察 FURS 偏转的方向和角度，这个方向和角度必须与内镜图像一致，以最大限度地降低黏膜和器械的受损风险。

成本是机器人手术系统无法避免的关注点 [41]。机器人系统的优势可能包括内镜更加耐用、操作时间更短、极少需要二次手术等。事实上，和采用 da Vinci 机器人系统进行前列腺根治术的患者一样，这些优势并没有考虑患者的任何需求。与其他学科使用机器人手术系统无法带来效益不同，机器人 FURS 在解除人体工程学限制、减少辐射暴露等方面优势明显。另一方面，与 da Vinci 系统不同的是，Avicenna Roboflex™ 系统只需要单次投资，不会带来进一步的成本（即手术器械）。此外，RIRS/FURS 可弥补 PCNL 手术的缺点。未来的研究必然更多地关注这些问题。

17.8　结　论

尽管 FURS 的应用越来越多，但 FURS 的操作技术在许多复杂情况下仍然面临挑战。因此，机器人辅助 FURS 应运而生。

Avicenna Roboflex™ 系统为机器人辅助 FURS 的应用提供了一个合适、安全、坚固的平台，极大地改善了人体工程学。但是，未来仍需要大量的研究来评估机器人辅助 FURS 的作用和价值（IDEAL 研究，第 3 阶段）。

（崔　亮　译，穆　莉　李学松　审）

参考文献

[1] Rassweiler JJ, Knoll T, Köhrmann KU, et al. Shock wave technology and application: an update. Eur Urol, 2011,59:784-796.

[2] Rassweiler JJ, Teber D. Advances in laparoscopic surgery in urology. Nat Rev Urol, 2016,13:387-399.

[3] Rassweiler J, Binder J, Frede T. Robotic and telesurgery: will they change our future. Curr Opin Urol, 2001,11:309-320.

[4] Monga M, Dretler SP, Landman J, et al. Maximizing ureteroscope deflection: "play it straight". Urology, 2002,60:902-905.

[5] Beiko DT, Denstedt JD. Advances in ureterorenoscopy. Urol Clin North Am, 2007,34:397-408.

[6] Preminger GM, Tiselius HG, Assimos DG, et al. 2007 Guideline for the management of ureteral calculi. Eur Urol, 2007,52:1610-1631.

[7] Wright AE, Rukin NJ, Somani BK. Ureteroscopy and stones: current status and future expectations. World J Nephrol, 2014,3:243-248.

[8] Rassweiler J, Rassweiler MC, Klein J. New technology in ureteroscopy and percutaneous nephrolithotomy. Curr Opin Urol, 2016,26:95-106.

[9] Elkoushy MA, Andonian S. Prevalence of orthopedic complaints among endourologists are common and their compliance with radiation safety measures very important. Endourology,2011,25(10):1609-1613.

[10] Healy KA, Pak RW, Cleary RC, et al. Hand and wrist problems among endourologists are very common. Endourology, 2011,25(12):1905-1920.

[11] Aron M, Haber GP, Desai MM, et al. Flexible robotics: a new paradigm. Curr Opin Urol, 2007,17(3):151-155.

[12] Desai MM, Aron M, Inderbir SG, et al. Flexible robotic retrograde renoscopy: description of novel robotic device and preliminary laboratory experience. Urology, 2008,72:42-46.

[13] Desai MM, Grover R, Aron M, et al. Robotic flexible ureteroscopy for renal calculi: initial clinical experience. J Urol, 2011,186:563-568.

[14] Saglam R, Kabakci AS, Koruk E, et al. How did we designed and improved a new Turkish robot for flexible ureterorenoscopy. J Endourol, 2012,26(suppl1):A275. (MP44-12).

[15] Saglam R, Muslumanoglu AY, Tokatlı Z, et al. A new robot for flexible ureteroscopy: development and early clinical results (IDEAL Stage 1-2b). Eur Urol, 2014,66:1092-1100.

[16] Schurr MO, Buess G, Neisius B, et al. Robotics and telemanipulation technologies for endoscopic surgery. A review of the ARTEMIS project. Surg Endosc, 2000,14:375-381.

[17] Reichenspurner H, Damiano R, Mack M, et al. Use of the voice-controlled surgical system ZEUS for endoscopic coronary bypass grafting. J Thorac Cardiovasc Surg, 1999,118:11-16.

[18] Marescaux J, Leroy J, Gagner M, et al. Transatlantic robot-assisted telesurgery. Nature, 2001,413:379-380.

[19] Mohr FW, Falk V, Diegeler A, et al. Computer-enhanced coronary artery surgery. J Thorac Cardiovasc Surg, 1999,117:1212-1215.

[20] Binder J, Kramer W. Robotically assisted laparoscopic radical prostatectomy. BJU Int, 2001,87:408-410.

[21] Abbou CC, Hoznek A, Salomon L,et al. Laparoscopic radical prostatectomy with a remote controlled robot. J Urol, 2001,165:1964-1966.

[22] Rassweiler J, Frede T, Seemann O, et al. Telesurgical laparoscopic radical prostatectomy. Eur Urol, 2001,40:75-83.

[23] Menon M, Shrivastava A, Tewari A, et al. Laparoscopic and robot assisted radical prostatectomy: establishment of a structured program and preliminary analysis of outcomes. J Urol, 2002,168:945-949.

[24] Leal Ghezzi T, Campos Corleta O. 30 years of robotic surgery. World J Surg, 2016,40: 2550-2557.

[25] Rassweiler JJ, Autorino R, Klein J, et al. Future of robotic surgery in urology. BJU Int,2017,120:822-841.

[26] Rassweiler JJ, Goezen AS, Rassweiler-Seyfried MC, et al. Robots in urology: an analysis of present and future devices. Urologe A, 2018,57:1075-1090.

[27] Territo A, Gausa L, Alcaraz A, et al. The European experience on robot-assisted kidney transplantation: minimum of one-year follow-up. BJU Int, 2018,122:255-262.

[28] Harris SJ, Arambula-Cosio F, Mei Q, et al. The Probot-an active robot for prostate resection. Proc Inst Mech Eng H, 1997,211:317-325.

[29] Sutherland GR, Maddahi Y, Gan LS, et al. Robotics in the neurosurgical treatment of glioma. Surg Neurol Int, 2015,6(Suppl 1):S1-8.

[30] Rassweiler J, Fiedler M, Charalampogiannis N, Kabakci AS, Saglam R, Klein JT. Robotassisted flexible ureteroscopy: an update. Urolithiasis, 2018,46:69-77.

[31] https://www.geekfence.com/2018/03/24/monarch-is-a-new-platform-from-surgical-robotpioneer-frederic-moll/.

[32] Klein JT, Fiedler M, Kabakci AS, et al. Multicenter phase II study of the clinical use of the Avicenna Roboflex URS robot in robotic retrograde intrarenal surgery. J Urol, 2016,195(Suppl):116 A. (abstract No. PD 18-08).

[33] Proietti S, Dragos L, Emiliani E, et al. Ureteroscopic skills with and without Roboflex Avicenna in the K-boxR simulator. Cent Eur J Urol, 2017,70:76-80.

[34] Geavlete P, Saglam R, Georgescu D, et al. Robotic flexible ureteroscopy versus classis flexible ureteroscopy in renal stones: initial Romanian experience. Chirurgia, 2016,111:326-329.

[35] Williams S, Swanson C. Bull vs. bear: Intuitive Surgical, Inc. Stock.k http://www.fool.com/investing/general/2014/10/06/bull-vs-bear-intuitive-surgical-inc-stock.aspx.

[36] Akman T, Binbay M, Ugurlu M, et al. Outcomes of retrograde intra-renal surgery compared with percutaneous nephrolithotomy in elderly patients with moderate-size kidney stones: a matched-pair analysis. Urolithiasis, 2013.

[37] Erkurt B, Caskurlu T, Atis G, et al. Treatment of renal stones with flexible ureteroscopy in preschool age children. J Endourol, 2012,26:625-629.

[38] Hellawell GO, Mutch SJ, Thevendran G, et al. Radiation exposure and the urologist: what are the risks. J Urol, 2005,174:948-952.

[39] Kim KP, Miller DL, Berrington de Gonzalez A, et al. Occupational radiation doses to operators performing fluoroscopicallyguided procedures. Health Phys, 2012,103:80-99.

[40] Carey RI, Gomez CS, Maurici G, et al. Frequency of ureteroscope damage seen at a tertiary care center. J Urol, 2006,176:607-610.

[41] Caddedu JA. Comment on Saglam R, Muslumanoglu AY, et al. A new robot for flexible ureteroscopy: development and early clinical results (IDEAL Stage 1-2b). Eur Urol, 2014,66:1092-100; J. Urol, 2015, 193:1277.